慢性病飙升你如何应对

徐光来　编著

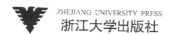

ZHEJIANG UNIVERSITY PRESS
浙江大学出版社

图书在版编目（CIP）数据

慢性病飙升你如何应对 / 徐光来编著 . —杭州：浙江大学出版社，2017.9

ISBN 978-7-308-16929-5

Ⅰ . ①慢… Ⅱ . ①徐… Ⅲ . ①慢性病－防治 Ⅳ . ① R4

中国版本图书馆 CIP 数据核字（2017）第 110032 号

慢性病飙升你如何应对

徐光来 编著

责任编辑	梁　兵	
责任校对	陈　杨	
封面设计	徐　震	
出版发行	浙江大学出版社	
	（杭州市天目山路 148 号　邮政编码 310007）	
	（网址：http://www.zjupress.com）	
排　版	杭州立飞图文制作有限公司	
印　刷	杭州杭新印务有限公司	
开　本	787mm×1092mm　1/16	
印　张	16	
字　数	250 千	
版印次	2017 年 9 月第 1 版　2017 年 9 月第 1 次印刷	
书　号	ISBN 978-7-308-16929-5	
定　价	68.00 元	

我国慢性病飙升，慢性病防控形势十分严峻，目前高血压患病人数达2.7亿，每10个成人中至少有2人患高血压。高血压患病率呈上升趋势，城乡患病率差别逐步缩小。成人正常高值血压检出率也呈上升趋势，估算全国有3亿人为正常高值血压；血脂异常人数：1.6亿；糖尿病人数：大于0.2亿；糖尿病前期人数：0.2亿；吸烟者人数：3.5亿。但居民的健康知识和意识缺乏，高血压三率（知晓率、治疗率和控制率）仍处于较低水平，分别为48.4%、38.5%和9.5%。所以开展控制慢性病危险因素、预防疾病的工作已刻不容缓。这与中医《黄帝内经》的观念一致，即"上医治未病之病，中医治将病之病，下医治已病之病"。可见预防的重要性之所在。

临安市人民医院心内科徐光来主任编著的这本书参考了大量现代循证医学文献，也有作者多年积累的临床实践和经验。本书主要内容是讲述以心脑疾病为主的几种慢性病的预防方法。书中讨论了如何保护端粒和延长健康寿命，怎样驱散疾病风险，怎样阻断不良生活方式可能导致的动脉粥样硬化，以及可能引发血管栓塞事件的疾病链。本书还关注了诸多热点问题，包括得了病怎样智慧看病、智慧养病、智慧用药，怎样带病生存，如何正确认识保健品，怎样预防过劳死，如何面对生与死、生前预嘱、临终状态和安宁离世等情况。这是一本科学防病治病的好书，相信一定会给读者带来福音。同时这也是一本很好的参考书，可供广大医护工作者和医学科普工作者使用。

王宁夫

南京医科大学附属医院　杭州市第一人民医院

　　笔者从医多年，临床的积累，岁月的沉淀，感悟甚多，深惜由于医学的薄识以及自身任性而离去的人们。

　　医改难，难在病人多；病人多，多在防病差；防病差，差在"健商"低。而"健商"低除自然和社会因素外，重要原因是薄识和任性。一次我劝一位患肥胖症的农民朋友节制饮食。他说："我吃了一辈子苦，现在生活好了，想吃啥就吃啥，忌什么嘴。"还有一位"慢阻肺"的住院患者，气急稍有好转便悄悄在洗手间里吸烟，类似情况在现实生活中比比皆是。

　　调查显示，我国居民拥有健康素养意识的比例不到10%，这还是大中城市的数据。如果以健康素养的高低为标准按地区排列，则为大、中、小城市、县、乡（镇）、村，呈倒金字塔形分布，而在偏僻山区的人们"健商"可能更低。

　　提升公众健康素养不仅要懂得应该怎么做，更要知道不应该怎么做，因为"应该怎么做"的，不做会影响健康；"不应该怎么做"的，做了会危害健康。

　　目前，"治未病"尚未深入人心，结果是病人越来越多，看病越来越难，医院越扩越大，医生越来越累，医患关系越来越紧张。要解决当前的这种困境，可能需要弯道超车，防治并举。

　　医学科普是医者的责任。笔者把临床经常遇到的和接受医学咨询的一些问题在此作一汇总。本书主要内容是以心脑（包括精神、心理）疾病为主的几种慢性病的零级、一级预防。讨论如何保护端粒和延长健康寿命，怎样驱散疾病风险，怎样阻断不良生活方式可能导致的动脉粥样硬化，最后可能引发血管栓塞事件的疾病链；讨论怎样管理健康，怎样看懂肿瘤等疾病相关体检报告，怎样面对"五高"、抑郁、认知障碍、少肌、衰老等情况；得了病怎样智慧看病、智慧养病、智慧用药，怎样带病生存，如何正确认识保健品，怎样预防过劳死，如何面对生与死、生前预嘱、临终状态和安宁离世等热点问题。

　　如果本书能像一只小小的萤火虫，让微弱的萤光在蒙蒙时空中闪烁，这对我们便是莫大的欣慰。本书在出版过程中承杭州市锦江集团有限公司大力支持和盛国安主任的大力协助，特此感谢。

　　限于笔者水平，本书不当之处，恳请同道和读者指正。

徐光来

临安市人民医院

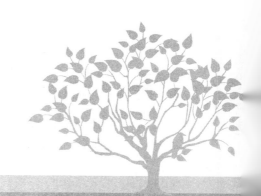

目录

第二章　管好自己的健康

第三章　看病和养病的智慧

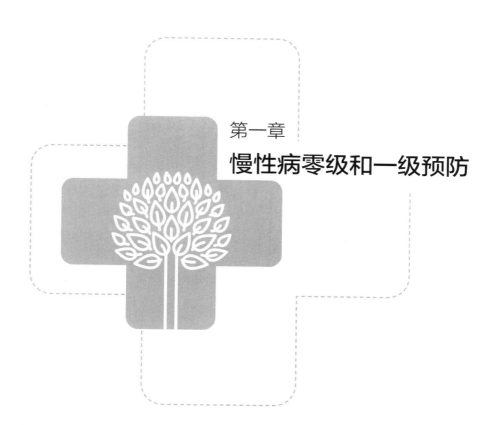

第一章

慢性病零级和一级预防

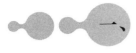

一、遏制慢性病井喷我们能做些什么

在人类发展的初始阶段，有一个健康长寿的"黄金时期"，那时，原始部落中的居民，与大自然和谐相处，生活简朴而自然，身体很健康，不少人一生无病，无疾而终。然而，进入文明社会以后，由于各种因素干扰了人类与环境的和谐，尤其人为破坏造成的生态失衡引发了许多疾病，加之生活方式的改变，人们健康状况每况愈下。

目前，我国慢性病呈井喷状态。据调查，每 5 个人中就有 1 个人患有慢性病，每 10 秒钟就有 1 个人死于心血管疾病。2015 年统计资料表明，中国慢性病占总死亡人数的 86.6%，心血管疾病和肿瘤的患病率增加，高血压患病率增高到 25.2%。北京市健康白皮书（2013）发布，恶性肿瘤连续 7 年为居民死因的首位。我国慢性病防控形势十分严峻。

慢性病虽然难治，但可防可控。防控慢性病，80% 与我们自身健康素养有关。在慢性病的发病因素中，不良生活方式占 60%，自然与人为环境因素占 20%，其余为生物、社会和医疗等因素。

1．我国慢性病井喷的原因和现状

（1）**病因多**。慢性病的致病因子真是无所不在、无奇不有。可以说只要人活着，即使在睡眠状态，不知不觉中也会受到致病因子的侵袭。

（2）**病谱广**。不论性别、年龄、种族，人体的各系统、器官、组织均可染病，无一幸免。

据统计，慢性病已达 2000 多种，尚有许多亚临床疾病（或可称亚健康）还未包括在内，而且由于人类生存环境的改变，这个数字还在增加。

（3）**"后备军"庞大**。调查结果显示，2010 年我国至少有一种慢性病的人数约为 5.8 亿，在这些慢性病患者中，70% 是 65 岁以下的人口。未来 20 年，我国 40 岁以上罹患心血管疾病、慢性阻塞性肺病、糖尿病和肺癌的后备人数将继续增加，而快速增长主要集中在未来 10 年。我国庞大的慢性病后备队伍将源源不断地向"正规军"进行补充。

（4）**治疗难**。人一旦得了慢性病，几乎都是"终身制"，能临床治愈的很少，大多数人长期带病生存。这是因为目前许多慢性病病因不明，而更多的慢性病即使病因明确，也尚无有效的治疗方法，尤其是慢性病发展到功能衰退阶段，即使脏器移植也只是延长生命而已，无法治愈。

（5）**负担重**。国家2011年所付医疗卫生费用达到1255亿元，占财政支出的53%，慢性病患者因此产生的人均经济负担达到17777元。慢性病的高发病率、高消耗、高死亡率势头如不能得到有效遏制，会严重威胁到我国建设小康社会的进程和质量。

同时，慢性病更是家庭的一个沉重负担。以患肿瘤为例，治疗恶性肿瘤基本都是自费，化疗几个疗程就需要花几万、几十万甚至上百万元人民币，对肿瘤有辅助治疗效果的植物药如冬虫夏草、铁皮枫斗晶等及有些名不见经传的所谓抗癌药物价格亦十分昂贵，而肿瘤患者和家人常常是不惜一切代价进行治疗。如此昂贵的医药费，就目前我国国情，即使是小康人家亦难以承受，更不用说经济不富裕家庭了，但一般只要患者（尤其是儿童及青中年患者）自己没有放弃治疗的意愿，家人就千方百计借贷、砸锅卖铁卖房来筹集资金以获取疗效或延长生命。高期望、高代价的结果往往是致贫、返贫、人财两空。这对病情已发展至终末期的慢性病患者家庭来说，无疑是"人去楼空"的一场悲剧，人走了，痛苦却留下了。

2. 面对慢性病井喷，我们能够做的是什么

（1）**提高健康素养**。知其然知其所以然。我国居民健康素养水平虽已从2012年的8.8%提高到2014年的9.48%，但对于达到防控慢性病的要求还有很大差距。世界卫生组织曾一针见血地指出："许多人不是死于疾病，而是死于无知。"由于医学保健知识贫乏，许多人步入了生活方式的误区，如肥胖症、高脂血症、糖尿病等许多慢性病是吃出来的。从过去的吃不饱到昨天的吃得饱，再到今天的吃得撑。过去，影响我们健康的主要是传染病和营养不良，如今，威胁我们健康的主要是生活方式和生存环境。我们的思维仍停留在传统模式中，不知道饿肚子时生的病和吃饱之后生的病是不同的，饿肚子时生的病大多数通过营养和打针吃药可以治好，而营养过剩生的病大多数靠打针吃药是治不好的。

如果今天我们只关注打针吃药，不注意改变生活方式，其结果只会是病越治越多，越治越难，越治越贵，健康状况也就越来越差。

现代营养学家说，会吃要用"脑袋吃饭"，不会吃才只用嘴吃饭。就是说要科学饮食，不要停留在口感和果腹上，要靠知识吃饭，用脑选择营养。现在不少人"英雄难过美食关"，因此，糖尿病、肥胖症、高脂血症、脂肪肝、高血压、高尿酸血症等慢性病便接踵而来。从现实情况而言，健康的生活方式并未深入人心，健康素养亟待提高。

（2）**克制任性**。健康生活方式这个词对大众来说并不陌生，什么样的生活方式才健康，不少人已经有所了解，但还是有相当多的人是知易行难。这是目前慢性病失控的重要原因之一。许多人基于"疾病离我们还很遥远"的心理，在践行健康生活方式上不以为然，我行我素，而部分患者即使病魔缠身时，也并没有回归健康的生活方式。据调查，城乡居民掌握健康知识与理念的程度要好于建立健康行为的程度，也就是说，健康知识尚不能有效转化为健康行为。现在有不少人不是无知而是无为，大家知道吸烟有害自己和他人健康，但不少人行为上改变起来很难。我们遇到有些阻塞性肺病住院患者，呼吸稍平稳便"偷着"吸烟，虽然医护人员讲了许多吸烟有害健康的道理，但患者一直等到躺在床上上气不接下气或查出肺癌才无奈地戒烟。

吸烟者应该知道香烟吸进去是害己，呼出去是害别人，香烟烟雾微粒不仅污染大气，而且二手烟、三手烟的受害者首先是家人尤其是儿童，从这个意义上来说，吸烟者"吸进去是自杀，呼出去是杀人"并不为过。一个对自己的健康负责和对社会、家庭有责任心的人便应义无反顾地戒烟。

更有一些中青年人长期在高压力、高节奏、高强度的环境下工作，累了不休息，饿了不吃饭，渴了不喝水，起居不定时，值夜不补睡，小病不就医，而他们却不乏了解一些医学常识。一项调查显示，近八成的职场人愿意拿健康换高薪，为钱折腰，期望年轻时拿命换钱，年老后拿钱换命。其实，拿命换钱是透支健康，生命贬值，拿钱换命是奢望，如果拿钱能换命，身家数百亿的乔布斯就不会只活了56岁。

据中国健康教育中心对企业员工健康知识调查显示，白领们虽了解不少健康知识，但却是行动上的"矮子"，存在知与行的断裂现象。如对高血压、心理健康等知识的测试，高达九成人能正确回答，但每天坚持锻炼的员工只有64%；

明知嗜盐会引发高血压等许多疾病，但能把每天的摄盐量控制在 5 克以下的人也不多（即使是高血压患者）；过量饮酒对脑、心、肝等脏器有损害已是常识，但酗酒者仍频频饮酒。任性是目前慢性现井喷的重要原因。

（3）**驱散惰性**。2014 年国务院推广慢性病运动处方，按健康、体力、心血管功能状况分类，用处方的形式规定运动种类、强度和时间，提出运动中的注意事项，以发挥体育锻炼在疾病防治以及健康促进等方面的积极作用。但慢性病运动处方在我国的使用率几乎为零，这使得防治慢性病的效果大打折扣。

社会上这种知之而不为的现象已成为常态。但只要有坚毅的意志，不良生活习惯是可以改变的，首先要克服人的惰性。

每个人都会有懒惰的时候，而意志是克服懒惰的一种力量。意志的形成，要有一个值得追求的目标。有目标在那里等待我们去到达，我们就会觉得有理由把自己发动起来。这个目标就是少得病，不得大病。多数人都预期自己可以活到 100 岁，因此在二三十岁的时候还在那里慢慢腾腾，不慌不忙。而认真生活的人经常会相信，只有自己可以掌握这短暂的现在，才是他靠得住的生命。因为人生从出生开始，就是一条单行线，直奔死亡而去，就算你赢得了全世界，也避不开这个结果。"那就要活得好像明天就要死去一样"，这话真的有着不凡的催逼力量，谁也不知道哪一天是自己的生命终点站。

3. 营造一个健康的生活习惯

心理学巨匠威廉·詹姆斯说："播下一个行动，收获一个习惯；播下一种习惯，收获一种性格；播下一种性格，收获一种命运。"也就是说，播下一个良性生活习惯便会收获一个健壮的体态；播下一个不良的生活习惯便会收获一个病态的体质。同样，改变一个病态性格就能改变一个病态的体质，收获一份健康。

"人反复做什么事，他就是什么人。"心理行为研究认为：一个人一天的行为中，大约只有 5% 是属于非习惯性的，而剩下的 95% 都是习惯性的，3 周以上的重复会形成习惯，3 个月以上的重复会形成稳定的习惯。也就是说，只要能够坚持，不健康的生活习惯是可以改变的，好的生活习惯一旦形成，就会成为我们终生的财富。良好的生活习惯能把地狱变成天堂，而不良的生活习惯则能把天堂变成地狱。

那些坚守不良生活习惯的人，最终不是败给了无知，而是败给了无为。其实，无为比无知更可怕，因为无为者已经模糊了健康与疾病的界限，甚至对危害自己躯体的因子的不断侵袭也已经麻木了。有句格言说："人生最大的遗憾，莫过于错误的坚持和轻易的放弃。"对不良生活习惯的坚持和对克服懒惰的放弃都会给人生带来遗憾。如果执意坚持不良习惯，去趟ICU或者墓地，你就会明白，你已经耗得太多，从尊重生命的角度，切莫再耗下去了。不要做泰坦尼克号的乘客，而要做豪华邮轮上的旅行者。

二、你是盐敏感性高血压吗

血压的盐敏感性是指相对高盐摄入所呈现的一种血压升高反应，与此相关的盐敏感性称为盐敏感性高血压。在我国一般人群中，盐敏感者占 15% ~ 42%，而原发性高血压人群中 60% 为盐敏感者。另外，老年人，糖尿病、肥胖症、代谢综合征、出生低体重的人盐敏感的也比较多。调查显示，全球心血管病死亡人口中，每年约有 165 万人归因于过多的钠盐摄入。盐敏感与遗传缺陷有关，盐敏感性存在家属聚集现象，有的家族盐敏感成员占比甚至在 75% 以上。

1. 为什么盐敏感者摄入钠盐血压会升高

（1）**肾脏排钠缺陷**。对盐敏感的人，肾脏不能有效排出过多摄入的钠盐，会导致钠水潴留、血容量增多，血压就升高。如果在少年儿童时期即存在肾脏钠代谢缺陷，这部分人对盐的升压作用会更加敏感。

（2）**内分泌被激活**。人体的神经、体液、激素和血管舒缩都受内分泌的调节和控制，高盐能激活多个内分泌系统，如有舒缩血管作用的血管紧张素、肾素等被激活，血压就会上升。

（3）**环境因素**。移民研究说明环境因素是盐敏感性高血压发病的重要因素。我国西南地区彝族人群血压普遍较低，但移居城市后的居民收缩压和舒张压明显高于原居住区彝族人群的。另外，钾、镁、钙也是盐敏感性高血压发病的重要因子。

（4）**肥胖**。尤其是腹部脂肪沉积能特异性地增加肾脏对钠的重吸收，使体内钠负荷增加而导致血压升高。肥胖和过多的钠摄入是许多中青年患高血压的重要原因。

2. 高盐摄入的其他不良影响

大量研究表明，高盐摄入的危害不仅局限于血压升高，还会对血压之外的心、脑、肾及肢体血管等造成损害。盐摄入量与脑卒中患者死亡相关性很强，说明脑卒中发病死亡率不仅仅取决于高血压，还与钠盐摄入量密切相关。另外，盐敏感者无论高血压或正常血压，左心室肥厚程度均大于盐不敏感者，同时，盐敏感者的心脏和肾脏纤维化进程也较快。

3. 盐敏感性高血压的特点

高盐摄入后会使血压明显升高，而限盐可使血压降低；高盐会引起昼夜血压差值缩小（正常人夜间血压比昼间低 10%），甚至夜间血压高于昼间（易引发脑卒中）；应激反应增强，盐敏感者精神紧张持续时间较长；靶器官损害出现时间早，如尿微量蛋白排泄量增加和左心室质量增加等。

盐敏感性高血压，即使轻度减少盐摄入量也可以带来很大的健康效应。在膳食钠摄入不变的情况下，适当补充钾和钙的摄入量，可以显著降低血压偏高青年和高血压患者的血压水平。

在高血压患者的一级亲属中，即使血压正常的青少年，也已存在心血管危险因素聚集现象，对这一类人群进行心血管危险因素早期筛查，发现盐敏感群体等心血管危险因素并予以有效干预，可预防高血压、动脉粥样硬化及心脑血管疾病的发生。

三、咸——美味的致病因子

　　盐是做出美味佳肴最基础的调味品，没有盐，再香的食物吃到嘴里也会索然无味。但是，正如世间事物都有两面性一样，吃太淡会影响身体健康，吃太咸也会带来许多危害。

　　钠是人体的必需元素。人体内的钠60%来自食盐，余下的40%来源于食物。然而，2012年的一项调查显示，我国城市居民每日食盐摄入量高达13.5克，东北和西北地区的城市居民每日食盐摄入量更是高达15.2克，而农村居民食盐摄入量更高。而摄入盐过量对健康的危害是多方面的。

1. 口味太重危害健康

　　现代医学证明，盐是人体不可或缺的化合物，是维持人体生理平衡的必需品。盐中所含的氯、钠、钾等成分，对人体肌肉、神经、心脏等器官，以及血压、消化、激素分泌等功能有很大影响。在现实生活中，无论是酒店、排档、小吃还是家庭烹调，都离不开大量的盐来调味，但高盐饮食影响人们的身体健康是十分明确的事实。

　　（1）**血压升高**。由于人的体液渗透压是恒定的，每摄入1克盐，就需要多出111克水与之配比，形成"生理盐水"的渗透压，储存在组织中。因此，摄盐过多，会导致血管中的水分增加，血管壁受到的压力随之增大，从而诱发高血压。研究证明，高血压的发病率与食盐的摄入量成正比，吃盐越多，血压越高，如果一天的摄盐量控制在6克以下，2天就能出现降压效果。我国居民饮食中含盐量普遍较高，是高血压的患病率高和难治性高血压出现的重要原因。限盐对高血压患者和正常血压者都有效，使血压平均降低2.4/1.5毫米汞柱，而且血压越高降压作用越显著。

　　（2）**骨质疏松**。盐吃多了会引起尿钙排出增加，使人体的总钙量降低，并使骨钙游离到血液中，使骨密度降低。值得注意的是，中老年人往往钙摄入不足，又是吃盐多的群体，导致尿钙排出增加，必将促使骨质疏松加重。人体每排出1

克钠，会损耗约 26 毫克钙。因此，盐吃多了容易导致骨质疏松。

（3）**诱发胃病**。胃黏膜会分泌一种黏液来保护自己，但这种黏液怕盐，如果吃得太咸，日积月累，胃黏膜的保护层就会削弱。同时，摄盐过量还会导致胃部幽门螺旋杆菌生长和活性增加。这两种情况都会增加患胃溃疡、胃炎，甚至胃癌的风险。同时，盐还会减少唾液分泌，使口腔溶菌酶减少，难以抵抗病毒感染。腌菜中所含的亚硝酸盐在胃酸和细菌作用下，会转变成亚硝酸胺，易致胃癌。

（4）**加重心、肾等脏器的负担**。高盐饮食除了使血压升高，可能引发动脉粥样硬化、冠心病及中风外，还会增加肾脏负担，使肾脏病患者肾功能进一步降低。同时，盐吃多了，肾结石的风险也会增加。

（5）**增加皮肤皱纹**。由于肌体排盐必须同时排出相应比例的水分，因此高盐饮食者排盐多排水也多，由此引起细胞脱水，造成皮肤老化而出现皱纹。所以法国有句俗语："美女生在山上，不生在海边。"

（6）**加重水肿**。摄盐过多有可能导致体内水钠潴留，引起显性或隐性水肿，尤其是心肾功能不全、下肢静脉曲张患者和更年期女性更易引发水肿而加重病情。

（7）**升高血糖**。最新研究表明，高盐饮食也会升高血糖。因为食盐会刺激淀粉酶活性增加，从而加速人体对淀粉的消化，或加速小肠对淀粉的吸收，使血糖水平迅速升高。

值得注意的是，随着年纪的增长，味觉也会渐渐退化，研究发现，65 岁以上的老年人味觉的退化程度达 50%，调味品要用 1.5 倍的浓度，才能让他们感受到正常的味觉。而老年人对咸味的退化最厉害，要让老年人感到咸，浓度得是年轻人的 11 倍。

2. 怎样限盐

做菜不要凭手感，一个啤酒瓶盖去掉胶垫，装满盐正好是 6 克的量；其次，就避免吃含盐多的加工食品，如火腿、腌菜、酱菜、午餐肉等；尤其要注意一些隐性高盐食品（超市里的许多食品以糖的甜味来掩盖盐的咸味）；另外，炒菜时采用"后放盐、少放盐、不放盐"的办法，多用醋、植物调味品来调味，老年人更应如此。另外，温度会影响食物的味道，因此食物温度要适当。

低钠盐是限盐新选择。低钠盐中钠含量比普通盐低 1/3 左右，并添加了氯化钾（也有咸味，并有排钠作用）和硫酸镁（有降压作用），不仅适合于高血压、心脏病患者，对健康人群，尤其是血压偏高的青少年和有高血压家族病史的人群有一级预防作用。

另外，限盐同时补钾，提高饮食钾钠比是限盐之外的另一重要措施。增加钾的摄入可抑制钠的升压效应而降低血压，还可拮抗钠盐诱导的血管和肾脏功能影响。由于低钠盐的口感与精制盐差不多，烹调时不能因为低钠盐可能不咸而多加。值得一提的是，蔬菜、水果和杂粮都是含钾比较高的食物。

长期、严格限盐涉及人们的生活方式和饮食习惯的改变，实施起来有一定难度。目前，许多行政和企事业单位自己办了食堂，这给人们平衡膳食提供了一个良好机遇，食堂管理人员和厨师合作能把好"入口关"，限盐摄钾便有了希望。如果家庭主妇理念得以更新，人们能接受几千年的传统习俗的挑战，那么，高血压等心脑血管疾病的患病率将会大大降低。

检测盐摄入量可用盐阈法。将不同浓度的盐水，从低浓度到高浓度依次滴于被调查者舌面上，其感觉出咸味的最低浓度即为被调查者的盐阈。这是一种简单、粗略的测量方法，常用来判断个人嗜盐程度的高低，定性地反映摄盐量。

四、高血压患者如何自我管理

2015 年，国家心血管病中心和中国高血压联盟联合制定了《中国高血压基层管理指南》（以下简称《指南》）。《指南》虽然是我国基层医生科学合理防治高血压的建议，但由于我国是高血压病大国，5 个人中就有 1 个高血压患者，因此，公众了解《指南》的相关内容，无论是高血压患者、高血压易患群体还是普通人群都能从中受益。《指南》是我国医学专家智慧的结晶，是防治脑卒中、冠心病等心血管疾病的指导性文献。为此，笔者对《指南》进行采摘和解读，以通俗易懂、便于阅读的形式展示文本的精要内容，以利于高血压患者进行规范性自我管理。

1. 高血压治疗目标

中国是脑卒中（俗称中风）高发区，治疗高血压的主要目标是预防脑卒中。

2. 高血压的检出

高血压的检出是提高人群知晓率、治疗率和控制率的第一步。高血压通常无自觉症状，但会使患者发生心、脑、肾等器官损害，导致脑卒中或心肌梗死甚至死亡，故俗称"无形杀手"。只有早期筛查、预防和治疗高血压，才能保护心、脑、肾等重要器官，降低心血管疾病的发生。

（1）**普通人群筛查**。健康成人每 2 年至少测量 1 次血压，最好每年测量 1 次。

（2）**高血压易患人群的筛查**。易患人群包括：收缩压 130 ~ 139 毫米汞柱和（或）舒张压 85 ~ 90 毫米汞柱；超重（体重指数 24 ~ 27）或肥胖（体重指数 ≥ 28）和（或）腹型肥胖（腰围男 ≥ 90 厘米，女 ≥ 85 厘米）；高血压家族史（一、二级亲属患高血压）；长期膳食高盐；长期过量饮酒（白酒 ≥ 100 毫升 / 日）；年龄 ≥ 55 岁。易患人群要求每半年测量血压 1 次。

（3）**选好血压计**。首先要选好血压计。市面上的电子血压计有腕式、手指式和上臂式。经常出差的人可以选择携带方面的腕式电子血压计。但严重血管硬化或钙化的患者，以及糖尿病、高脂血症、高血压等病患者，不宜使用腕式或手指式电子血压计。推荐使用经国际标准认证合格的上臂式半自动（电子）血压计。

电子血压计测量原理比较简单，电子血压计的电子元件和袖带加压装置等技术都比较成熟，各种品牌差别不大，有些价格较高主要是因为品牌营销、售后服务以及定期纠正和年检等费用所致。另外，有些具有数据无线传输功能的电子血压计，可以将测量结果直接传到手机和其他通讯及记录设备上，但这些功能不是每个患者都需要的，应该根据自己实际需要来选择血压计。

3. 高血压定义

正常血压：诊室血压 ≤ 120/80 毫米汞柱。高血压：在未用抗高血压药的情况下，非同日 3 次测量，诊室血压：收缩压 ≥ 140 毫米汞柱和（或）舒张压 ≥ 90 毫米汞柱（或已诊断为高血压）；家庭血压或动态血压 135/80 毫米汞柱；单纯收缩期高血压：收缩压 ≥ 140 毫米汞柱和（或）舒张压 < 90 毫米汞柱。

高血压的诊断标准一般采用诊室血压，但由于人们往往对白大衣有警觉反应而使血压升高（即白大衣高血压），故家庭血压或动态血压值更符合患者实际血压水平。

高血压高危人群：高血压 3 级；高血压 1 级或 2 级伴 3 个危险因素；任何级别高血压伴任何 1 项靶器官损害（左心室肥厚、颈动脉内膜增厚、血肌酐轻度升高）；高血压合并临床疾病（脑血管病、心脏病、肾脏病、周围血管病、糖尿病等）。

4. 警惕继发性高血压

在高血压患者中约有 5% ~ 10% 是继发性高血压。继发性高血压即有病因可查的高血压。当病因被排除后，大部分高血压可以被治愈。

高血压患者以下几种情况要警惕继发性高血压，应及时到医院进一步检查确诊：①年龄 ≤ 30 岁；②重度高血压；③降压药效果差，高血压不易控制；④血尿、蛋白尿或有肾脏病史；⑤夜间睡眠时打鼾并出现呼吸暂停；⑥血压升高伴随肢体肌无力或麻痹，常呈周期性发作，或伴自发性低血钾；⑦阵发性高血压，发作时伴头痛、心悸、皮肤苍白及多汗等；⑧下肢血压明显低于上肢（差值 ≥ 20 毫米汞柱）；⑨长期口服避孕药。

5. 高血压的治疗

（1）高血压的治疗目标。高血压的基本治疗目标是血压达标，以期最大限度地降低心脑血管病变。我国是脑卒中高发区，治疗高血压的总目标是预防脑卒中。

目标血压：一般患高血压患者血压降至 140/90 毫米汞柱以下；老年（≥ 65 岁）高血压患者血压降至 150/90 毫米汞柱；糖尿病和慢性肾脏病患者可以再适当降低（如 130/80 毫米汞柱）。对无明显心、脑、肾等脏器损害的中青年高血压患者，把血压降到收缩压为 120 ~ 130 毫米汞柱，舒张压为 70 ~ 80 毫米汞柱受益更大。

（2）血压达标时机。高血压初步诊断后，应立即采取治疗性生活方式干预，启动药物治疗时机要由医师根据患者的高血压级别、心血管危险分层和心、脑、肾等靶器官损害的评估情况而定。一般高危患者立即开始药物治疗，中危、低危患者可分别随访 1 个月和 3 个月，多次测量血压后仍不小于 140/90 毫米汞柱，可考虑启动降压药物治疗。

（3）非药物治疗（生活方式干预）。高血压确诊后，所有患者均应长期坚持非药物治疗，多数患者需要长期坚持降压药物治疗。前者是高血压治疗的基石，后者是高血压治疗达标的关键，二者相辅相成，缺一不可。

非药物治疗包括提倡健康生活方式，消除不利于心理和身体健康的行为与习惯，达到控制血压以及减少其他心血管疾病发病危险的目的。非药物治疗有明确的轻度降压效果。如肥胖者体重减轻 10 千克，收缩压可下降 5 ~ 20 毫米汞柱；规律运动和限制饮酒均可使血压下降。对于高血压患者及易患人群，不论是否接受药物治疗，均需进行非药物治疗，并持之以恒。限盐是预防、治疗高血压重要而有效的非药物措施。

非药物治疗处方：限盐与降压药有协同作用，减少钠盐的摄入量在一定程度上可以减少降压药用量，食盐摄入量每人每日 6 克；减少膳食脂肪，营养均衡，控制总热量；中等强度有氧运动，每周 5 ~ 7 次，持续约 20 分钟 1 次或累计 20 分钟；体重指数 24，男性腰围 < 90 厘米，女性腰围 < 85 厘米；戒烟，提倡科学戒烟，避免被动吸烟；限制饮酒或不饮酒，如白酒 < 50 毫升 / 日，葡萄酒 < 100 毫升 / 日，啤酒 < 250 毫升 / 日；心理平衡，减轻精神压力，保持平衡心理。

（4）药物治疗。

治疗原则：小剂量开始，以获得疗效而不良反应最小，逐步增加剂量或联合用药。对 2 级以上高血压患者，起始可用常规剂量。

尽量用长效药：为了有效预防靶器官损害，要求每天24小时血压稳定于目标范围内，积极推荐使用一天给药一次而药效能维持24小时长效药物。

联合用药：为使降压效果增大而不增加不良反应，可采取2种或多种不同作用机制的降压药联合治疗，实际过程中2级以上高血压患者要达标，常需要联合治疗。

常用降压药种类及组合方案：

钙拮抗剂。如尼群地平、硝苯地平、氨氯地平等，钙拮抗剂无绝对禁忌证，降压作用强，适用于大多数类别高血压，可显著减少脑卒中，尤其适合于老年高血压和单纯收缩期高血压。

血管紧张素转换酶抑制剂（ACEI）。如依那普利、贝那普利、赖诺普利等，降压作用明确，保护靶器官证据较多，适用于轻中度高血压，尤对高血压合并慢性心功能不全、心肌梗死后、蛋白尿有益。

血管紧张素Ⅱ受体拮抗剂（ARB）。如氯沙坦、缬沙坦、厄贝沙坦等，作用与ACEI类似，尤适用于高血压合并糖尿病肾病、左心室肥厚及心房纤颤的预防。也适用于引起咳嗽而不能耐受ACEI者。高血钾者禁用。

噻嗪类利尿剂。如氢氯噻嗪、吲达帕胺等。适用于盐敏感型高血压、老年高血压、难治性高血压，高血压合并心功能不全者。服药期间要注意定期检查血钾、血糖和尿酸，痛风患者禁用。

β受体阻滞剂。如美托洛尔、比索洛尔等。降压作用明确，小剂量适用于伴心肌梗死后、冠心病心绞痛、快速性心律失常、慢性心功能不全。对心血管高危患者的猝死有预防作用。禁用于哮喘、心动过缓患者。而且不能突然停药，以免发生撤药综合征。

固定低剂量复方制剂。选择上述5种药物中的2种以上组合而成。为常用的一类降压药，使用方便，患者依从性好，治疗效果也好，应用时注意其相应组成成分的禁忌证和不良反应。

降压药的优化组合方案：A+C、A+D、C+D、C+β。

其中，A为ACEI或ARB，β为β受体阻滞剂，C为钙拮抗剂，D为噻嗪类利尿剂。

（5）**高血压的综合干预**。高血压管理是一项持续终生的系统工程。高血压常合并多种危险因素，或并存临床疾病，在积极治疗高血压的同时，应对患者总体心血管危险进行干预，如血脂、血糖、体重、心率等，心、脑、肾等靶器官损害和临床疾病要同步监测管理。

（6）特殊人群高血压处理。

老年人。80 岁以上的老年人，一般体质尚好的高龄高血压老年患者进行适度降压治疗也有好处，当收缩压 ≥ 160 毫米汞柱者，可用小剂量利尿剂或钙拮抗剂，必要时加小剂量 ACEI。目标收缩压 ≤ 150 毫米汞柱，降压达标时间适当延长。部分舒张压低的老年单纯收缩期高血压患者的降压治疗有一定难度。在舒张压 < 60 毫米汞柱的条件下，如收缩压 < 150 毫米汞柱则观察，如收缩压 ≥ 150 毫米汞柱，则谨慎用小剂量利尿剂、ACEI、钙拮抗剂。舒张压 < 60 毫米汞柱应引起关注。

合并冠心病。稳定型心绞痛时首选 β 受体阻滞剂或长效钙拮抗剂及长效 ACEI，不稳定性心绞痛选用 β 受体阻滞剂或 ACEI，心肌梗死后用 β 受体阻滞剂、ACEI 和醛固酮拮抗剂。

高血压急症。高血压患者在某些诱因作用下（如情绪激动、停服降压药等），血压急剧升高，病情急剧恶化，称为高血压急症。收缩压 > 220 毫米汞柱和（或）舒张压 > 130 毫米汞柱，无论有无临床症状都应视为高血压急症。常见高血压急症包括急性脑卒中、高血压脑病、急性心肌梗死、急性左心衰竭、不稳定型心绞痛、主动脉夹层动脉瘤等。

不论何种类型的高血压急症患者，首先要保持心绪平静，这对稳定血压、缓解病情十分重要，患者可舌下含服短效降压药（如尼群地平、硝苯地平、卡托普利等，3 ~ 5 分钟起效），并立即呼叫"120"，尽快急诊就医。

要注意的是，有些人自测血压偏高，心绪就紧张，便不断测量血压，结果血压越测越高，越高越测，测到收缩压 > 200 毫米汞柱。在急诊室让患者安静休息 10 分钟后收缩压便下降到 160 毫米汞柱以下了。这种心理因素造成的"高血压急症"临床上不时可以遇到。

在高血压急症患者就医前在家里应激处理时，要注意降压速度和幅度。最初可使血压在原血压水平基础上下降 20% ~ 25% 或降至 160/100 毫米汞柱（血压的安全范围），切不可急于求成，频繁含服降压药或再次使用硝苯地平，以免血压下降过快或降得过低而导致不良后果。

五、高龄高血压患者如何管理好血压

目前，我国已经进入高龄人口迅速增长阶段，高血压高龄老人是心血管病治疗的难点与重点。根据调查，我国 80 岁以上人群中，70% ～ 90% 都患有高血压。我国每年有 200 万人死于脑卒中，死亡率为 71%，其中与高血压相关，冠心病导致的死亡率为 53%。而目前我国高龄老年人高血压管理仍然处于相对停滞状态。为了促进高龄老年人高血压管理，中国老年医学会高血压分会制定了《高龄老年人高血压管理中国专家共识》（以下简称《共识》），以期减少脑卒中和冠心病等疾病的发病率和死亡率。

高龄老年人高血压是一个特殊的群体。与中青年高血压不同，高龄老年人高血压患病率高、病情变化快、伴发症和并发症多、用药风险高、治疗难度大。因此，临床医生对高龄老年人高血压的治疗如履薄冰，十分慎重，而患者对自己血压忽高忽低也十分担忧和无所适从，高了怕中风，低了怕晕倒。《共识》是我国专家广泛借鉴和了解国内外相关文献，结合自己的临床实践为高龄老年人高血压患者制定的科学、实用的指导性文献。为了使更多高龄老年人高血压患者从中受益，笔者对《共识》进行摘编和解读，以期把专家们的智慧和愿望转化为公众防病治病的能量。

1. 高龄老年人高血压的诊断

年龄 ≥ 80 岁，诊室血压持续或 3 次以上非同日坐位血压 ≥ 140/90 毫米汞柱，可诊断为高血压。若收缩压 ≥ 140 毫米汞柱和舒张压 < 90 毫米汞柱为单纯收缩期高血压。家庭自测血压为 135/85 毫米汞柱。

2. 血压测量注意事项

当两上臂血压持续存在差异时，应以血压高的一侧上臂血压为准；在药物治疗开始前、治疗过程中，或当改变方案时，应监测立位血压；家庭自测血压应使用经过标准化验证的上臂式自动电子血压计。

3. 高龄老年人高血压的特点

以收缩压升高为主。单纯收缩压升高占高龄老年人高血压的 67.6% ~ 90%。与之相比，单纯收缩压升高与心、脑、肾等脏器损害更为密切，是心血管疾病更为重要的独立预测因素。因此，老年患者降压治疗应强调收缩压达标。

脉压增大。脉压可达 70 ~ 100 毫米汞柱。脉压与总病死率和心脑血管疾病呈正相关，脉压增大也预示患阿尔茨海默病风险的增加。

昼夜节律异常。有些人甚至夜间血压不降，反而比白天还高，因而脏器损害风险增加。

血压波动大。高龄老人高血压患者易受情绪、季节、温度、体位的变化、进餐等而出现血压明显波动。如体位性低血压或体位性高血压、清晨高血压、餐后低血压等。

白大衣高血压。指诊室血压升高而诊室外血压不高的现象。

假性高血压。由于严重动脉硬化导致经袖带测量的收缩压数值高于经动脉穿刺直接测得的血压值，使得收缩压测量值假性升高的现象。高龄老人假性高血压并不少见，假性高血压可导致过度降压治疗引起跌倒、衰弱等不良反应。

继发性高血压。继发性高血压并不少见，如因肾脏疾病、打鼾、高盐摄入、治疗依从性不好等引发的高血压。

4. 高龄老年人高血压的治疗策略

降压治疗和临床证据。多项研究认为，高龄老年人高血压的治疗多可获益。如 HYVET 试验证实，80 岁以上高龄人群降压治疗能降低脑卒中风险 30%，心血管病死亡率下降 23%，总死亡率下降 21%。85 以上高龄老人降压的治疗获益与患者健康（衰弱程度）状况的关系评价不一。我国研究数据显示，85 ~ 90 岁人群高血压患者降压治疗对死亡率影响很小，血压控制较低者预后更差。国外一组需要医疗护理的合并多种疾病的高龄老年人，平均年龄 88 岁，平均血压控制在 138/73 毫米汞柱，2 年随访发现，整体人群中，收缩压和舒张压每升高 10 毫米汞柱，总死亡率分别下降 9% 和 16%。

研究表明，对 85 岁以上高龄老年人降压治疗要谨慎。对超高龄老人（尤其是身体衰弱的患者）血压宜控制在偏高水平才能维持脏器的血液灌注。临床实践表明，许多超高龄老年人高血压患者可在夏季减量或停服降压药，冬季再启用或加量，不少超高龄老年人高血压患者可终身停服降压药。

起始药物治疗的血压水平和降压目标值。80 岁以上且血压 160/90 毫米汞柱的患者开始药物治疗。

降压目标值。不合并临床并存疾病（如慢性脑血管病、冠心病、心力衰竭、糖尿病和慢性肾功能不全等）的高龄患者，血压＜ 145 ~ 150/90 毫米汞柱；合并心脑肾疾病的患者先将血压降低至 150/90 毫米汞柱以下，若耐受性良好，则进一步降到 140/90 毫米汞柱以下。高龄老年人高血压患者血压不宜小于 130/60 毫米汞柱，应平稳降压，避免快速降低血压，3 个月内使血压逐步达标为宜。

5. 降压药物的选择及注意事项

初始治疗时首先使用小剂量单药，避免血压过低。应选择平稳、有效安全、不良反应少、服药简单、依从性好的降压药物，如长效钙拮抗剂、血管紧张素转换酶抑制剂、利尿剂等。前两者比较适合于高龄高血压服用。

若单药不达标，推荐小剂量联合用药。以上 4 种降压药除血管紧张素转换酶抑制剂和血管紧张素 II 受体拮抗剂不能合用外均可联合应用。目前已有小剂量复方单片制剂，这种制剂均选用 2 种不同机制的降压药优化组合，有效、简单、治疗依从性好，对高龄老年人高血压患者比较实用。

老年人通常存在多重用药，服用 2 种以上降压药且收缩压＜ 130 毫米汞柱的患者，死亡率相对风险最高，应警惕用药过多带来的不利影响。

6. 高龄老年人高血压的生活方式管理

调整生活方式在改善高龄老年人高血压患者转归（病情的转稳和发展）方面尚缺乏有力证据。

过度强调严格的膳食控制和食盐摄入限制可能导致高龄老年人的营养障碍及电解质紊乱。

已广泛提倡的有氧运动并非适合于所有高龄患者，因此，对于高龄人群的生活方式干预，需采取个体化的原则。体育活动应在体能评估后按运动处方进行。

高龄患者的活动能力、反应能力下降，其长期的依从性、生活方式管理更需要家庭和社会的支持，才能保证治疗的有效性和安全性。

六、降血压、控制血压晨峰最重要

已经明确，在引起心脑血管疾病的众多危险因素中，高血压的危害最大，而清晨时段的血压异常升高与心脑血管疾病相关性更为密切。24 小时动态血压监测显示，夜间血压有一个低谷期，一般夜间血压较白天下降 10% ～ 20%。人体血压通常从睡眠状态转为清醒并开始活动的清晨时段（早上 6 点到 10 点）血压从相对较低的水平在短时间内迅速上升到一天内最高水平，即为血压晨峰现象。如果清晨时段诊室血压 ≥ 140/90 毫米汞柱或家庭自测血压 ≥ 135/85 毫米汞柱即为清晨高血压。

清晨高血压对人体健康的威胁很大。据调查，我国约有 60% 的诊室血压得到控制的高血压患者，半数以上清晨血压不达标。控制好清晨血压也就意味着控制好了全天血压，即通过监测清晨服药前的血压状况，可以很好地判断治疗方案是否能够真正控制 24 小时血压。

许多临床实例显示，血压的晨峰现象正是清晨心脑血管疾病高发时段（有人称为"魔鬼时间"），急性心肌梗死、脑卒中、猝死等发病高峰多在醒后 4 ～ 6 小时内。脑梗死在清晨时段的发生风险是其他时段的 4 倍，心血管病死亡风险在早晨 7 ～ 9 点间比其他时段高 70%。但遗憾的是清晨血压升高促发心脑血管疾病这一重要因素却未被人们所重视。

为什么清晨高血压对健康的威胁这样大呢？这是因为清晨血压增高使心脏负荷加重、心肌耗氧量增加，引起心肌肥厚、动脉粥样硬化、血小板凝聚，血液呈高凝状态，使脑、心、肾等脏器血管处于血栓的高危状态，一有风吹草动（如情绪激动、暴饮暴食、劳累等），就可能发生心、脑血管栓塞事件。但恰恰在这个时段是降压药物最薄弱的时间（一般降压药在清晨服用，至第二天清晨血药浓度已处在低谷期，难以有效地控制清晨血压，尤其是服短效降压药的患者）。

长期以来，血压晨峰一直是血压管理的盲区。其实，对绝大多数高血压患者来说，控制好清晨血压也就意味着控制好了全天的血压。通过动态血压监测或测量清晨服药前的血压，可以很好地判断降压治疗的方案是否能够真正控制清晨血压和 24 小时血压。

　　要控制好血压晨峰，首先必须正确测量清晨血压。清晨血压的测量必须要在起床后 1 小时内，排空膀胱后、服降压药前，并在早餐前坐位状态下测量。为了防止老年人体位性低血压，除了测量坐位血压外，还要测量站位时的血压。要注意的是，正常情况下，血压在体育运动后会有所下降，但是这种现象在清晨运动后可能出现反转现象，即清晨运动后血压反而上升，这些患者患心血管疾病几率更大。

　　选用真正的长效的降压药物治疗是控制清晨和 24 小时血压的根本措施。而当前有些患者服用短效、中效制剂是清晨高血压控制不理想的重要原因；其次是有些长效药清晨血药浓度过低，也达不到控制清晨血压的目的，应该引起注意。

七、颈动脉粥样硬化是脑卒中的罪魁祸首

有人说，中风发病在脑子，祸根在颈部，这是有一定道理的。大量研究也证实，近1/3的中风发生于颈动脉颅外段的阻塞性病变，尤其是与颈动脉狭窄和粥样斑块相关。研究显示，颈动脉狭窄程度大于等于75%的患者中，1年内发生中风的可能性为10%，5年内为30%～37%，颈动脉狭窄达70%～90%且合并脑缺血者，1年内会有1/4发生中风。近年来，超声检查中发现颈动脉粥样斑块患者越来越多，而这些患者大多是无脑血管疾病症状的，因此也不为人们所警觉，这无疑为脑卒中埋下了隐患。因此，对颈动脉狭窄和粥样斑块高危人群进行筛查，是降低脑卒中的重要措施。

1. 如何发现颈动脉斑块

一般来说，有无颈动脉斑块自己是不知道的，只有通过医生检查才能知道。颈动脉体表位置浅，通过高分辨率超声检查很容易发现动脉硬化的特征性改变，超声检查到的动脉硬化可以作为全身动脉硬化的一个窗口。且超声检查操作简便，价格低廉，复查便捷，是筛查颈动脉狭窄或粥样斑块的常用方法。超声还能显示斑块的性质：不稳定斑块（低回声斑块也称软斑块和易损斑块）、稳定性斑块（高回声纤维化斑块也称硬斑块）和内部回声不均匀溃疡性混合性斑块。

2. 颈动脉斑块的脑卒中风险

1/3的脑卒中是由颈动脉斑块破溃或脱落引起的。动脉粥样斑块的形成是一个漫长而渐进的病理过程：由"坏胆固醇"（如低密度脂蛋白胆固醇）沉积在动脉壁上，然后渗透到血管壁内，再到血管壁形成斑块，并向血管腔内突出，逐渐增大，导致血管僵硬、变窄，使血管扩张和收缩能力受阻，血流量随之降低，最后形成了动脉粥样斑块。斑块破溃后血小板随即迅速粘附在斑块的周围，血小板像滚雪球一样，把斑块越滚越大而形成血栓，最终血管腔被完全堵塞，形成大面积脑梗死；脱落斑块的体积大小与病情轻重相关，斑块脱落后顺流而下

到达下游脑血管，大的斑块可直接堵塞脑内血管，小的或碎片化的斑块脱落堵塞脑内小血管则引起一过性脑缺血发作（血管堵塞后血流再通）或多发性脑小血管堵塞而发生腔隙性脑梗死（多无症状或不被人们注意的轻微脑症状，常由CT或磁共振发现）。

颈动脉狭窄和粥样斑块引发的中风常常有诱发因素。附在颈动脉内膜的不稳定斑块就像埋藏在血管壁的"地雷"，在一定的条件下（大量饮酒、吸烟、静坐少动、高血压、高脂饮食、糖尿病、高同型半胱氨酸血症、剧烈运动、情绪激动、寒冷等），"地雷"随时可能被"引爆"，合并的危险因素越多，颈动脉粥样硬化发生的时间就越早且越明显。稳定的纤维化硬斑块虽然不易脱落，但可导致颈动脉狭窄，当管腔狭窄到一定程度时，脑内供血减少，在一定条件下（如低血压、血管痉挛等）同样会引起脑卒中。

3. 脑卒中高危人群的筛查

为了防止颈动脉斑块引发脑卒中的发生，建议对以下高危人群用颈动脉超声进行筛查：吸烟、饮酒过量、体质超重、缺乏体力活动等不健康生活方式者；患高血压、糖尿病、血脂异常、肥胖、高同型半胱氨酸血症者；冠心病、肢体动脉硬化疾病、缺血性肠病患者；55岁以上，家族中有心脑血管栓塞史者。由于颈动脉狭窄90%时才会出现明显症状，因此在无症状的高危患者中超声检查颈动脉尤为必要。

特别要提醒的是有一过性脑缺血发作史者，出现单眼失明、飞蚊症、失语、黑矇、晕厥、肢体无力、单肢或偏侧肢体感觉异常或运动障碍等情况，持续10～15分钟，多在6小时内恢复，都是颈动脉狭窄所导致的早期征象，是脑卒中的前奏，千万不要掉以轻心，要立即到医院请医生做出准确判断。

4. 颈动脉斑块的干预

颈动脉粥样硬化是全身动脉状况的一面"镜子"，颈动脉粥样斑块的存在与其稳定性不仅与脑卒中的风险有关，也与心脏、肾脏和四肢动脉等血栓性疾病密切相关。因此，一旦颈动脉查到粥样斑块，就不可掉以轻心，必须认真对待。

首先要稳定斑块，以免发生脑血管意外，其次是控制斑块进展甚或逆转斑块的病理状态。当然，最好是将粥样斑块清除，即使不能完全清除，能部分清除也是好的。这看起来似乎有点"神"，但目前许多医学资料表明，通过强化健康的生活方式和长期服用他汀类药物或加抗血小板药物是可以做到的。

已经明确，动脉粥样斑块的形成与不健康的生活方式密切相关。烟草中大量有害物质（尼古丁等），可刺激交感神经，抑制前列环素的生成，致颈动脉硬化及粥样斑块的发生，戒烟 5 年脑卒中风险就明显下降；高盐饮食使血压升高，血管收缩，血小板聚集，促进动脉硬化斑块的形成；饮食不节制，是导致高胆固醇血症和动脉硬化斑块的重要原因；还有静坐少动也是形成动脉粥样斑块的原因之一。因此，治疗性生活方式干预是遏制斑块形成和斑块进展的主要手段。在此基础上，调整好体重、血压（青中年 120/80 毫米汞柱左右）、血脂、血糖（糖化血红蛋白 ≤ 7.5%）、心率（静息心率 60 ~ 75 次 / 分）也很重要。

高同型半胱氨酸血症患者服叶酸和维生素 B_{12} 有利于脑卒中的一级预防。在医生指导下长期（甚至终身）服用他汀类药物，把低密度脂蛋白胆固醇调整到 2.07 毫摩尔 / 升或更低些，可稳定甚或逆转斑块。同时，在医生指导下进行抗血栓治疗，可以遏制脑血管堵塞事件。对强化生活方式和药物治疗效果不明显的患者，可考虑颈动脉内膜切除术、血管成形术或支架置入术。

要特别强调的是，治疗性生活方式干预和高危因素的控制是防治颈动脉斑块的基础和前提，否则即使强化他汀类药物治疗，效果也会大打折扣。

八、一根藤上两个瓜

（炎症——心血管病与肿瘤的共患因素）

　　心血管病与肿瘤是我国发病率和死亡率最高、负担最大的疾病。人们总认为这是 2 种不同病因的慢性病，即它们之间无明确的因果关系。但最新研究发现，心血管病与肿瘤之间有一定关系，这 2 种病有一个共同的危险因素——炎症，就好像是一根藤上两个瓜。认识心血管病与肿瘤之间的内在关联机制，就能更好地进行疾病预防，提高人群的健康水平。

　　炎症，一般分细菌性（包括病毒、原虫等）炎症和非细菌性炎症（如风湿、免疫紊乱、代谢异常、物理刺激、化学刺激和抽烟酗酒、心情抑郁、常常熬夜等不良生活习惯等）2 种，这 2 种炎症都是心血管病与肿瘤的共同患病因素。肥胖、高血糖、高脂血症等均可能引起炎症，动脉粥样硬化从启动到血栓形成，炎症介导贯穿始终。而 20% 的肿瘤（如食管癌、胰腺癌、肝癌、肾癌、结直肠癌、子宫内膜癌、绝经后乳腺癌等）与体重增加、肥胖和高血糖有关。

　　高血压是导致心血管病的主要原因，高血压患者血管内皮生长因子较高，可促进心血管病与肿瘤的发生和发展；血脂与冠心病的关系已十分明确，而胆固醇代谢产物 27- 羟基胆甾醇已被证实与乳腺癌有关。

　　幽门螺杆菌（HP）感染是最典型的感染性炎症。

　　HP 是目前引起人类慢性感染率最高的微生物之一，我国人群感染率超过50%。已经发现，HP 可引起一个持续的低度的全身炎症状态及免疫反应，诱发和释放大量炎症介质、细胞因子等，从而引起局部感染及损伤胃肠外器官，如损伤冠状动脉内皮细胞而诱导内皮功能障碍、血管弹性降低、脂质代谢紊乱、血小板黏附和聚集而导致动脉硬化和血栓的形成和发展。同时，HP 还可能通过改变血中同型半胱氨酸（高血压、冠心病的发病因素）的水平而增加致病性。HP 导致的局部炎症毒素使血管内膜增殖导致血管脂质沉积和狭窄。另外，在粥样斑块中检测到了与 HP 相关的特异性 DNA，显示出 HP 直接参与动脉硬化的发病过程。

HP 感染和胃癌及动脉粥样硬化均密切相关。据统计，癌症死亡者中近 1/4 是胃癌，胃癌死亡人口中 90% 都有感染 HP。HP 感染性炎症对心血管疾病的影响虽然没有胃癌那样明显，但许多资料表明，HP 感染性炎症在引起心血管疾病中的作用不可低估。

由于炎症是心血管病与肿瘤的共患因素，因而心血管病药物和非药物治疗与肿瘤风险也有正负双向关系。有些降压药可能增加肿瘤风险，如利尿剂使肾细胞癌风险增加，而降糖药二甲双胍可降低肿瘤风险，尤其是可降低结直肠癌风险。

他汀类药物是目前治疗心血管疾病，尤其是抗动脉粥样硬化最常用的药物。他汀对降低心血管病发生率和死亡率效果明确。最近发现，他汀还能通过抗炎、调脂、抑制细胞增殖和诱导细胞凋亡等机制在肿瘤生长和病变中发挥多方面的效应。

他汀除调脂作用外，还具有较强的抗炎特性，因而在机体抗肿瘤过程中具有保护效应。如使用他汀的乳腺癌患者具有更好的带病生成期。他汀还可降低患前列腺癌的风险。无论是肿瘤诊断前还是诊断后，使用他汀均可改善结直肠癌、乳腺癌和前列腺癌患者的相关总生存率。他汀治疗慢性病可谓一举两得、一石二鸟。

阿司匹林也是心血管疾病的常用药物，一项研究显示，阿司匹林可使结直肠癌发生风险降低 24%。

心血管疾病与肿瘤具有许多共同的危险因素，控制这些危险因素，具有预防心血管疾病与肿瘤的双重效果。

既然 HP 促成了心血管疾病的发展，那么能否通过对 HP 的根治来减少心血管疾病的发生呢？答案是肯定的。已经发现，冠状动脉搭桥术后患者在经过 6 个月 HP 根除术后，患者血清中的致炎细胞因子减少，同时改善了脂质代谢（低密度脂蛋白水平明显下降，高密度脂蛋白水平明显升高）和凝血状态。这些结果显示 HP 根除术对心血管疾病的发生和发展起到保护作用。

调查证实，60% 的恶性肿瘤和心血管疾病是由不良生活方式引发的，而恶性肿瘤和心血管疾病是影响我国居民发病率和死亡率的 2 大主要疾病。因此，从幼年养成一个良好的生活习惯消除危险因素，进行零级预防，或已经面临危险因素的人群，通过干预生活方式防止恶性肿瘤和心血管疾病的发生（一级预防）均可显著提高健康水平，延长健康寿命。

九、防脑卒中首先防动脉硬化

　　脑卒中，即老百姓常说的"中风"，英文名 Stroke，强调了该病突然来临、突然发作的特点。它与心血管疾病、癌症并称为现今人类死亡率最高的三大疾病，也是三大疾病中发展最快、恢复最慢、致残最重的病种。而脑卒中的罪魁祸首是动脉粥样硬化。

　　2014 年，首都医科大学附属宣武医院等多家医疗机构的专家学者共同制定了《脑动脉粥样硬化的筛查与诊断规范》，首次提出了脑动脉粥样硬化的筛查、评估、诊断标准和风险分层原则，这不仅对不同层级医疗机构有深远的指导意义，同时，由于其许多检查和评估内容已经列入当前健康体检项目，也就是说"科普性"比较强，公众也迫切需要了解这些科学的、权威的防病知识。为此，笔者将《脑动脉粥样硬化的筛查与诊断规范》进行摘编和解读，旨在医患共同构建预防脑动脉粥样硬化的"长城"，以减少脑卒中的发生。

　　我国脑卒中呈现高发病率、高致残率、高死亡率、高复发率、并发症多的特点。80% 以上的脑卒中与脑动脉粥样硬化相关。脑动脉粥样硬化可分为颅内脑动脉粥样硬化和颅外脑动脉粥样硬化。在脑卒中患者中由颅外段脑动脉（颈动脉）粥样硬化引起的约占 1/3。研究显示，颈动脉粥样斑块会引发内膜中层厚度增厚，其厚度每增加 0.1 毫米，患脑卒中的危险会增加 13% ~ 18%。

　　动脉硬化是一种全身性、进展性疾病，其发生的始动环节是血管内皮损伤，而低密度脂蛋白胆固醇（LDL-C）则是必备条件。动脉粥样硬化的形成类似于厨房下水道中的油污的积存过程，时间久了就会导致狭窄，并发展为堵塞。不过，有了斑块就会发生中风这种说法是不科学的，大家不必过于恐慌。斑块是否会导致脑缺血，与斑块的大小是否会引起血管严重狭窄或闭塞、破裂以及斑块的表面结构是否光滑、是否有血栓附着等综合影响因素相关。

　　防控动脉粥样硬化的形成，可明显降低脑卒中的发病率，因此，动脉粥样硬化风险人群的筛查及评估是脑卒中一级预防的重要手段，进而有利于降低脑卒中的发病率、致残率和死亡率。

1. 危险因素和风险人群

在成人中，具有下列任何一项或一个以上的脑动脉粥样硬化危险因素，可定义为脑动脉粥样硬化风险人群。

脂质代谢异常是公认的动脉粥样硬化危险因素，主要是指总胆固醇和甘油三脂增高，尤其是起关键作用的低密度脂蛋白胆固醇，它是动脉粥样硬化形成的关键启动因素和必备条件。当 LDL-C 水平增高时，血清中的 LDL-C 可透过受损的血管内皮进入血管壁，被氧化后被巨噬细胞吞噬形成泡沫细胞，其体积可以不断增大，使脑供血动脉的管腔逐渐变窄。严重狭窄或完全堵塞时，会发生脑卒中。

高血压主要是通过损伤血管内皮，产生和加速动脉粥样硬化，出现时间早且程度重。

高血糖症患者血清中富含的血管内皮细胞黏附分子，会促进动脉粥样硬化的形成。

吸烟或烟雾暴露（二手烟、三手烟）增加多种黏附分子，并造成血小板功能障碍，进而破坏血管内皮细胞，引起血舒缩功能障碍，会促进动脉粥样硬化的形成。

动脉粥样硬化有家族聚集现象，多种基因均会促进动脉粥样硬化的形成。家族中一人或多人罹患将明显增加动脉粥样硬化的风险。

动脉粥样硬化随年龄增长而增加。美国杂志《脑卒中指南》刊载的一篇论文中，曾对 1686 名有颈动脉斑块的患者进行调查，结果表明，斑块面积随年龄增加而显著扩大，尤其是 45 岁至 70 岁时，进展迅速。

大量饮酒会促进血小板凝聚，影响纤维蛋白原活性，激发血凝过程，并有利于 LDL-C 代谢生成，还有升高血压的作用。

肥胖症和不良饮食习惯者，例如高热量、高脂肪饮食者多伴有脂质代谢异常，从而促进动脉粥样硬化的形成。

规律的体育运动可改善血管内皮功能，降低血压、改善脂质代谢、减轻体重。缺乏规律性的有氧运动，易导致动脉粥样硬化。

高同型半胱氨酸血症（HHcy）是一种血管损伤性氨基酸，可直接造成血管内皮功能损伤，促进动脉粥样硬化的发生与发展。

近百年来，很多名人也难逃脑卒中的魔爪。英国前首相丘吉尔、美国前总统罗斯福、苏联前总理列宁等均因脑卒中发作而逝世。英国第一位女首相撒切尔夫人的离世，更是敲响了一记健康的警钟。在众多被夺走生命的人中，这一疾病之所以成为压垮他们身体的"最后一根稻草"，其共性是精神长期紧张、压力过大。现今，精神压力过大是促进动脉粥样硬化的重要因素，已成为我国心脑血管疾病猝死的主要诱发因素。

脑动脉粥样硬化往往是多种危险因素共同作用的结果，共存的危险因素越多，脑动脉粥样硬化的发病概率越高。如患高血压并且精神压力过大者脑卒中的发病率要比单因素者高 5 倍，原因是这些人的交感神经长期处于兴奋状态，血管持续收缩，血压随之升高，高到一定程度，脑血管就破裂了。

2. 筛查方法及内容

有以下病史者应列为筛查对象：有头晕、头痛、黑矇、语言不利、肢体无力（偏侧）、肢体麻木（偏侧）、行走不稳等临床症状者。

筛查主要内容：

基础测量：双臂血压、眼底（眼底小动脉变化是观察全身动脉硬化的一面镜子）、踝臂指数（ABI，显示全身动脉情况）、体质指数、腰围。

实验室检查：血脂、血糖、糖化血红蛋白、尿酸、肌酐。

颈动脉超声：对双侧颈动脉包括颈总动脉、颈外动脉、颈内动脉颅外段等进行检查。检查时要记录颈动脉中层厚度，是否有动脉粥样斑块，斑块的数量、形态、回声以及是否有狭窄和闭塞。

高血压、糖尿病、高脂血症、肥胖等都不会直接导致脑卒中，只有这些高危因素启动了动脉粥样硬化才会发生脑卒中。因此，仅仅预防脑卒中是不够的，还得往前提一步，关注动脉粥样硬化，用简单的筛查技术将患者快速地筛出来，才能预防脑卒中的发生。

十、轻型脑卒中不干预后患无穷

轻型脑卒中虽然临床症状轻微，但风险很高。因为轻型脑卒中病情进展迅速，早期即可恶化，且复发率很高，往往是复发一次加重一次，如不及时干预，最终发生严重脑卒中是难以避免的。

轻型脑卒中常表现为：肢体轻瘫（如偏侧肢体或单肢发麻、动作不灵活、不自主抽动、手指精细活动受损）、唇麻、舌麻、说话含糊不清、嘴角歪斜、眩晕、黑矇、失神、个性或智力突然变化、全身明显乏力、肢体软弱无力、整天昏沉欲睡、平衡功能下降（如步态不稳、站立不稳、突然原因不明的跌跤等）。由于这些症状轻微，大多呈一过性脑缺血发作（一般不超过 24 小时，多在 6 小时内缓解），之后症状会完全消失，多数人并不重视，甚至不知道自己发生过脑卒中。

轻型脑卒中的发麻是最容易被人们忽视的。因为发麻这一症状在许多健康人身上都发生过。但轻型脑卒中的发麻有其特点：发麻突发突止，随时都可能发生，持续仅几分钟，没有时间规律性，多不伴疼痛，通常是一侧面部、手臂、手指突然麻木，还可能伴有嘴歪斜合不拢、流口水等。

轻型脑卒中是悲剧的序幕，因而是最重要的急症。但目前尚处于一种易被公众和医生忽视的状态，在诊断、治疗上有延误，在预防上也不够重视。现今，我们要清醒地认识到轻型脑卒中是严重的、须紧急干预的预警事件，是最重要的急症，同时也是预防重症脑卒中发生的最佳时机。

研究证实，我国应以高危性非致残性轻型脑卒中人群作为防控最佳窗口。轻型脑卒中的干预分两个方面：

一是零级预防，即防危险因素。从儿童、青少年起养成健康的生活方式，消除轻型脑卒中的各种危险因素，如我们常说的戒烟限酒、少盐少脂、运动锻炼、睡眠充足、体重标准、心理平衡等。这些"炒冷饭"式的话语，并不是可听可不听的老生常谈，而是金玉良言、金科玉律，是防脑卒中的关键。创建一个良好的生活习惯，就会收获一个健康的身体。

二是一级预防，即防发病。通常我们把具有以下 8 项危险因素，或者既往有脑卒中或一过性脑缺血发作病史的患者，作为高危人群：血压 ≥ 140/90 毫米汞柱或未知、心房纤颤和心瓣膜病、吸烟、血脂异常或未知、糖尿病、较少进行体育活动、明显超重或肥胖、有脑卒中家族史。

高危人群还须进一步做空腹血糖和餐后血糖检查、血脂和同型半胱氨酸检查以及颈动态彩超检查，以确诊病情。

资料显示，3/4 的脑卒中可预防，1/4 极有可能预防。而且，多数可治疗的脑卒中被预防的可能性也很高。由于高危人群在一段时间内可能发生严重的致残性脑卒中，所以要注意 5 个高危因素的防控。首先是高血压，我国轻型脑卒中患者中约 7 成伴有高血压，但只有半数知晓其患有高血压，仅 8% 的高血压得到控制。高血压病人脑卒中发病几率高于正常人的 6 倍，如合并糖尿病，危险性升高到 8 倍。其次是高脂血症、肥胖和动脉粥样硬化。防控好这 5 个高危因素，轻型脑卒中这一不速之客就难找上门了。

预防脑卒中是一场马拉松，不是一时一事的，而是"终身制"的。然而，一旦发生轻型脑卒中，患者就要像短距离赛跑运动员一样分秒必争，做到及时就医，避免悲剧发生。

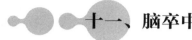

十一、脑卒中救治要把握好"时间窗"

脑梗死是常见的缺血性脑血管疾病。脑梗死救治的关键是早期开通闭塞的血管，挽救缺血组织，缩小梗死范围，改善预后。目前，静脉内溶栓是治疗脑梗死最为快捷和有效的方法，静脉内溶栓的"时间窗"是 4.5 小时，即从发病到溶栓药物开始注入静脉必须在 4.5 小时内施行。这是因为梗死缺血区的脑细胞呈抑制状态（或称"冬眠"状态），暂时失去了功能，若在"时间窗"内血管再通，缺血区的脑细胞功能是能够恢复的，即脑细胞还有成活的希望；超过这个"时间窗"，梗死区的脑细胞由缺血变为坏死，这时即使血管再通，脑细胞也难以复活。这就是为什么救治急性缺血性脑卒中的黄金时间是 4.5 小时（小脑等后循环梗死可放宽到 6 小时，甚至可延长至 12 小时）。

因为急性缺血性脑血管病的"时间窗"较窄，即使在西方发达国家，仍然有 80%～90% 的患者得不到溶栓治疗，而在我国不足 3%。许多脑梗死患者因不能在"时间窗"内抵达医院而失去救治时机，造成患者终生残疾或死亡。

当前，急性缺血性脑卒中血管内干预治疗获得了突破性进展。在静脉溶栓基础上，可在脑卒中中心追加血管内支架取栓术，以获得明显的额外疗效。但限于医疗救治条件的差异，目前急性缺血性脑卒中患者较少有此机会。

出现这种情况的原因虽然是多方面的，但主要是就医条件的限制和患者与家人对急性缺血性脑卒中风险意识的缺失。临床观察显示，脑梗死患者及其家人由于风险意识淡薄，对早期症状（如口齿不清、轻度偏侧、一过性意识丧失等）失去警觉，以为这是小问题，或是机体老化现象，当病情进展时再送医院已失去了救治时机。

现在，对急性心肌梗死的抢救比较及时和到位，大多患者心脏冠脉血流能在"时间窗"内获得再通。脑细胞对缺氧的耐受性比心肌更敏感，因此脑卒中救治应该更紧迫，但实际救治情况并非如此，脑卒中的死亡率比急性心肌梗死要高得多。

由此可见，要提高脑梗死患者救治成功率，除了医院要建立脑卒中绿色通道外，对急性缺血性脑卒中患者和家人一定要有救治"时间窗"概念，必须在发病后 4.5 小时内送到有救治条件的医院，这不仅是改善患者预后的关键，也是社会的责任。

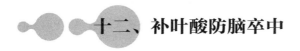

十二、补叶酸防脑卒中

调查表明，脑血管疾病已成为我国居首位的死亡原因，同时，我国缺血性脑卒中发病率仍以每年 8.7% 的速度在增长，而高血压与脑卒中的关系甚为密切。因此，我国心脑血管疾病的防治的重点是预防脑卒中、高血压。然而，包括高血压在内的传统危险因素不足以解释我国的高血压发生率和高病死率，同时，单纯控制血压也难以控制脑卒中的风险。

近年来，许多研究证实，中国的高血压患者普遍存在高同型半胱氨酸（Hcy）和低叶酸现象。Hcy 是人们日常饮食中的蛋白质类物质在体内转化、代谢过程中产生的一种中间产物。在体内正常代谢，将会产生天然的抗氧化剂、肝脏保护剂等一系列人体必需的物质，维持人体基本生化平衡。如果正常代谢受阻，就会变成一种积累在体内的毒素，对血管造成致命损伤。在健康人血浆内，Hcy 的浓度约为 6.3 微摩尔 / 升，如果浓度超过 10 微摩尔 / 升，通常被认为是高同型半胱氨酸血症（HHCy）。

研究发现，中国人群 HHCy 发生率极高，我国高血压患者有 3/4 伴有 HHCy。HHCy 通过诱导细胞凋亡、损伤血管内皮、促使脂质代谢紊乱和血小板功能紊乱等机制，诱发高血压、脑卒中和冠心病等多种疾病。HHCy 是心脑血管疾病的独立高危因素，而高血压与 HHCy 在脑卒中发病风险上具有显著的协同作用。美国数据显示，高血压与 HHCy 同时存在，脑卒中风险男性增加 11 倍，女性增加 16.3 倍。

北京大学第一医院霍勇教授对 2 万余例高血压患者经过四五年随访研究，得出在降压治疗同时补充叶酸可以显著降低首次脑卒中的风险的结论。为什么补充叶酸可以预防脑卒中，这是因为叶酸与同型半胱氨酸代谢密切相关。

Hcy 代谢影响因素及 HHCy 的致病性：

Hcy 增高有以下几种因素。一是遗传因素。遗传缺陷和基因突变均可导致血浆 Hcy 升高。二是与年龄和性别有关。血浆 Hcy 水平随着年龄的增大而升高。40 岁以后 Hcy 会开始升高，特别是 70 岁之后升高更为明显。血浆 Hcy 水平女性低于男性，女性绝经期后高于绝经期前，显示女性体内雌激素水平降低可导致 Hcy 水平改变。三是不良生活方式。长期大量吸烟、饮酒可影响叶酸和维生素 B_{12} 的代谢，使 Hcy 升高。凡能使叶酸和 B_{12} 消耗的因素如耐力运动可使 Hcy 升高，而多吃新鲜蔬菜水果，补充叶酸和 B_{12}，均可降低 Hcy 浓度。四是疾病因素。糖尿病、肾功能不全、某些恶性肿瘤、甲状腺功能减退、帕金森氏综合征等疾病均可使 Hcy 升高。

Hcy 与高血压。我国高血压伴随 HHcy 者高达 75%，故我国是高血压并发 HHcy 的高发国家。因而，将伴随 HHcy（≥ 10 微摩尔 / 升）的高血压命名为"H 型高血压"。我国资料显示，"H 型高血压"患者中风患病率是单一高血压患者的 5 倍，冠心病的风险是正常人群的 3 倍。因此，在高血压的治疗过程中，在降压同时必须兼顾降低 Hcy 浓度。

Hcy 与脑卒中。在脑卒中的多种可控因素中，高血压和 HHcy 排在前 2 位，二者具有显著协同作用。研究表明，单独存在高血压或 HHcy 的患者，脑卒中风险分别为正常人群的 3 倍和 4 倍，在中国人群中 Hcy 每升高 5 微摩尔 / 升，脑卒中风险相应增加 59%。当高血压同时合并 Hcy 升高时，脑卒中风险相应增加，同时，此类患者的神经功能恢复比较困难，因而，病残率和死亡率就比较高。

HHcy 的干预。由于近年发现 Hcy 与心脑血管疾病密切相关，故目前健康体检和临床医生已经把 Hcy 列为常规检查项目之一。因此，我们可以从中了解到自己的 Hcy 水平。研究显示，补充叶酸和维生素 B_{12} 能够使 Hcy 下降 20%，进而使脑卒中发病率下降 25%。故对于 H 型高血压患者，要同时考虑控制高血压和 HHcy 水平，因单独降压对于患者所带来的获益是不充分的。为此，具有双重治疗作用的马来酸依那普利叶酸片，能同时降血压和 Hcy 的血浓度，在防治心脑血管疾病方面具有显著的协同作用。我国在一项研究中对高血压人群服用单片复方制剂（依那普利 10 毫克，叶酸 0.8 毫克）进行了 4 ~ 5 年的观察，结果显示，首发脑卒中患病率显著下降。

良好的生活方式是降低 Hcy 的基础，尤其是伴有高血压、缺血性脑血管疾病（包括短暂性脑缺血发作、无症状的腔隙性脑梗死等）、冠心病、心功能不全等患者，都应首先通过干预不良生活方式降低 Hcy 水平。因叶酸、维生素 B_6 和维生素 B_{12} 是 Hcy 代谢过程中关键的物质，故可从食物中摄取这些营养素加以补充（如蔬菜、水果、豆类、动物肝脏、牛羊肉等），但食物中天然叶酸生物利用度比较低，且我国煎炒烹炸的烹饪习惯容易破坏叶酸活性。同时，叶酸是水溶性维生素，水煮时更容易使其失活，因此服用叶酸制剂有其优势。因此，血浆中 Hcy 明显增高的心脑血管疾病患者可通过补充相关制剂进行调整。不论有无心脑血管疾病的高血压患者在降压治疗的基础上均可联合补充叶酸；有研究支持固定复方制剂要比自由联合更好地降压及促成 Hcy 的同步下降。目前，我国降压药物和叶酸的复合单片制剂每片添加叶酸 0.8 毫克，而临床应用的叶酸制剂绝大多数为 5 毫克 / 片，HHcy 患者可服用 1/4 片 / 日。此外，孕妇常用的叶酸补充剂为 0.4 毫克 / 片，补充时可口服 2 ~ 3 片 / 日。

十三、有胸痛到医院

胸痛是急诊科最常见的病症之一，胸痛的病因繁多，严重者可危及生命。致命性胸痛多有较强的时间依赖性，漏诊和误诊可能导致严重后果。这就要求对胸痛的诊断必须快速和准确地进行危险分层，鉴别致命性胸痛，决定是否纳入绿色通道，给予胸痛患者初步评估，根据病情区别对待，这不仅能减少漏诊、误诊，同时能使患者在短时间内得到合适的治疗，降低高危患者死亡率、减少并发症，减少患者过度医疗和合理应用有限资源。

1. 急性胸痛中有四种致命性胸痛要特别注意

（1）**急性心肌梗死**。为冠状动脉血栓栓塞引发。患者多存在吸烟、高血压、糖尿病、高脂血症等危险因素，常常由劳累、紧张、心理应激等诱发。其典型症状是心前区、胸骨后或剑突下压榨样剧烈疼痛，伴恐惧或濒死感，疼痛时间大于 30 分钟，口含硝酸甘油不能缓解，并伴有出汗、面色苍白和恶心、呕吐等。

（2）**急性肺栓塞**。为肺动脉血栓栓塞。急性肺栓塞症状表现多种多样，均缺乏特异性，常见症状为不明原因呼吸困难（尤其在活动时明显）、与呼吸有关的胸痛、烦躁不安、惊恐濒死感、干咳、咯血、晕厥、心悸、腹痛等。

（3）**主动脉夹层**。为主动脉内膜撕裂和剥离，血液进入撕裂的假腔内，使"真腔"内血供减少或中断。这是一种极为凶险的疾病，其死亡率极高，1 周内达 60% ~ 70%，3 个月内 90% 以上。主动脉夹层主要表现为突发性胸背部剧烈撕裂性疼痛，并伴有面色苍白、大汗、皮肤湿冷、气促、脉速等症状。值得注意的是，当主动脉壁撕裂沿着血管壁向远端伸延时疼痛会有迁移性，主动脉夹层累及腹主动脉时表现为急腹症，累及肾动脉时表现为腰痛、血尿。

（4）**张力性气胸**。是自发性气胸的一种（又称"高压性气胸"）。为气体从胸膜破口进入原为负压的胸膜腔内，肺组织被压缩而影响呼吸功能。其急性发作症状以突发针刺样或刀割样胸痛、呼吸困难、刺激性咳嗽、发绀、冷汗、脉速，甚至呼吸衰竭、意识丧失等。

急性胸痛中以急性心肌梗死（AMI）最为常见，70%的AMI死亡发生在院前，特别是25～34岁的年轻人群中，90%以上的因病死亡发生于院前。因此，急性胸痛的病人及其家人，不要因观察病情而犹豫不决，要当机立断进入医院急诊通道。

我国有不少医院设立了"急性胸痛中心"或"胸痛绿色通道"，是集接诊、分诊、检查、转运、监护、常规药物治疗和急诊冠状动脉介入治疗为一体的独立单元。借助完善、配套、便捷的设施，规范训练、团结高效的医、技、护团队运作，使急性冠脉综合征患者获得及时救治，能最大限度降低患者病死率和不良事件率。

救治AMI的关键是早期挽救缺血而濒临坏死的心肌，争取心肌细胞再灌注是提高AMI患者救治成功率的关键因素。

目前，冠状动脉再灌注手段包括静脉溶栓、冠状动脉介入术（如冠脉内支架植入术和搭桥手术）等。AMI患者发病后到达医院至冠状动脉腔被球囊扩张开通，实施再灌注的时间小于90分钟，这是最为理想的。一般球囊扩张后经冠脉造影，随即置入支架，使心脏长期维持足够的血液供应。这类手术在省、地市级医院都能实施。县级医院则多采取药物静脉溶栓的方法开通冠脉血流，这种方法简单易行，价格低廉，需要在发病后3～6小时内到医院接受治疗，但疗效不甚理想。

影响AMI患者治疗效果的因素颇多，耽误救治的院外因素主要是患者缺乏胸痛急救常识而失去最佳救治时机，交通不便、转运耽搁等也是重要原因。

2. 如何判断急性心源性胸痛

预感和征兆：病情稳定的冠心病患者，近期有过劳、焦虑抑郁、精神创伤、作息或饮食等生活习惯改变等诱发因素；血压控制不佳的高血压患者，尤其是近期或清晨血压明显升高者；高血糖或高脂血症患者长期得不到有效治疗等。以上这些现象对AMI患者来说既是发病的诱因又是一种预警，患者和家人如果能注意到这些征兆，则一旦发病就可以从容应对。这里特别要提出的是有些隐性冠心病的中青年患者，并无预感，但会有一些征兆，在不经意中猝然发病，这是十分危险的。

由于AMI发病前多是稳定型心绞痛患者，因此，当冠心病患出现以下征象时就要密切注意：近期胸痛程度加重、胸痛时间延长（持续20分钟不缓解）、胸痛频率增加、含服硝酸甘油或速效救心丸 10 分钟内胸痛不缓解等，尤其是发病前存在上述诱发因素或有冠心病猝死家族史等高危人群发生急性胸痛，AMI 的可能性很大。

在这里需要特别提出的是：胸痛的程度与危险性并不成正比，胸痛的部位也并不一定和病变的部位相一致，因此，急诊科医师诊断和鉴别诊断急性胸痛有一定困难，误诊、漏诊率一直较高。正确辨别胸痛的性质，找出胸痛的发病原因，分析其严重程度，对于正确处理、判断患者预后尤为重要。因此，在胸痛的诊治过程中，患者和家属密切配合医生十分重要。医生会向患者或家属就发病情况事先作个基本了解和梳理，如胸痛的诱发因素、主要症状、病情演变、基础疾病、家族史、个人史等，病人及其家属在就诊前就应该做好功课。简要而翔实的病史是对接诊医生最好的"礼物"，也对胸痛患者在第一时间的检查筛选、初步诊断、应急处理、疾病分流和预后评估非常有意义。因为在这分秒必争的非常时刻，如果患者或家属漫无边际地诉述，势必把宝贵的时间耗费于无谓之中，所以诉说病史最好言简意赅、句句中靶。

十四、冠状动脉钙化不可小觑

由于彩超和 CT 的普遍应用，人体内许多脏器和组织发现了钙化病灶，如肺、肝、脾、甲状腺、前列腺、乳腺等，这些钙化病灶大多是由炎症（包括非细菌性炎症）愈合和增龄相关的组织纤维化和钙盐沉积造成的，多数无临床意义，少数也只要追踪观察或进一步检查就可以了。而大血管钙化就不同了，大血管钙化主要是在动脉粥样硬化基础上引起的。已经明确，血管壁的钙化病灶不仅显示疾病的性质和严重程度，而且预示着患者心肌梗死的风险增高。但现今不少人查出了大血管钙化也不当回事，以为这是一般的钙化病灶，其实这是错误的。

近年来，冠状动脉钙化的检出率比较高，起初并未引起人们的重视，但进一步研究表明，冠状动脉钙化与心血管危险分层、心血管疾病及冠心病预后的预测关系密切。同时，冠状动脉钙化的位置、形态、严重程度等因素对冠状动脉支架和搭桥等介入治疗有重要参考价值。

资料显示，在大血管钙化疾病中，主动脉弓钙化和冠状动脉钙化的预测价值更高。主动脉弓钙化和冠状动脉钙化灶体积大小与死亡直接相关，钙化灶体积越大，心血管和非心血管死亡风险越大。

冠状动脉钙化与多种危险因素相关。资料显示，动脉粥样钙化早期即可发生血管钙化，在 20 岁时血管内膜脂纹形成即可出现冠状动脉钙化，其后随年龄增长而增加；男性明显高于女性，在年龄小于 60 岁的人群中，女性钙化的发生率为男性的一半；慢性肾脏病患者中冠状动脉钙化更为普遍和严重，尤其是尿毒症患者冠状动脉钙化比例更高，病变更广泛。其次，高血压（收缩压越高、脉压差越大，冠状动脉钙化越严重，而与舒张压关系不大）、高脂血症、糖尿病、高尿酸血症、打呼噜（阻塞性睡眠呼吸暂停综合征，冠状动脉钙化发生率高且病变广泛）、吸烟、钙质代谢紊乱等均是冠状动脉钙化的危险因素。另外，还与炎症、内分泌激素、药物因素、肥胖以及家族病史等相关。所伴随的因素越多，冠状动脉钙化发生率越高。这对冠心病的诊断具有重要意义。

冠状动脉粥样钙化斑块主要发生于动脉内膜，多由冠状动脉造影发现（冠状动脉显著狭窄的患者中，30% 有钙化灶）。近年来临床上广泛应用的多层螺旋CT 可清晰、准确地显示冠状动脉粥样硬化及冠状动脉钙化程度，这是一种无创性、费用低的检查方法。血管内超声检查虽然更精确，但由于检测费用高、技术水平要求高，目前尚未广泛应用于临床。

冠状动脉钙化是一个有组织、有程序、可调控的主动过程。冠状动脉钙化与冠状动脉狭窄常并存，冠状动脉钙化是冠状动脉硬化的显著指标。它在老年人中普遍存在，由于斑块内沉积的钙盐主要成分是羟磷灰钙，它是一种高度不可溶解的物质，从动脉壁上除去相当困难，所以血管钙化的预防尤为重要。预防的措施首先是要控制相关危险因素，例如高血压、高血脂、高血糖、吸烟等。其次是避免高钙、高磷、高钠饮食以控制慢性炎症，避免加快冠状动脉钙化的进程。此外，他汀类药物治疗可以遏制冠状动脉钙化的进程，血管紧张素受体拮抗剂可能改善血管顺应性，有助于缓解冠状动脉钙化的进程。

十五、冠心病患者出院后如何稳定和逆转病情

急性心肌梗死、不稳定型心绞痛、冠状动脉支架植入术患者出院后如何改善心肌缺血、缓解临床症状、提高生活质量、防止疾病复发、遏制病情加重（如并发心脏扩大、心力衰竭、严重心律失常、猝死等）和逆转病情（如通过体育锻炼建立或丰富冠状动脉侧支循环，亦即冠心病的二级预防）？对此，我国心血管疾病专家已拟出冠心病患者出院后的康复计划，现摘编如下：

1. 体育锻炼康复程序

第一步：准备活动，即热身，持续 5 ~ 10 分钟。目的是放松和伸展肌肉、提高关节活动度和心血管的适应性，预防运动诱发的心脏不良事件及运动性损伤。

第二步：训练阶段，包含有氧运动、阻抗运动和柔韧性训练，总时间 30 ~ 60 分钟。其中有氧运动是基础，阻抗运动和柔韧性训练是补充。

（1）**有氧运动**。有氧运动的治疗作用有：使冠状动脉管径增大、弹性增强；改善血管内皮功能，从而改善冠状动脉结构和功能；促进侧枝循环建立，代偿性改善供血供氧能力；稳定斑块；增加血液流动性，减少新发病变；有益于防控危险因素，如高血压、血脂异常、肥胖等。常用运动方式有：慢跑、骑自行车、游泳、爬楼梯，以及在器械上完成行走、踏车等，每次运动 20 ~ 40 分钟。运动频率每周 3 ~ 5 次，强度为最大运动量的 50% ~ 80%。体能差的患者，运动强度为最大运动量的 50%，随着体能改善逐步增加运动强度。对体能好的患者应设定为 80%。

（2）**阻抗运动**。阻抗运动主要增加心脏的压力负荷，从而增加心脏的心内膜下灌注，获得较好的供氧。阻抗运动是一系列中等强度负荷、持续、缓慢、大肌群多次重复的阻抗力量训练，常利用自身质量（如俯卧撑等）、哑铃、杠铃、弹力带等进行训练。每周 2 ~ 3 次或隔天一次。应注意锻炼前必须有 5 ~ 10 分钟的有氧运动热身，最大运动强度不超过 50% ~ 80%，切记运动过程中用力时呼气，放松时吸气，不要憋气。接受支架植入的患者术后至少 3 周后才能进行

阻抗运动。

（3）**柔韧性训练**。按可控制的日常运动方式缓慢进行，并逐步加大活动范围。每一个部位的拉伸时间 6 ～ 15 秒，逐渐加到 30 秒，如能耐受则增加到 90 秒，期间正常呼吸，强度为有牵拉感觉同时不感疼痛，每个动作重复 3 ～ 5 次，总时间 10 分钟左右，每周 3 ～ 5 次。

第三步放松运动，是必不可少的一部分。方式可以是慢节奏有氧运动的延续或是柔韧训练，可持续 5 ～ 10 分钟。

运动的安全性。运动中要注意识别可能的危险信号：如胸痛，有放射至臂部、耳部、颌部、背部的疼痛；头晕目眩、过度劳累、气短、出汗过多、恶心呕吐、脉搏不规则等。如出现以上症状，应马上停止运动，如果症状持续，特别是 5 ～ 6 分钟后心率仍增加，应及时就医。

2. 多重危险因素的控制

约 70% 的冠心病死亡和 50% 的心肌梗死发生于已确诊的冠心病患者，已确诊冠心病患者发生或再发心肌梗死和猝死的几率要比无病史者高 4 ～ 7 倍。冠状动脉斑块稳定性是影响冠心病发生和发展的主要决定因素，而高血糖、高血脂、高血压、吸烟、心率增快、精神紧张等因素均可导致斑块不稳定性。许多临床研究显示，通过有效的二级预防，综合控制多重危险因素，能促使易损斑块稳定，显著降低再次心肌梗死和猝死的发生，提高患者的总体生存率，减少血运重建（如冠脉支架植入或搭桥）。

在充分使用循证药物的基础上，综合控制以下多种心血管危险因素：

合理膳食。达到每天摄入蔬菜 300 ～ 500 克，水果 200 ～ 400 克，谷类 250 ～ 400 克，鱼、禽、肉、蛋 125 ～ 225 克，相当于鲜奶 300 克的奶类及奶制品和相当于干豆 30 ～ 50 克的大豆及其制品。食用油 < 25 克，每日饮水量至少 1200 毫升。钠盐摄入每天 < 6 克，增加钾盐摄入。

戒烟限酒。饮酒量一般成人男性每天 25 克酒精量，女性每天 15 克酒精量，不建议任何人出于预防心脏病的目的饮酒，包括葡萄酒。

控制血压。目标血压 130/80 毫米汞柱。

调节血脂。目标低密度脂蛋白胆固醇高危患者 < 2.59 毫摩尔 / 升，极高危患者 < 2.07 毫摩尔 / 升。

控制血糖。糖化血红蛋白 ≤ 7%。

心率管理。心率与冠心病预后呈显著负相关。患者静息心率控制在 55 ~ 60 次 / 分。

临床实践证明，许多冠心病患者出院后通过持之以恒的预防和合理的内科治疗，不仅生活质量比较高，而且带病生存时间很长，不少成为无症状的冠心病患者。这与冠状动脉侧枝循环建立和冠状动脉斑块清除有关。

十六、合理应用 CT 冠脉造影

近年来，我国很多名人因心脏病而猝死，这些名人如果做了 CT 冠脉造影（CCTA）检查，是不是能避免悲剧发生？即对于亚临床冠心病个体，是否需要做 CCTA？

一般认为，CCTA 对于冠心病高危人群的检查是非常合适的，CCTA 无创、准确、相对经济，不仅能够评价血管腔狭窄程度、显示斑块性状、为选择内科治疗或支架置入提供依据，而且可预测突发性心血管事件，因此近年来 CCTA 广泛应用于冠脉病变的诊断和治疗。但一种医疗新技术的临床启用，因对其未"久经考验"，在为患者带来福祉的同时，难免出现指证掌握偏差或过度使用等情况。

目前，不少人有点胸痛就认为是冠心病心绞痛，要求做 CCTA。其实这种想法是不正确的。胸痛不仅可以来自心脏，也可由其他组织病变引起，如胸部的诸多脏器、上腹部的消化器官、颈椎骨关节病变和心理障碍等都可能引起胸痛。因此，不要一有胸痛就要求作 CCTA 检查。CCTA 主要用于冠心病的筛查和诊断，以下几种情况可考虑 CCTA 检查：

胸骨后疼痛、劳累或激动起病，常规心电图、动态心电图、超声检查无异常发现，难以确诊者。

不典型胸痛胸闷，如牙痛、上腹部痛、左上臂不适等，常规心电图、24 小时动态心电图无缺血性 ST-T 改变，临床疑患冠心病者。

对于亚临床型个体是否应进行 CCTA 检查，首先要考虑患者的状态，是否存在冠心病高危因素。对于长期生活方式不健康、有长期吸烟史、高负荷工作、糖尿病、高血压、高脂血症、大动脉（主动脉、颈动脉、脑动脉等）有粥样斑块（尤其是易损斑块）、绝经期后女性、50 岁以上并有因心血管疾病早逝家族病史等人群，可根据具体情况选择 CCTA 检查。

急性胸痛。急性胸痛的病因很多，如胸膜炎、心包炎、胃炎、胃食管反流等，最严重而且必须迅速判别的当属急性冠脉综合征、主动脉夹层和肺栓塞。这 3 种病有时因心电图、心肌酶、超声波、心肌灌注等检查出现假阴性或假阳性而造成误诊。而 CCTA 可以及时、准确排除这 3 大导致胸痛的致命性疾病，一次 CCTA 排除冠心病的诊断准确性高达 99.9%。CCTA 同时还可发现一些其他导致胸痛的疾病，如心包疾病、气胸、食管病变、肋骨骨折、肺内结节、纵膈肿瘤、胸腔积液等，

冠脉支架植入术后或搭桥术后复查。

非心源性胸痛患者一般不必做 CCTA 检查。日常就诊的胸痛患者一半以上是非心源性胸痛，如上呼吸道、肺、脊（颈、胸）椎、胃、食道、胸肌等疾病、风湿病、打鼾及更年期女性等也可引发的胸痛，疑为此类疾病者可先做相关检查。

非心源性胸痛疾病最常见的有 3 种病：

一是胃食道反流病。与心绞痛不同，胃食道反流病引发的胸痛多与饮食、体位（卧位）有关，疼痛较轻且时间较长，常伴反酸、烧心等症状，改变不良饮食习惯和服抗酸药及胃动力药即可缓解胸痛。

二是更年期综合征女性，胸痛胸闷等不适也十分常见。心电图常出现类似心肌缺血的 T 波倒置或低平、非特异性 ST 段改变，常误认为是心肌缺血。其实，这种 ST-T 改变很常见。患更年期综合征的女性或患心脏神经官能症时，由于植物神经功能紊乱，很多时候可以影响心电图 ST-T 波的形态。

三是打鼾（睡眠呼吸暂停综合征）。打鼾在肥胖症群体中十分常见，打鼾比较重的患者的多伴有胸痛胸闷。有些患者因此而做 CCTA 检查，其实这是不必要的。

必须指出，胸痛可由许多疾病引发，其发病机制也十分复杂，不典型胸痛甚至无胸痛者发生急性心肌梗死或猝死的并不少见。因此，当出现胸痛症状时，尤其是怀疑自己患有冠心病时，一定要到正规医院就诊，在医生指导下确定是否要做 CCTA 检查。

另外，CCTA 检查还要考虑辐射问题。CCTA 辐射量为 9 ~ 20 毫西弗，相当于 100 ~ 400 次胸片辐射量，虽然这种小辐射量或可忽略不计，但由于放射损伤有累积效应，如果频繁选用 CCTA，其对健康的损害也不容忽视。

十七、冠脉造影同步做心肌缺血评估好处多

一直以来，冠状动脉造影显示 70% 以上的血管狭窄是支架植入的适应证。然而，随着介入性冠脉诊断和治疗技术的普及，发现许多有心肌缺血证据的患者冠脉造影并无明显异常，而相当一部分患者造影显示严重冠脉狭窄甚至慢性闭塞却并无心绞痛症状和心肌缺血现象，而冠脉造影看似不重的病变，反而能够导致心梗的发生。

由此可见，冠脉造影已经不再是评价稳定型心绞痛患者病变严重程度的"金标准"。同样，传统观念认为冠脉狭窄程度小于 50% 属低危人群（50% 法则），也不能作为判断患者预后是否良好的指标。

为什么冠脉狭窄与心肌缺血之间并非直接对应关系？病理学研究已经证实，急性心肌梗死的发病并非斑块过大阻塞血管，而是由于易损斑块的破裂或糜烂继发管腔内血栓形成。也就是说，引起心肌缺血或冠脉事件取决于冠脉内不稳定斑块的动态变化，冠脉狭窄程度并非主要因素。鉴于存在上述情况，美国和欧洲要求所有稳定型冠心病病患者植入支架前均应接受心肌缺血的评估。

目前，评估心肌缺血最客观的方法是利用病变近端和远端血流压力的比值的来评价心肌缺血情况，即心肌血流储备分数（FFR）。大量研究证实，FFR 是一个简便、可靠、成熟的方法。FFR 无论冠脉造影狭窄程度是多少，当 FFR ≤ 0.8 时即说明冠脉病变能够引起心肌缺血，能够从支架植入治疗中获益；尤其对心脏弥漫性血管病变患者，冠脉造影可能无显著异常，FFR 有较高的敏感性和准确性。一般 FFR > 0.8 时，则无需支架植入治疗。

FFR 是近年来用于判断临界病变、临床争议病变是否需要进行血运重建（如植入支架）的一种重要的有效工具。不仅能评估冠脉病变和严重程度，指导介入治疗，减少支架的使用数量，显著降低患者心梗的发生率和死亡率，还能够避免不必要的支架植入和相关的医疗费用。

目前我国不少医院已经能够用冠脉造影影像快速计算 FFR，这必将为冠心病患者介入治疗提供更准确的依据和更好的保障。

　　FFR 的不足之处是测量价格昂贵，增加患者的经济负担；其次是操作耗时，延长医患射线暴露时间；再者，作为一种有创性检查手段，存在一定风险。

十八、冠心病患者抗栓治疗要注意些什么

　　冠心病用抗血小板药物是预防血栓，改善患者预后的重要措施。而提高疗效和减少出血风险，即提高药物性价比是治疗成功的关键。冠心病患者接受抗血小板治疗最担心的副作用是消化道或颅内出血。但这些不良反应只要严密观察和及时处理大多是可以避免的。

　　临床上常用的抗血小板药物是阿司匹林和氯吡格雷（波立维），这2种药服用后1小时血药浓度达峰值（嚼服阿司匹林起效快）。常见的不良反应是消化道出血和胃肠道不适，少数患者发生过敏反应。临床上，一般稳定型冠心病常用阿司匹林，对不能耐受阿司匹林者改服氯吡格雷。冠脉介入（如支架植入术）后阿司匹林和氯吡格雷双联应用1年以上，血栓高危患者如不稳定型心绞痛、脑梗死、冠心病多支病变和主干病变、冠心病合并糖尿病、慢性肾病等，则需长期双联抗血小板治疗。

　　抗血小板药物治疗是心脑血管疾病现代治疗主题之一，这种治疗方法既有令人鼓舞的疗效，又有使人担心的风险，这仿佛是一枚硬币的两面，但如果医生循证医学用药，患者遵循医嘱密切观察积极配合，则可大大提高治疗的性价比。

　　一是提高治疗依从性。抗血小板药物治疗有严格的适应证和禁忌证，药物的初始剂量和维持剂量以及病程中药物剂量的调整等，患者必须遵循医嘱。患者如果擅自停药或随意增减剂量有很大风险，其后果不是发生血管栓塞就是引发消化道或颅内出血。因此，抗血小板药物治疗要取得较好的疗效和降低出血等副反应，患者必须加强依从性，同时要掌握一些用药常识，治疗期间密切观察与及时应急处理亦是必不可少的。

　　二是注意消化道出血。消化道出血高危人群常具有1项以上的下列因素：消化道出血、溃疡病、接受双联抗血小板治疗；65岁以上伴有消化不良或有胃食道反流症状；抗血小板药物合用非甾体类抗炎药（如布洛芬、安乃近、消炎痛等，使消化道出血风险增加68%）或糖皮质激素。对以上高危人群应筛查并根治幽门螺旋杆菌，内服抑酸药物（如泮托拉唑）。

年龄既是血栓又是出血的危险因素。随着年龄的增长，肝肾功能减退，合并病症多、联合用药多，而且老年人的药物代谢发生改变，这些容易引发出血因素给老年患者抗血小板药物治疗带来了挑战。一般对长期抗血小板药物治疗的高龄患者选择最低的有效剂量以降低出血风险，如阿司匹林 75 ~ 100 毫克 / 日，氯吡格雷 75 毫克 / 日。

在抗血小板药物长期治疗中要注意消化道不适和出血等不良反应，尤其在用药最初 12 个月内。观察是否有消化道出血，简单、经济又有效的方法是监测粪便颜色，及时发现柏油样便，每 1 ~ 3 个月定期检查粪便潜血（消化道处有否隐性出血）及血常规（有无出血性贫血）。若出现异常需及时就医。

另外，值得注意的是每个个体对抗血小板药物反应不同。表现为有的患者用药后血小板活性抑制不足（血小板抵抗），血栓性事件发生风险可能较高；有的患者用药后血小板活性抑制过多，则出血风险增加。这就是为什么有的患者接受标准剂量抗血小板药物治疗还会发生血管栓塞，而有的患者接受标准剂量（甚至最低的有效剂量）抗血小板药物治疗也会发生出血的缘故。产生这种情况的机制十分复杂，包括遗传因素、细胞因素和临床因素。临床上可用血小板功能测定和药物基因组学测定和检测。

每个接受抗血小板药物治疗的患者要了解药物与疗效性价比的差异，当遇到这种"不按常规出牌"的情况（如发现鼻腔或牙龈出血、皮肤淤斑等），要及时咨询并建议医生进行相关检测和调整药物。因为患者是接受药物的实体，自己获得的信息量最大，感受也最深刻。

十九、心率增快或减慢暗藏危机

科学家们早就发现，动物一生中的心跳次数是比较恒定的，体积较小的动物心跳很快，每分钟可达数百次，如鼠类兔类等，它们的寿命仅为 1～3 年。而体积较大的动物，如鲸鱼心率每分钟仅 20 次左右，其寿命可达 30～40 年。乌龟寿命能长达 177 年，它的心率每分钟只有 10 次以下。

健康长寿是每个人的梦想，但你是否知道，心跳正常与否、快还是慢，会直接与你的寿命长短相关？而控制心跳正常，使其既不过快又不过慢，有助于延长你的寿命。国外一项调查对年龄在 35～84 岁的人进行了 26 年跟踪调查，结果显示，随着心跳次数加快，死亡率呈大幅度上升趋势，男性人群尤为明显。当然，心跳过慢也不利于健康。研究显示，人的寿命呈现为一个 U 型曲线，即心率长期低于 50 次 / 分或长期超过 80 次 / 分都会使死亡率增高。国内的大样本调查也发现，心率过快的人寿命比一般的人要短。

长期以来，人们对心跳过慢引起晕厥或猝死十分警惕，以致有的人为此安装了心脏起搏器，而对心率增快却不以为然，认为心率增快无碍健康。但随着医学科学的发展，人们逐渐察觉到在社会群体中，心率增快的人要比心跳过慢的人多得多，心率增快不仅影响健康，而且还是许多疾病的独立危险因素。

心率是观测生命活动的重要指标。心率通常是指心脏每分钟跳动的次数。心率增快是指经常或长期存在静息时平均心率 ≥ 80 次 / 分。测量心率最佳时机是起床之前，在手部或颈部找到动脉搏动的位置，然后数一下 15 秒内的搏动次数，再乘以 4 就是一分钟的次数。测量心率前至少需休息 5 分钟，测量前 1 小时须停止运动、进食咖啡、酒类和吸烟，检查时室内安静，温度适宜。

临床上长期沿用的窦性心率正常范围为 60～100 次 / 分，近年通过临床观察对其正常范围产生了质疑，认为该标准的上下限值均偏高，如许多人心率为 50～60 次 / 分并无器质性心血管疾病。多项研究结果显示，绝大多数正常人心率在 50～90 次 / 分（男性）或 50～95 次 / 分（女性）范围内。

为什么说心率增快暗藏危机？心脏每一次搏动，泵出的血液对动脉壁都会造成一次不大不小的冲击，每分钟搏动的次数越多，对血管壁的冲击也越大；心率增快可能反映了人体自主神经平衡失调，单纯交感活性过高就可能使动脉硬化急剧进展，使动脉壁弹力纤维疲惫和碎裂，加速动脉粥样斑块形成，并使斑块变得脆弱和容易破裂而导致形成血栓；心率增快，等于迅速消耗人体一生的心跳"总额"，长期心动过速，除了引起血管病变外，还直接增加心肌耗氧量，能使心脏的冠状动脉舒张期缩短（心脏主要由舒张期供血），心脏获得的血液供应也比较少，这样就造成心脏血液需求和供应之间的失衡。由于以上原因，心率可作为一种心血管保健和治疗干预目标，有针对性地适当控制心率，对整个人群特别是对心血管疾病的易患人群无疑是一项有效的措施。心率增快对健康的影响主要有以下几个方面：

心率增快增高血压，加重靶器官损害。2014年我国的一项研究显示，年轻个体出现心率加快后更容易发展成高血压，心率加快使外周血管收缩、水钠潴留、心肌收缩增强、心排出量增加等。这些因素均会使血压升高。心率每增高 1 次 / 分，收缩压增高 0.27 毫米汞柱，舒张压升高 0.09 毫米汞柱，心率每增高 10 次 / 分，高血压发病率增加 8%。在高血压患者中，心率增快者为 21.7% ~ 30%。心率增快对高血压的发生、发展、靶器官损害、药物疗效及预后均密切相关。尤其是夜间心率增快患者，反映了机体交感神经调节功能明显异常，发生心脑血管事件的风险显著增高。此类患者大多为难治性高血压，除用 β 受体阻滞剂或钙拮抗剂外，其他降压药的效果均不理想。

心率增快易患冠心病。无论普通人群还是心血管疾病患者，较快的心率都是潜在的心血管危险因素。1991 年我国学者收集了 169871 名 40 岁以上成年人心率和其他相关危险因素的信息，随访 8.3 年，共有 6837 人发生急性心肌梗死、脑卒中或因冠心病或脑卒中而死亡。结果显示，心率为 75 ~ 89 次 / 分及 90 次 / 分者，心血管疾病发病风险分别增加 12% 和 32%。

心率增快预示心功能恶化。心脏病患者心跳过快预示将发生心功能不全，同时心率增快反映心功能严重程度，心跳越快，心衰程度越重，心衰患者心率每分钟增加 10 次，死亡率将增加 20%，心率每分钟减少 15 次，死亡率降低 30% 以上。心衰患者最好把心率控制在 55 ~ 60 次 / 分。

心率增快诱发脑卒中。心率增快患者不仅使出血性和缺血性脑卒中的患病概率增加，而且脑卒中的致残率、复发率、死亡率亦明显增高。一组对 20165

例缺血性脑卒中患者随访 2.4 年的研究结果显示，心率大于 82 次 / 分组与不大于 64 次 / 分组比较，前者脑卒中和心血管病死亡率都明显高于后者。

心率增快与心脏性猝死相关。心率增快者交感神经对心脏控制占优势，从而导致心电不稳定，由此可诱发各种恶性快速性心律失常而引起猝死。一组对 100 万例社区居民（心脏性猝死和冠心病猝死各 378 例）观察院外心脏性猝死情况的调查显示，发现心率 80 ～ 100 次 / 分者心脏性猝死率显著增加，心率增快猝死患者大多存在心脏传导系统病变，因此，如心率增快患者有猝死家族史或平时有黑矇等病史者，应到医院作心脏电生理等检查，以及时治疗，避免悲剧的发生。

心率增快增加糖尿病风险。我国某集团对 7.3 万多人追踪 4 年，研究发现，心率增快，不仅与空腹血糖受损相关，还会导致这种前期状态向糖尿病发展。研究发现，心率每分钟增加 10 次，糖尿病前期发病风险增加 11%，糖尿病的发生风险增加 23%，由糖尿病前期进展到糖尿病的风险增加 13%。

心跳太慢也隐藏危机。相比症状更明显的心跳过快，心跳过慢初期更像一个隐形杀手，许多人发现自己心跳慢甚至还窃喜，认为心跳慢更长寿，因此错过了治疗良机。正常人的心跳在 60 ～ 100 次 / 分钟。超过 100 次称为心动过快，低于 60 次则称为心动过慢。心动过慢是心律失常的一个重要类型，特别是低于 50 次 / 分钟时，就常会伴有头晕、乏力、倦怠、精神差，甚至晕厥等症状，这是因为供血不足引起的。任其发展下去，可能会引起猝死。据统计，我国每年至少有 54 万人死于心源性猝死，其中 88% 是由心律失常导致的，2/3 的人有心跳慢的现象，而防范猝死的关键是早防早治。如果不是专业运动员，或经常参加高强度体育锻炼的人，一旦发现自己心跳低于 60 次 / 分钟，特别是低于 50 次 / 分钟，应及时去医院就诊，光做心电图是不够的，建议加做 24 小时心电图、心脏 B 超。

运动员和经常进行高强度锻炼的人心跳更有力，心跳次数普遍比普通人慢，每分钟约 40 ～ 50 次，他们的心脏是否更健康？寿命是否更长？不是的！运动员心律失常猝死的概率比一般人更高。由于长期训练，运动员心脏会发生"适应性改变"，如心脏外形增大、心室壁增厚等，这意味着对血液的供应量要求比普通人更高，如果在剧烈运动中出现心脏骤停，他们的耐受时间反而会更短，更易诱发猝死。因此，他们需要更全面的心脏检查。目前，国外一些职业比赛，都形成了专门对运动员实施心脏检查的标准。对普通人而言，适度的运动锻炼很重要，不过建议普通人在制订锻炼计划前，特别是计划开始前，最好先做一次心脏体检，尤其是那些有家族病史，或者本身心功能就不好的人。检查项目包括：心电图，可检测出心律失常、心梗等显性的处在发病期的心脏病；运动平板试验，可动态观察心脏是否存在隐患；动脉硬化检测，可早期诊断和筛查出动脉硬化；心脏 B 超，判断心脏结构是否异常。在运动前后或运动中一旦出现胸闷、气急等不适感，应立即停止运动，并及时去医院专科门诊做详细检查。必要时需要植入心脏起搏器治疗。

最后总结一下：一个人的心跳保持在每分钟六七十下，最有可能健康长寿。如果你的心跳次数远远高于这个数值，那你要锻炼了；如果你的心跳次数低于这个数值，那也要小心了。

二十、心房颤动是怎么发生的

　　心房颤动（房颤）是一种常见的心脏病。顾名思义，心房颤动形象地描述了心房肌一根根纤维处于高频而无规律、不协调的运动状态。早期颤动多为难以预测的阵发性反复发作，说来就来，反复无常。晚期多为持续，具有终身性。

　　正常心脏跳动的频率与节律由窦房结起搏功能所控制，它是最高统帅，故正常心律是窦性心律。窦性心律时，下属的心房、心室跳动规则，产生的脉搏也规则。如果心房受到强大的外部电流入侵，原有的心房有序状态就变得无序，心房本身就失去规则，心房和心室间将失去和谐。房颤起病时，如狂飙席卷着心房的角角落落，淹没了窦房结主导的起搏电流，即刻让窦房结丧失其在心脏的统帅地位。心房的无序跳动直接带动心室的无序跳动，心率常在 100 ～ 200 次／分，所以产生明显的心慌、胸闷和无力。房颤的频率一般 400 ～ 600 次／分，此时如果 1 : 1 传到心室，病人就会遭受不幸。幸运的是，有房室结这一道天生的保护性电流脉冲控制开关，放过一个就关门休息一会，这样就减慢了心室频率。

　　房颤状态下，心房丧失了窦房结的统帅作用，心房肌纤维各自为政，丧失了辅助心室泵血作用，使心室每分钟工作效率下降 20% ～ 30%。房颤伴快速心室率时，如若跑百米的速度跑马拉松，不及时治疗，心脏很快就会走向衰竭。频发的快速心室率使心房结构的破坏程度越来越重，心房肌细胞死亡后由疤痕细胞替补，心房疤痕化程度越重，会顽固地永久存在，成为持久性房颤。同时，持久性房颤使窦房结不断受到反向生物电的刺激而退化变质，使窦房结功能减退。此时，即使去除房颤，窦房结也难以正常发挥统帅作用，这又为房颤永久驻扎奠定了基础。

　　房颤是最紊乱的房性心律失常，心房肌细胞不是房颤的挑起者，而是房颤的受害者。房颤的肇事者是肺静脉电流。肺静脉电流通过肺静脉与心房肌相通，在心房肌与肺静脉连接部位，有些肺静脉细胞偷偷越过边境，与心房肌交错混长在一起，并不时发出高频电脉冲，若单个肺静脉脉冲进入心房，则会引起一次房性早搏，如果 3 个以上不规则肺静脉脉冲连续进入心房，窦房结的电脉冲被抑制，心房就会不由自主地颤动起来。

以上是房颤的发病机制，而许多心血管疾病和非心血管疾病均可能引发房颤，其中最常见的是心脏瓣膜病、心房肌和心室肌病变。高血压常导致的左心室肥厚和左心房增大是发生房颤的重要因素，房颤患者 50% ～ 71% 有高血压。研究显示，正常血压高限（130 ～ 139/85 ～ 89 毫米汞柱）是预测发生房颤的独立危险因素，值得引起注意。打鼾者发生房颤的几率是不打鼾者的 4 倍。房颤最大的风险是发生动脉栓塞。血栓是怎样发生的呢？心房两侧各有一心耳，心耳耳口小，耳腔窄，腔壁粗糙。窦性心律时，心耳内血流较心耳外要慢，房颤时心耳内血流几乎死水一潭，由于血流瘀滞，很容易形成血凝块。房颤只要持续 48 小时，心耳血栓发生率就大大增加。新鲜血栓十分松脆，随时可能脱落，并在动脉系统中流动并造成堵塞。大脑血流量最大，且主动脉与颈动脉走向一致，故脱落的血栓最常在脑部"安家落户"，堵塞脑血管，造成脑梗死。不管基础病因如何，如不抗凝治疗，脑梗死每年发生率在 7% 以上，较无房颤者至少增加 6 倍，抗凝治疗则可明显减少脑梗死发生率。

二十一、心房颤动患者如何避免血管栓塞风险

心房颤动（房颤）是一种十分常见的心律失常，可由多种因素导致，最常发生于原有心血管病患者身上。房颤会导致心悸、心绞痛、心力衰竭等症状，但更为重要的是并发体循环栓塞，尤其是造成缺血性中风的风险更大，而房颤相关脑卒中比其他原因引起的脑卒中更为严重。

临床上经常会遇到患者完全不知道自己有房颤，更没想到脑卒中会发生在自己身上，直到发生后，才被诊断为房颤。据调查，每 6 个脑卒中患者中就有 1 个是房颤。由于房颤起病隐匿、症状不明显，不少患者未能及时发现或及早诊治，长期忽视就容易引发房颤。

房颤导致的脑卒中，比其他原因引起的脑卒中更加严重和可怕。这是由于栓塞面积更大，合并症更多，且病发突然，伴有房颤的患者更可能出现严重的意识不清、肢体瘫痪和失语等，呈现高致残率、高死亡率和高复发率的"三高"特征。房颤引发脑卒中的第一年死亡率高达 50%，严重致残率高达 73%，累计复发率高达 69%，而且房颤患者的死亡率是非房颤患者的 2 倍。

房颤的治疗包括血栓栓塞事件预防、节律控制、心室律控制和上游治疗等。对大多数患者来说，血栓栓塞事件预防最为重要，因其是我国主要致死、致残原因之一。房颤患者预防血栓主要有以下几个方面。

1. 抗凝治疗

为了预防脑卒中的发生，有效的抗凝治疗已被证明是预防和降低房颤相关脑卒中及其血栓栓塞事件发病率的关键。

房颤容易并发左房血栓，进而血栓脱落引起脑动脉栓塞。而抗凝治疗是预防脑卒中房颤患者的基石。目前常用的抗凝药物是以华法令为主，如能控制国际标准化比值稳定在时间窗内，其预防血栓栓塞的功效是确切的。但需定期检测血液指标，且影响药物的因素较多，如饮食、合并用药等，如患者未遵循医嘱检测血液指标，会出现严重出血事件或预防脑卒中无效。因而华法令在预防

房颤血栓栓塞中受到一定的限制。

在抗凝治疗药物中，阿司匹林使血栓栓塞和死亡率分别降低 22% 和 14%，华法令使血栓栓塞和死亡率分别降低 64% 和 26%。亚洲人用华法令可能引起颅内出血，这可能与高血压并发脑小血管病变有关，这在中国人群中比较常见。

新型抗凝药物为房颤患者治疗提供了新的选择。新型抗凝药物（如达比加群、阿哌沙班、依度沙班）有着无需常规监测血凝指标、受食物药物影响较小、药物血内浓度稳定等特点，与目前常用的抗凝药华法令、阿司匹林相比，新型抗凝药物疗效更好，死亡率、颅内出血、大出血、肺栓塞和心梗等发生率更低，临床获益幅度更大。但其临床安全性及有效性的证据尚不十分充足，且在药物使用期间，目前尚无拮抗剂及有效监测手段。

其实，这是新药应用于临床的共性问题。新药虽然经过动物试验和严格的临床试验才应用于病人，但必须经过岁月的沉淀和临床的积累才能逐渐完善（有时会被淘汰）。如最近报告利伐少班的安全性遭到质疑，因其消化道出血风险是华法令的 3～4 倍。达比加群于 2010 年上市，2011 年底便开始出现严重出血事件，达比加群的胃肠道出血风险是华法令的 2.94 倍。近来，标榜的无需常规凝血指标的潜在优势也受到质疑。越来越多的专家建议新型抗凝药物可能需要监测血药浓度，并按需调整药物剂量，如此可将出血事件减少 30%～40%。接受新药治疗的患者是新药的实践者，自身必须严密观察其疗效和副反应。

哪些是房颤患者发生血栓栓塞的危险因素？欧洲心脏病学会指南可作参考：充血性心力衰竭、高血压、年龄 65～75 岁、糖尿病、血管疾病、女性各计 1 分；年龄大于 75 岁、既往脑卒中、短暂性脑缺血发作或血栓栓塞病史计 2 分。如 0 分和 1 分可不接受抗凝治疗，2 分以上需服抗凝药物治疗，计分越多患病风险越高。另外，房颤还与吸烟、呼吸睡眠暂停、甲状腺功能亢进相关。房颤患者可以通过自测上述危险因素，咨询医生努力减少可逆性风险因素，以预防血栓栓塞事件的发生。

在抗凝治疗前还要评估患者出血风险：高血压、肝功能异常、肾功能异常、脑卒中史、出血史、服华法令时国际标准化比值不稳定、年龄大于 65 岁、合用增加出血倾向的药物、过量饮酒各计 1 分，总分大于 3 分的，出血风险增高。即使是出血风险高的患者，对其进行抗凝治疗，收益仍可能大于风险，但开始抗凝治疗前须尝试去除危险因素或调整药物剂量，期间密切观察及监测。

新近文献分析显示，新型口服抗凝药可降低房颤患者血栓栓塞事件的发生，降低颅内出血风险，但消化道出血风险增加。

2. 综合治疗预防

综合治疗不仅可控制或消除房颤，而且可减少血栓发生。

（1）**节律控制**。房颤长期持续发作，可导致患者生活质量下降、心脏扩大、心功能下降等。因此治疗首选节律控制，可以选择电或药物复律及导管消融等转复为正常的窦性心律。但预后能否改善目前尚缺乏足够证据。

（2）**心室率控制**。对于房颤患者，心室率控制治疗可以改善患者的生活质量，并在一定程度上改善心功能、预防心动过速性心肌病。心室率控制一般用 β 受体阻滞剂。

心室率控制目标。一般认为房颤患者把心室率控制在 80 次以下是合理的。但同时有学者发现宽松控制心室率（＜ 110 次 / 分）与严格控制心室率（＜ 80 次 / 分）相比，其临床事件无显著性差异，因此，可根据患者具体情况决定心率目标。对于无症状或心功能正常的患者，控制心室率在 80 ~ 110 次 / 分可能更为合理。

（3）**射频消融术**。房颤导管射频消融治疗比较成熟，但治疗后房颤复发率比较高，其疗效还有待进一步观察。

（4）**左心耳封堵术**。由于左心耳易形成血栓，其使脑卒中发生率增加 3 倍。左心耳封堵术用来防止血栓栓塞安全有效，但这仍然是一种侵入性治疗，且有一定风险，患者不容易接受。

3. 上游治疗

上游治疗是控制、去除房颤发病危险因素和血栓栓塞高危因素的有效措施。如戒烟禁酒、适当体育锻炼、严格控制高血压、防止动脉粥样硬化、预防高脂血症、保持理想体质，能有效治疗冠心病、改善心功能等。这样既能稳定病情（如减少阵发性房颤的发作频率，维持永久性房颤的目标心室率），又能减少血栓栓塞事件的发生。

新近研究显示，房颤的发生和心律维持与心房肌炎症细胞浸润相关，而他汀类药物除具有调脂作用外，还有抑制炎症、抑制心肌损害、调节心脏功能和抗心律失常等作用。据此，对伴有动脉粥样硬化性心脑血管疾病的患者用他汀类药物作为上游治疗，更有利于减少房颤相关不良心血管事件。

二十二、心血管疾病患者心理问题多多

由于传统的单纯生物医学模式，人们常常忽视心血管疾病患者的精神心理因素，使患者的治疗依从性、治疗效果、临床预后和生活质量明显降低。为此，2014 年 1 月中国康复学会和中国老年学会的心血管病专业委员会发表了《心血管科就诊患者的心理处方——中国专家共识》（以下简称《心血管科共识》）。《心血管科共识》对心血管疾病合并精神心理问题的患者如何进行识别和干预进行了阐述。《心血管科共识》虽然是为临床医师制定的，但对心血管疾病患者同样有较好的参考价值，现摘编如下。

1. 我国心血管疾病患者精神心理问题现状

在心内科就诊的患者中大量存在或同时伴有精神症状。其中，焦虑检出率 42.5%，抑郁检出率 7.1%，其中冠心病患者中焦虑、抑郁检出率分别为 9.2% 和 45.8%，高血压焦虑、抑郁检出率分别为 4.9% 的 47.2%。研究还显示，在心血管科就诊的患者中，12.7% 无法诊断心血管病，而精神症状明显；27.7% 为心血管疾病患者合并存在精神症状。因胸痛而行冠状动脉造影检查正常或接近正常的患者中 27% 有抑郁症。其中部分患者回避精神心理疾病，也不接受医疗指导。而这些患者的精神心理问题本身就是高血压、冠心病、心血管疾病的发病因素。

2. 如何识别心血管病患者精神和心理问题

识别和筛查心内科就诊的患者中的精神心理问题，了解患者病后的心理情况，有助于患者的整体治疗和康复。

筛查：可以用下列 3 个问题进行自查：是否有睡眠不好，已经明显影响白天的精神状态或需要用药；是否有心烦不安，对以前感兴趣的事情失去兴趣；明显身体不适，但多次检查都没有发现能够解释的原因。3 个问题中如果有 2 个回答是，有精神障碍的可能性在 80% 左右。接着可以用焦虑抑郁量表进行筛查。

表1-1 焦虑情绪测定题

题 目	分 数			
	3	2	1	0
我感到紧张或（痛苦）	a. 几乎所有时候	b. 大多数时候	c. 有时	d. 根本没有
我感到有些害怕，好像预感到有什么可怕的事情要发生	a. 非常肯定，而且十分严重	b. 是的，但并不严重	c. 有一点，但并不使我苦恼	d. 根本没有
我的心中充满烦恼	a. 大多数时间	b. 常常如此	c. 并不经常	d. 偶尔如此
我不能够安静而轻松地坐着	a. 肯定	b. 经常	c. 并不经常	d. 根本没有
感到一种令人发抖的恐惧	a. 非常经常	b. 很经常	c. 有时	d. 没有
我感到坐立不安，好像感到非活动不可	a. 非常多	b. 是不少	c. 有时	d. 根本没有
我突然有恐慌感	a. 经常	b. 时常	c. 有时	d. 根本没有

表1-2 抑郁情绪测定题

题 目	分 数			
	3	2	1	0
我以往感兴趣的事情还是有兴趣	a. 基本上没有了	b. 只有一点	c. 不像以前那样多	d. 肯定一样
我能够哈哈大笑，并看到事物有趣的一面	a. 基本上没有	b. 现在肯定是不太多了	c. 现在已经不再这样了	d. 我经常这样
感到愉快	a. 根本没有	b. 不经常	c. 经常	d. 大多数时间
我好像感到人变迟钝了	a. 几乎所有时间	b. 经常	c. 有时	d. 根本没有

续表

题　目	分　数			
	3	2	1	0
我对自己的外表（打扮自己）失去兴趣	a. 肯定	b. 经常	c. 并不经常	d. 根本没有
我怀着愉快的心情憧憬未来	a. 几乎从来不这样	b. 很少这样	c. 并不完全是这样	d. 差不多是这样的
我能欣赏一本好书或一段好的广播或电视节目	a. 根本没有	b. 并非经常	c. 有时	d. 常常

两种量表给出了 2 套测定题，可分别评定焦虑和抑郁的状况，每个题目分为 4 级评分。将 2 套项目得分分别累加，即得出各自的总分。总分 0 ~ 7 分代表正常，8 ~ 10 分表示轻度抑郁（或）焦虑，11 ~ 14 表示中度抑郁（或）焦虑，15 ~ 21 分表示严重抑郁（或）焦虑。

3. 心血管疾病患者合并精神心理问题的干预

由于在心内科就诊的患者存在的精神心理问题通常是轻度或中度焦虑状态或抑郁状态，没有达到精神疾病的诊断标准，因此，患者如果能以健康的生活方式协助心内科和精神科医生进行自我干预，将会使心脏疾病和心理疾病均获得更好的治疗效果。

（1）提高依从性。首先要重新认识疾病，提高对医疗的依从性。通过焦虑抑郁量表自我筛查和医生的评估，认可、接受自己存在心理问题。这一点很重要，因为心血管疾病患者焦虑或抑郁的许多症状与心血管病的疾病临床症状是重叠的（如胸痛、胸闷、心慌、乏力等），只有通过各种检查（如体格检查、常规心电图、动态心电图、心脏超声、心脏血管造影等）才能识别和判断。当检查结果与心血管病患者的临床症状呈分离状态或不相符合时，医生经过深入分析，才能确立患者是否并同存在精神或心理问题。临床医生为了避免误诊误治，在诊断焦虑或抑郁等功能性疾病方面是十分慎重的。又因为抗焦虑和抗抑郁药物治疗期间，在药物选择及疗程、剂量等方面要不断进行调整，因此，患者必须提高对医疗的依从性，这对改善患者预后非常重要。

（2）**运动疗法**。运动疗法是"双心（心脏、心理）医学"的重要组成部分。运动疗法在心血管疾病和负性心理应急两方面不论是对年轻人还是老年人都有肯定疗效。一组 522 例冠心病患者追踪观察 4 年的调查研究，结果显示运动治疗能使合并抑郁障碍的冠心病患者病死率降低 73%。患者在运动治疗前，须进行综合评估。然后医生根据个体情况开运动处方，运动处方包括运动频率、强度、时间和方式。一般建议所有患者进行每周 3 ~ 5 天（最好每天），每次 30 ~ 60 分钟中等强度有氧锻炼，辅以日常活动（如散步、园艺、家务等）和 2 次以上的抗阻力锻炼（包括哑铃、弹力带等的应用）。

（3）**心理治疗**。在释放积压在自己心中的压抑、忧伤和负性情感的同时，要接受心理咨询师的心理疏导和精神科医生的药物治疗。

（4）**药物治疗**。氟西丁、舍曲林、美利曲辛等为抗抑郁焦虑一线药物，开始采用最低剂量（半量），然后逐步递增至足量。此类药物一般 2 周左右才起效，治疗持续时间 3 个月以上，维持期一般 1 年左右。苯二氮卓类（安定类）药物抗焦虑作用起效快，长期服用会产生药物依赖（成瘾性），突然停药可引起戒断反应，一般连续使用不超过 4 周，应逐渐减量停药。

在药物治疗期间患者要通过各种方式经常与临床医师取得联系，以便根据病情及时调整治疗方案，尤其是当出现药物不良反应时要随时与主治医师联系。

二十三、你是糖尿病高危人群吗

　　糖尿病是危害我国人群健康最严重的慢性病之一，我国糖尿病多项数据居世界首位，糖尿病患病人数、死亡人数及并发症发病率均"名列前茅"。我国1/12的成人罹患糖尿病，半数患者不知道自己罹患糖尿病。为加强糖尿病的一级预防，中华医学会内分泌分会发表了《中国成人2型糖尿病预防的专家共识》（以下简称《糖尿病预防共识》），现将其相关内容作一摘编和解读：

　　《糖尿病预防共识》提出，重视糖尿病高危人群的筛查有助于早期发现糖尿病。为此，应针对糖尿病高危人群进行筛查。糖尿病高危人群筛查包括血糖正常性高危人群和糖尿病前期人群。

　　血糖正常性高危人群。年龄≥40岁；既往有糖尿病前期病史（如空腹血糖或餐后血糖升高，但未达到诊断血糖指标）；超重或肥胖；男性腰围≥90厘米，女性腰围≥85厘米；静坐的生活方式；一级亲属中有糖尿病家族病史；有巨大儿（出生体重≥4千克）生产史，妊娠期糖尿病或有此病史的女性；高血压或正在接受降压治疗者；血脂异常或正在接受调脂治疗者；动脉粥样硬化性心血管疾病患者等。成年人有上述因素中的一个或一个以上者为糖尿病高危人群。

　　另外，《糖尿病预防共识》还增加了儿童和青少年中糖尿病高危人群的筛查建议。该类人群的定义是在儿童和青少年中，超重或肥胖且合并下列任何一个危险因素者：一级或二级亲属中有2型糖尿病家族史；存在与胰岛素抵抗相关的临床状态（如高血压、血脂异常）；母亲怀孕时有糖尿病病史或被诊断为妊娠糖尿病。对儿童和青少年的高危人群，宜从10岁开始筛查。

　　糖尿病前期人群是指：空腹血糖（IFG）5.6～6.9毫摩尔/升或餐后2小时血糖（IGT）7.8～11.0毫摩尔/升和两者都有的3类人。在中国，拿到"灰色通行证"的人，20年后有93%变成糖尿病，还意味着踏上了微血管病变的道路，增加了患手脚麻木和眼底血管视网膜病变的风险。尤其是2个指标都超标的人患糖尿病几率最高，血管病变最多。

　　还有一个值得注意的问题是不少糖尿病高危人群只查空腹血糖，不查餐后

2 小时血糖，这让许多糖尿病前期人群"漏网"。空腹血糖一般代表基础胰岛素的分泌功能，在糖尿病早期仅轻度胰岛功能受损，能控制空腹状态的血糖水平，所以空腹血糖正常。但是进餐后食物消化吸收转化为葡萄糖进入血液，血中含糖量明显升高，则需要更多胰岛素维持正常血糖。而那些胰岛功能轻度受损者，胰岛功能的分泌就不能满足需要，餐后血糖就会升高。因此，对糖尿病高危人群的筛查必须检测餐后 2 小时血糖。其实，空腹血糖与糖尿病的发病以及糖尿病并发症的相关性相对较弱。

糖尿病高危人群的干预。获取糖尿病和心血管疾病相关知识；强化生活方式干预，超重或肥胖者控制至正常体重指数（18 ~ 24）或体重至少减少5% ~ 10%；限制热量和脂肪酸摄入；体力活动增加到 250 ~ 300 分钟 / 周；同时控制血压、血脂等心血管疾病风险。

糖尿病前期人群的干预。首先施行强化生活方式干预，干预 6 个月以上如果血糖仍控制不佳或血糖偏高，需在医生指导下使用二甲双胍或阿卡波糖。

控制目标为空腹血糖 ≤ 6.1 毫摩尔 / 升，餐后 2 小时血糖 ≤ 7.8 毫摩尔 / 升。

糖尿病前期的危害。我国大庆研究糖尿病 20 年的长期跟踪随访结果显示：92.8% 未进行干预的 IGT 个体进展为显性糖尿病。由此可见，糖尿病前期人群的干预何等重要。糖尿病前期的危害有：①心血管疾病风险：增加 1.27 倍，其中脑卒中风险增加 1.6 倍。②进展为糖尿病风险：短期内罹患糖尿病风险增加 3 ~ 10 倍。③微血管病变：越来越多的研究证实，早在糖尿病前期阶段就会出现轻微的肾、视网膜和神经等微血管病变，如微量蛋白尿。④肿瘤风险：欧洲一项研究显示，男性糖尿病前期人群癌症死亡增加 13%，女性则增加 11%。美国一项研究显示，糖尿病前期人群癌症死亡率比正常血糖水平者高出 87%，研究者认为 IGT 是癌症死亡的独立危险因素。⑤老年人智力减退和阿尔茨海默病患病率也有所增加。

对糖尿病高危人群和糖尿病前期人群进行筛查，早发现、早诊断和早干预对预防和延缓糖尿病及心脑血管病的发生至关重要。对生活方式干预 6 个月以上血糖仍不达标者可考虑药物干预，而对血糖以外的心脑血管危险因素（高血压、高脂血症、超重或肥胖、吸烟等）的干预甚至更为重要。

二十四、血脂异常患者听听专家建议

2014 年，中国医学专家为基层医生制定了血脂异常防治手册。该手册简明扼要，内容丰富，不仅与国际接轨，而且贴近临床和公众生活实际，非常适合用于血脂异常的"健康"人群、高危人群和心脑血管疾病患者的防治工作，尤其是对以上各类患者设置的不同降脂目标值、他汀类降脂药物如何应用作了科学的阐述。为使该手册更好地在公众中"落地生根"，现摘编于下：

1. 什么是血脂

血脂是血液中的胆固醇、甘油三脂（TG）的总称。一般血脂检查项目主要包括总胆固醇（TC）、TG、低密度脂蛋白胆固醇（LDL–C）和高密度脂蛋白胆固醇（HDL–C）四项。

2. 血脂异常有什么危害

血脂是健康人体所存在的成分，对于维持正常生命活动是必不可少的。但如果 TC、TG、LDL–C 过高或 HDL–C 过低，会对人体产生不利的影响，被称为血脂异常。在上述各项参数中，最重要的是 LDL–C，该项指标越高，发生心脑血管疾病的危险性就越大。此外, TG 严重增高（≥ 5.6 毫摩尔 / 升）时易诱发急性胰腺炎。

3. 为什么把 LDL–C 作为主要的干预靶点

不同类型的脂蛋白在动脉粥样硬化斑块形成过程中所起的作用是不同的。其中，LDL–C 负责把胆固醇运输到动脉内膜斑块内，而 HDL–C 的作用相反，负责把斑块内的胆固醇运输出去。因而 LDL–C 又被称为"坏胆固醇"，HDL–C 被称作"好胆固醇"。LDL–C 越高，越容易形成斑块；HDL–C 较高时，则可降低形成斑块的风险。LDL–C 是唯一能独立导致动脉硬化性心血管病的脂蛋白。其他危险因素均不能，包括吸烟、高血压、糖尿病，仅能促进、加重动脉硬化性心血管疾病。所以 LDL–C 是血脂参数中最重要的指标和干预血脂异常的主要靶点，LDL-C 必须终身降低。

4. 哪些人需要检查血脂

以下人员需要每年检查血脂：冠心病、脑血管疾病或周围动脉（如肾脏、四肢）硬化疾病患者；高血压患者、糖尿病患者、肥胖者、吸烟者；有冠心病、脑卒中或其他动脉粥样硬化性疾病家族病史者，家族中有高脂血症者；45 岁以上的男性和绝经期后的女性；头晕、胸闷气短、超重或肥胖、四肢沉重或肢体发麻的人。其他健康成人最好每年检查 1 次血脂，若不然，至少保证每隔 3 ~ 5 年检查 1 次。

5. 心血管疾病患者 LDL-C 目标值应为多少

胆固醇是动脉粥样硬化斑块的主要成分，没有胆固醇就没有动脉粥样硬化斑块以及由此所诱发的多种心血管疾病，因此，高胆固醇血症被视为动脉硬化性心血管疾病最重要的危险因素，积极控制胆固醇水平是降低动脉硬化性心血管疾病风险的关键措施。对于心血管风险低危、中危、高危患者，血脂异常防治指南推荐的 LDL-C 目标值要求将异常数值分别调整至 3.4 毫摩尔 / 升、2.6 毫摩尔 / 升和 1.8 毫摩尔 / 升。超过此值即应启动生活方式干预和（或）药物治疗。研究提示，在一定范围内继续降低 LDL-C 水平有益于进一步降低心血管疾病风险和控制疾病进展。因此，不同临床疾病患者的 LDL-C 目标值不同（如表 1-3 所示），即风险越大，指标要求越严格。

表1-3　降LDL-C治疗目标值

临床疾患和（或）危险因素	目标值（毫摩尔/升）
动脉硬化性心血管疾病	<1.8
糖尿病合并高血压或其他危险因素	<1.8
糖尿病	<2.6
高血压合并1项其他危险因素	<2.6
高血压或3项其他危险因素	<3.4

注：其他危险因素包括年龄（男 ≥ 45 岁，女 ≥ 55 岁）、吸烟、HDL-C 降低、肥胖、早发缺血性心血管疾病家族病史。

6. 如何进行生活方式干预

生活方式治疗内容：①饮食。控制胆固醇、饱和脂肪酸和反式脂肪酸、食盐（＜6克／日）、酒（酒精摄入量男性＜25克／日，女性＜15克／日）的摄入，增加蔬菜、水果、粗纤维食物、富含n-3脂肪酸鱼类的摄入。②增加体育运动。每天坚持30～60分钟的中等强度有氧运动，每周至少5天。需要减重者还要增加每周运动时间。③维持理想体重。通过限制饮食和增加运动量，将体重指数维持在25千克／米^{2}以下，超重或肥胖者减重的初步目标为体重较基线降低10%。④控制其他危险因素，如戒烟限酒等。

积极有效的治疗性生活方式不仅有助于降低胆固醇水平，还可以对血压、血糖以及整体心血管健康状况产生有益影响，有效降低动脉硬化性心血管疾病的发病风险。

7. 什么情况下启动药物治疗

一般经过生活方式干预2～3个月后LDL-C仍未达标者，可考虑启用他汀类药物治疗。

8. 如何应用降胆固醇药物

在众多降脂药物中研究最充分、临床应用最广泛的是他汀类药物。研究表明，我国居民用中等剂量（如辛伐他汀20～40毫克，阿托伐他汀10～20毫克，瑞舒低等他汀5～10毫克，普伐他汀40毫克，洛伐他汀40毫克，氟伐他汀80毫克，可使LDL-C平均降低30%～50%），可使多数患者LDL-C水平达标。若中等强度他汀类药物治疗LDL-C不能达标，或伴高TG血症，可根据情况在医生指导下联合应用贝特类或烟酸缓释剂或依折麦布等调脂药物。

9. 他汀类药物有哪些不良反应

大多数人对中小剂量的他汀类药物的耐受性良好，不良反应较轻且短暂，包括头痛、失眠、恶心、腹痛、腹泻及食欲不振等。少数人发生肝脏转氨酶轻度升高，由他汀类引发并进展成肝功能衰竭的情况较罕见。减少他汀药物剂量常可使升高的转氨酶回落；当再次增加剂量或选用另一种他汀类药物后，转氨酶通常不一定会升高。活动性肝病和胆汁郁积被列为他汀类药物的禁忌证。

肌病（包括肌痛、肌炎和横纹肌溶解）是他汀治疗过程中较为严重的不良反应。肌痛表现为肌肉疼痛或无力，不伴肌酸激酶（CK）升高；肌炎有肌肉症状，并伴 CK 升高；横纹肌溶解有肌肉症状，常有褐色尿，伴 CK 显著升高超过正常上限的 10 倍和肌酐升高，病情严重。单用标准剂量的他汀类药物治疗，很少发生肌炎，但当大剂量使用或与其他药物（如贝特类和烟酸类调脂药、红霉素和阿奇霉素等大环内酯类抗生素）合用时，肌炎的发生率将会增加。

此外，他汀类药物可能有升高血糖的不良反应，但他汀类药物的治疗获益远远超过升高血糖所带来的不利作用，故对具备他汀类药物治疗适应证的患者应积极应用他汀类药物治疗。

10. 他汀类药物治疗时出现不良反应怎么办

一般在启用他汀类药物时，要检测肝转氨酶和 CK，治疗期间定期监测复查。轻度升高的转氨酶，并不看作是治疗的禁忌证，当转氨酶超过正常参考值的 3 倍时有可能是他汀类药物反应。若患者有肌肉不适或无力的症状，且连续检查 CK 有进行性升高，则应慎重考虑药物减量。当出现异常乏力、肌肉疼痛、触痛、压痛，尤其是伴有褐色尿时，应报告医生，暂停服药，并及时就医。

启用他汀类药物的多数患者，特别是发生冠心病、缺血性中风及糖尿病等患者均需长期甚至终生用药。

值得强调的是，目前有些服用他汀类药物的患者，发现转氨酶轻度升高即认为是药物性"肝损"，便自行停药。这种贸然停药的后果是十分危险的——可能导致动脉粥样硬化迅速进展，中风或心肌梗死等心脑血管事件接踵而来。因此，当服用他汀类药物患者疑为出现药物反应时，一定要通过专科医生来调整药物。

二十五、"五高"如何控制和逆转病情

近年来的健康体检资料显示，无论是行政企事业单位还是农村居民，无论是中年人还是老年人，"五高"（高血压、高血脂、高血糖、高尿酸血症、超体重）共存现象十分普遍，都存在严重的全身代谢紊乱，极易并发动脉粥样硬化、冠心病、脑卒中、肾功能不全等疾病。因而有人说这"五高"是"死亡五重奏"。这话虽然有些过分，但也不无道理，因为它们常常"狼狈为奸"，"联手作案"，其杀伤力极大，是心脑血管疾病极高危因素。

我国脑卒中和冠心病是死亡率排在第一、二位的疾病。"五高"中任何一高都是心脑血管疾病的独立危险因素，其致病的危险性由高到低依次为高血压、高血糖、高血脂、高尿酸血症、体重超标。

特别要注意的是这 5 个危险因素共同存在，它们所表现的危害性并不是算术数相加，而是呈几何级数攀升，也就是说，5 个危险因素共存的致病率是零危险因素的 25 倍。这意味着"五高"人群如果不加干预，三五年内可能就会患脑卒中、心肌梗死等致残、致命性疾病。反之，如果进行治疗性生活方式干预和标准化药物治疗，逐步消除 5 个危险因素，则其患病率同样可以呈几何级数下降。

据调查，我国 20 岁以上成人中，代谢综合征发病率已达到 15%，40 岁以上肥胖、高血压、脂血异常或有糖尿病家族病史者，均是代谢综合征的高危人群，此类人群除适时复查相关指标外，需每年做一次较全面的健康体检。

"五高"患者的治疗必须五管齐下，强化生活方式干预是控制和逆转"五高"的基础。同时，必须进行有效的药物治疗。

特别要注意晨峰血压（早晨醒后 2 小时内）的控制。清晨往往是一天中血压最高、波动最大的时间，因而是心脑血管事件的高发时段（被称为"魔鬼时间"），尤其是缺血性脑卒中在清晨时段的发生风险为其他时段的 4 倍，心血管疾病风险也比其他时段增加 70%。从临床角度来看，清晨血压是管好 24 小时血压的"突破口"，清晨血压达标，意味着 24 小时血压得到了控制。因此，控制晨峰血压是防治高血压的关键时段。中青年"五高"患者，一般

把血压控制在收缩压 120 ～ 130 毫米汞柱，舒张压 70 ～ 80 毫米汞柱，老年患者控制在收缩压 130 ～ 140 毫米汞柱，舒张压 80 ～ 90 毫米汞柱。

限盐是防治高血压最有效、最简单、最廉价的方法，膳食钠盐每降低 2.5 克 / 日，可使心脑血管事件发生率降低 30%。盐的每天摄入量少于 6 克，最好是每天 3 克。

高脂血症是发生动脉粥样硬化和心脑血管疾病的罪魁祸首。在血脂化验单上，低密度脂蛋白胆固醇指标是最重要的。低密度脂蛋白胆固醇可以渗入动脉管壁中，开启动脉粥样硬化的进程，进而引发各种心脑血管疾病。不同人群心脑血管风险不同，血脂控制的目标值也是不同的。"五高"患者根据病情用他汀类药物可将低密度脂蛋白胆固醇 2.07 毫摩尔 / 升或 1.80 毫摩尔 / 升作为控制目标。

"五高"患者尤其要注意糖尿病前期的控制，即空腹血糖 5.6 ～ 6.9 毫摩尔 / 升或餐后两小时血糖 7.8 ～ 11.0 毫摩尔 / 升。处于这个"灰色地带"的患者应通过干预生活方式，把空腹血糖控制在 5.6 ～ 6.0 毫摩尔 / 升，餐后 2 小时血糖降至 7.8 毫摩尔 / 升以下，就能降低 50% 左右的糖尿病患病风险，就是说一半人可以绕开糖尿病。

中青年上班族肥胖症患者可试用轻断食，每周 5 天正常饮食，2 天严格控制饮食，男性 600 千卡 / 天，女性 500 千卡 / 天，即"5∶2 饮食"法。把体重控制在理想水平，则其他四高亦会相应下降。

"五高"患者必须进行强化生活方式干预和积极的药物治疗，在 6 个月内各项指标要有明显下降，12 个月内基本达标。只有紧锣密鼓地采取综合性措施尽快把高危转化成低危，才能有效控制和逆转病情。同样，"四高""三高"患者亦属高风险人群，也应当在相应时间内降低患病风险。

二十六、帕金森病要早诊早治

帕金森病是中老年人群中发生的一种常见病。随着老龄化社会的到来，其患病率也越来越高。资料显示，我国帕金森病患者已达 200 多万，约占老年人口的 1% ～ 2%，也就是说，100 个老年人中有 1 ～ 2 个帕金森病人，而且新发病人每年以 10 万例递增，与此形成鲜明对比的是帕金森病诊断率很低，其治疗率更低。

帕金森病诊治率低的原因，主要是人们对该病认识不足，因而大多数患者不能及时就医。更由于疾病早期征象不典型，首先出现非运动症状（典型帕金森病以肢体震颤等运动症状为主），起病非常隐匿，发展也很慢。很早的时候，患者都会有一些轻微的症状，比如系鞋带时手有些笨拙，走路缓慢，脚抬不起来，后来，手会不由自主地哆嗦，开始时哆嗦时间短，频率也低，慢慢地就越来越严重了。由非运动症状发展为运动症状有一个漫长的过程，这也是就诊率低的重要原因。

由于帕金森病没有被及早发现，许多患者失去了及时治疗的最佳时机，待疾病发展到中晚期时治疗效果就比较差了。帕金森病在发达国家，大部分患者在患病 1 年内便能及时就诊，而在我国，患病 2 年以上才就诊的患者仅 13.6%。而治疗不规范，患者治疗依从性差，不遵医嘱，还有些患者存在严重的病耻感而讳疾忌医，也是造成治疗率低下的另一个原因。

由于帕金森病症状不典型，有人因脖子硬而看骨科，有人因失眠看心理精神科，有的人胸痛看心血管科等。而有些患者对自己的运动障碍没有警觉，虽然感到轻微的运动不灵活、手脚没力气，还以为是老化现象，致使不少患者到疾病中期还未请专科医生看病。

值得重视的是近年来青少年帕金森病发病率有所上升。帕金森病一般在 60 岁以上的人群中发生，但相关研究显示，由于青少年型帕金森病静止性震颤相对少见，而以肌张力高，动作迟缓多见，且病情进展快，容易伴有智力障碍，常误诊为神经肌肉疾病而失去早期治疗机会。

帕金森病能否早诊早治对疾病的预后影响很大。帕金森病患者如不予治疗，其存活期为 10 ~ 15 年，如果能够早期发现和早期治疗，则能使其生存期接近正常人。

1. 出现哪些征象可能得了帕金森病

中老年人如果出现以下征象，要考虑是否患有帕金森病：

（1）**精神症状**。抑郁、焦虑、淡漠、不爱讲话、对平时喜欢做的事情也失去了兴趣；或不爱出门，越来越消沉，家人多以为是心情不好；有些人还会出现认知障碍、睡眠障碍。

（2）**神经肌肉症状**。异常乏力、动作变慢、肢体僵硬、步距变小、一旦开走，步伐小且越走越快，不能及时停住，踉踉跄跄；走路呈前倾、前屈姿势，行走时上肢摆动减少；平衡功能下降、容易跌倒；面具脸（表情呆板，就像戴了一张面具）、语言障碍（口齿不清，说话音调平淡）；单侧手指发抖、小字症（笔迹弯曲，写字越写越小）等。

（3）**植物神经功能紊乱症状**。多汗、油脂面（患者的前额总是油光发亮）、体位性低血压、下肢浮肿、膀胱刺激症（一天中要多次上洗手间，尤其是夜尿次数多）。

（4）**消化系统症状**。吞咽困难、便秘、食欲减退、口水过多、流涎等。

（5）**感觉异状**。头、颈、胸、腰、四肢等部位疼痛、身体的某些部位（如手、脚、一侧肢体）感觉异常温热或寒冷、嗅觉异常（早期帕金森病患者 80% 首先出现嗅觉下降）、视觉异常等。

2. 帕金森病筛查

为了早期发现帕金森病，可让你的家中老人回答以下 9 个问题，这套国际上通用的自测题能快速揪出帕金森病。

你从椅子上起立有困难吗？

你写的字是不是比以前小了？

有没有人说你的声音比以前小了？

你走路容易跌倒吗？

你的脚是不是有时突然像粘在地上一样抬不起来？

你的表情是否没有以前丰富?

你的胳膊或者腿颤抖吗?

你自己系扣子困难吗?

你走路时是不是走小步?

每个问题如果回答"是"就计1分,如果超过3分,就可能患帕金森病了,需要找专科医生进一步明确诊断。

3.药物治疗期间如何饮食

帕金森病是一种终身疾病,目前尚无根治方法,在药物治疗的同时,合理饮食对患者健康状况有非常重要的作用。

要适当增加饮水量,每天要喝6～8杯水,最理想的饮料是富含矿物质和微量元素的矿泉水,也可喝些咖啡和绿茶。

多吃谷类、杂粮、水果、蔬菜,适量补充些奶类和豆类,由于牛奶中的蛋白质成分可能对治疗帕金森病的左旋多巴药物疗效有一定影响,建议晚上睡前再喝牛奶。

限量吃肉类,尽量不吃肥肉和动物内脏,由于食物蛋白质中一些氨基酸成分影响左旋多巴药物进入脑部起作用,因此需限制蛋白质的摄入。

服药期间适当限制蛋白质饮食,因为这些食物在体内分解成大量氨基酸,阻碍在肠道内抗帕金森病药物的吸收,使疗效下降。但帕金森病人体内能量和蛋白质消耗很多,常伴有消瘦、体重丢失等。因此,提供优质蛋白质对于维持患者免疫功能、延缓疾病进展,甚至维持生命具有重要意义,因此每天膳食中要大约摄入50～100克精瘦的畜肉、禽肉或鱼肉。肉类食物可以分配在早、晚或午餐中。但对于一些患者,为了使白天药效更佳,也可尝试一天中只在晚餐安排蛋白质丰富的食物,因为晚上不服药,可以避免食物对药物吸收的影响。但老年帕金森病患者每顿都要有适量优质蛋白质的摄入,以防止因营养素摄入不足而导致老年少肌症的发生。

4.药物治疗注意事项

帕金森病一旦确诊,就要立即进行药物治疗。帕金森病目前虽然仍然无法彻底治愈,但如果在发病后1～3年内便开始治疗,在自理能力和生活质量等方面明显优于发病后 4 ~ 6 年才开始治疗的患者。

药物治疗是缓解病情最有效的方法，其中最有效的是多巴胺类药物，而左旋多巴复方制剂作为帕金森病的一线治疗药物又是其中最有效的。用它治疗有三大优势，即改善运动症状最好、改善运动症状最快、不良反应相对较少。

由于病因的特殊性和药物的特异性，服用多巴胺类药物时还有许多需要特别注意的事项。

（1）**空腹服药**。服药最佳时间为餐前 30 分钟，其次为餐前 1 小时或餐后 2 小时。因为此类药物与食物同服会降低吸收率。

（2）**出现失控症**。失控症出现在多巴胺类药物使用过量或服用总剂量增加时，患者可能出现一组反复的、过度的精神行为异常，表现为无法控制的冲动和欲望，如病态赌博（持久的、重复的、成瘾的、不能自主控制的不适当的赌博行为，男性较多见，给个人和家庭带来严重的后果）、强迫购物（即使是自己从不需要的物品也会不惜金钱大量采购，女性较多见）、强迫摄食（不能停止吃东西、不能控制吃什么、不能控制吃多少食物的行为）、攻击、嫉妒和恐惧等。患者可能意识不到他们的异常行为症状与帕金森病的治疗有关，即使发现，患者也可能掩饰症状以避免尴尬。因此，患者和家属应认识和警惕这种症状，如果出现任何病态行为或有强迫观念不能自我控制，一定要正视问题，如实向家属及医生报告，这是治疗冲动控制障碍最重要的一步。家属要监察患者用药，以避免失控症的发生。

（3）**注意"剂末现象"**。如果诊疗不及时，帕金森病等到疾病晚期才开始用药，不仅药的剂量会很大，症状控制不好，帕金森病还会出现"剂末现象"（药效维持时间越来越短，每次用药后出现的症状恶化）、异动症（手脚像跳舞一样不自主运动）等，应引起注意。

（4）**加强治疗依从性**。由于帕金森病受累的器官和系统比较多，至中晚期病情多呈进行性加重态势，药物治疗的时机、药物剂量、服药时间、疗程、疗效评估、药物副反应等均需根据病情及时调整。因此，患者要密切配合医生，加强治疗的依从性，擅自调整用药是十分危险的。

另外，药物疗效不满意时可用脑深部电刺激治疗（又称脑起搏器）。脑起搏器是继多巴胺类药物之后有效治疗帕金森病的新方法。对于出现严重震颤等运动障碍的患者，如果反复调整抗帕金森病药物都不能取得满意疗效，则有望通过植入脑深部电刺激器获得改善，脑起搏器的另一个优势在于，可减少帕金森病患者服用的药物的剂量，对于异动症治疗有较突出作用。中晚期帕金森病患者脑深部电刺激与合理药物联用可取得更好的疗效。

5. 帕金森病的病因和预防

帕金森病的病因除了与年龄老化、遗传性、脑部疾病、抗精神病药物等有关之外，近来发现与环境中有害物质也有关。

环境如何导致帕金森病的出现？很简单，比如接触化学药品，呼吸了有毒气体，都可能损伤大脑神经元。这个因素十分可怕，因为随着工业化和电子化的发展，很多人的工作和生活都不可避免地暴露在环境污染当中。那些终日在化学实验室里搞研究的教授、"锰粉工人"、长期从事 IT 工作的员工，甚至还有不带面罩经常给果蔬喷洒杀虫剂的农民，都会不同程度地受到毒素和辐射的危害。目前在中国，由于环境因素导致的患者数量占到总人数的 20%，也就是说，每 5 个患者中就有 1 个人患病是因为工作生活环境造成的。老年人本来就是环境毒素易感人群，他们由于机体抵抗毒素的能力降低，接触毒素后，毒素进入身体伤害了黑质神经元，就可能患上帕金森病。

由于帕金森病发病风险可能与工农业污染、室内装修污染、手机电脑辐射、嗜酒、外伤、过度劳累、某些精神因素和蛋白质、水果、乳制品等摄入不足有关，因此，保持环境清洁，养成良好卫生习惯，尽量不要直接接触化学物质，避免长期过度用脑等，均可减少帕金森病的患病风险。

二十七、帕金森病的康复治疗

帕金森病是终生性疾病，在药物治疗的同时，配合康复治疗，对稳定病情、防治继发性功能障碍和提高生活质量十分重要。

1. 运动锻炼

疾病早期或症状较轻者，要经常进行四肢各关节的功能锻炼，鼓励病人自行起床、穿衣、吃饭等，同时做被动肢体功能锻炼，以预防肢体挛缩、关节强直、促进肢体血液循环。

（1）**面具脸**。可对着镜子用力做皱眉、睁闭眼、鼓腮、露齿、吹口哨等动作，对面具脸有一定改善。

（2）**头颈部锻炼**。进行缓慢的低头、左右转动（耳朵触肩）、左右摆动（下颌触肩）等颈部锻炼。锻炼要循序渐进，逐步加强动作幅度，动作要缓慢轻柔，以缓解颈部僵硬和前倾姿势。

（3）**躯干锻炼**。立位进行侧弯运动、转身运动练习侧腰肌肉；平卧位双手抱住双膝，慢慢地将头部伸向两膝关节，进行腹部肌肉锻炼；俯卧位手臂和双腿同时高举离地，反复多次，以练习腰背肌。

（4）**上肢及肩部锻炼**。耸肩及放松练习，使肩部尽量抬高和下沉；伸直手臂高举过头并向后保持10秒钟；双手向下在背后扣住往后拉5秒钟；手臂置于头顶上，肘前节弯曲，用双手分别抓住对侧的肘部，身体轮换向两侧弯曲。

（5）**手部锻炼**。伸直指关节锻炼，把手心放在桌面上，尽量使手指接触桌面，反复练习手指分开和合并的动作；也可以反复练习握掌和伸指的动作。

（6）**下肢锻炼**。双腿稍分开站立，双膝微屈，向下弯腰，双手尽量触地。双脚掌相对，将膝部靠向地板，进行盘坐。

（7）**步态锻炼**。在起步时足尖要尽量抬高，先足跟着地后再足尖着地，跨步要尽量慢而大，两上肢尽量在行走时作前后摆动。锻炼时最好有其他人在场，以提醒和纠正异常的姿势。

（8）吞咽障碍的康复训练。康复训练对吞咽障碍的改善是目前国内外相对公认的手段。患者早期出现时就要进行吞咽动作的训练，并辅以叩齿、鼓腮、龇牙、咧嘴等动作，以延缓帕金森病的进展。

2. 饮食防治措施

饮食要吃清淡、富营养（优质蛋白质每天 150 克）、易消化的食物，忌食高脂肪和高糖食物，少喝牛奶（有报道，每天喝超过 2 杯牛奶的男性患帕金森病的风险较每天不喝牛奶者多 2 倍），对伴有胃肠蠕动无力、便秘者，要多吃新鲜蔬菜和水果，以保持大便通畅；对吞咽困难、饮食呛咳者，应采取坐位进食，速度宜缓慢，以免引起呛咳；对无法进食者，应协助喂饭或鼻饲饮食。

研究发现，常吃草莓（富含黄酮类抗氧化剂花色素）可提高身体灵活度，预防帕金森病。除了草莓，柑橘、苹果、各类果浆和巧克力都有助于提高身体的灵活性；绿茶所含的茶多酚具有保护多巴胺神经元的作用；低尿酸是帕金森病危险因素之一，高尿酸可降低 39% 帕金森病的发生率，高尿酸食物如海鲜、肉类、豆制品都对预防帕金森病有益。

3. 心理疏导

帕金森病患者大多伴有焦虑、抑郁等心理障碍，因此要密切观察病人的病情变化和心理活动，主动与病人谈心，安慰患者，消除不良情绪，同时要避免不良因子的刺激。对焦虑症或抑郁症患者要请心理科或精神科医生治疗，否则，会使患者的躯体症状逐渐加重。

二十八、你身边有抑郁症吗

谈到抑郁症，人们往往会马上想到"三低症状"，即情绪低落、思想迟缓、意志消沉。但临床上抑郁症患者早期症状大多不典型，因而常常被人们所忽视，到典型症状出现时，不仅治疗难度增加，而且可能出现意想不到的情况。临床实践表明，抑郁症患者常常是不自觉、不介意或对疾病不认可等，往往只有旁观者才看得比较清楚，这时如果你能识出"庐山真面目"，早诊早治，则对患者大有裨益。

据统计，我国抑郁症患者达 3000 万人，其中不典型抑郁症占 10% ~ 30%，由于其症状多样或隐蔽，导致误诊率超过 70%。不典型性抑郁症患者多数有躯体症状，往往因此而忽略了情绪问题，容易被亲人和朋友误解，甚至被认为是无病呻吟、没病装病。不典型抑郁症患者以躯体症状表现为主，一般有以下表现：

消化系统症状：恶心、呕吐、反酸、腹胀、腹痛、腹泻、便秘等，由于这些症状是胃肠功能紊乱引起的，因此症状比较轻，其诱发因素往往与患者的情绪有关，不具消化道器质性疾病（如胃溃疡、急性胃肠炎、阑尾炎等）的典型症状和病情特点，且药物疗效也不一定好。

心血管系统症状：胸痛、胸闷和心慌最为常见。胸痛胸闷与冠心病的区别是发作为非劳力诱发，胸痛常呈持续性刺痛或烧灼样疼痛，胸痛部位易流串，不像冠心病固定在胸骨下呈压榨样疼痛。含服硝酸甘油或救心丸无效或在 10 分钟后胸痛才有所缓解。心电图无典型的缺血性 ST–T 改变（但少数人在下壁导联可有类似缺血性 ST 段下移），心脏彩超和冠脉造影均正常。心慌多在安静时或夜间发生，发作多与情绪有关。动态心电图监测示窦性心动过速、房性或室性早搏，间或出现短暂室性心动过速，但不会有严重心律失常。此类临床症状与体征、辅助检查表现与患者临床症状与体征及辅助检查结果呈分离现象，多数患者辗转在各家医院心内科反复门诊或住院，虽经诸多检查，难以确诊且疗效不佳，后来转至精神科会诊才考虑为抑郁症，经过抗抑郁治疗后胸痛、胸闷、心慌等临床症状很快得以缓解。

　　三低（情绪低、兴趣低、行动力低）：多数人曾因工作和生活压力比较大，尤其是白领抑郁症患者，通常会被持久的低落情绪所困扰，工作能力下降，以往得心应手的工作变得没有能力再做，注意力难以集中，记忆力下降；过去感到处处充满阳光，兴趣浓厚，乐观积极，现在却度日如年，对生活失去兴趣；难以描述的全身不舒服，睡不好、吃不香、做不动，影响了工作、学习和生活，不典型抑郁症已成为影响工作效率的第一原因；少数人还会产生厌世情绪，而各项常规检查结果都是正常的。这些人很可能已经陷入了抑郁症的阴影。

　　另外，身边人群有以下几种情况，也要引起注意：家庭中有抑郁症患者；有困难，压力大，社会支持比较差，没有人帮助；以前有过焦虑发作或患过抑郁症；发生明显的生活应激事件；患慢性病或严重躯体疾病；单身的人、老人、女性、长期喝酒和经济条件比较差的人，都是抑郁症的高危人群。

　　轻度抑郁可以通过心理疏导、体育锻炼、度假、与朋友交流等方式缓解。抑郁症发展到中重度，经过系统治疗，大部分患者也可以痊愈。但遗憾的是许多患者未能及时找心理医师或到精神科就诊，几年后转化为慢性抑郁症或重症抑郁症，治疗效果也就大打折扣了。

　　抑郁症患者中，只有10%的人寻求帮助，其中一半到医院看病，这其中又只有2%～3%的人由家人送到精神科就诊，其他患者都认为自己患的是躯体疾病或没有病，以致抑郁从轻度、中度发展到重度。

　　目前到精神科就诊的抑郁症患者只是这一庞大群体的冰山一角，其中很多非精神科医生不能识别抑郁症也是一个重要原因。据调查，内科患者门诊就医的1/10、住院的1/5患抑郁症；神经内科主诉疲劳、乏力等原因就诊的患者一半是抑郁症，一些消化内科的患者其实消化系统并没有问题。不少临床医生不能识别抑郁症，到了实在没有办法时才想到精神科。而这个过程消耗了大量的医疗资源，增加了病人的痛苦和经济负担，因此，除了提升公众对抑郁症的认知能力外，在综合性医院普及精神疾病知识非常重要。

　　怀疑自己患抑郁症时，要注意这种躯体症状是否持续2周以上或天天如此；如果躯体症状伴有心理障碍，是不是严重到影响工作、生活、学习和人际交往。要知道，抑郁症是自己没有办法通过调节心情、改变生活方式摆脱的，而应该寻求专业医师的帮助，一定要到正规精神专科医院或综合医院心理科接受全面系统的诊断和治疗。

得了抑郁症，在正规药物治疗的同时，调整好自己的生活方式可获得更佳的疗效。首先是体育运动。运动是天然的抗抑郁药，尤其是有氧运动，可以加快血液循环，增加大脑供氧量，促进内啡肽和血清素的分泌。这两者恰好是对抗抑郁和焦虑最有效的"自产自销"药物。其次是饮食，有点沮丧只要吃块糖或喝杯淡咖啡就会缓解，但这些食品的摄入只会让大脑暂时过一把瘾，吃多了会适得其反，会带来体重和健康问题。多吃新鲜蔬菜、杂粮，戒烟戒酒，保证优质蛋白质的摄入，才能为身体提供良好状态以应对情绪问题。另外，寻求家人和朋友等最触手可及的支持者，抑郁症总有"一个人独自悲伤的倾向"，这时候尽量主动让别人来帮自己一把，或者至少别推开别人伸过来的援手。

二十九、警惕"另类"抑郁症

临床上有几种极易被忽视的特殊类型抑郁症：

嗜睡型抑郁症。这类患者平时多表现为失眠、食欲减退、体重减轻，但突然变得贪睡贪吃，体重增加很快，每天睡眠时间在 10 个小时以上，每周至少有 3 天出现这种情况。这类患者大多是职业生涯受挫，工作或生活压力大的中青年人，他们会不自觉地屏蔽来自人群的信息。这种心理阻隔可能会让身体做出同样的封闭信息反应——睡觉。从心理防御机制角度看，睡觉可以成为一种回避与防御。当人需要逃避一些事情时，潜意识中会自动做出反应，通过睡觉、生病等方式保护自己。这可能是嗜睡型抑郁症发病机理。

微笑型抑郁症。这一类抑郁症患者表面看起来若无其事，面带笑容，但这种微笑并非发自内心，而是出于礼节、面子、责任等需要。

微笑型抑郁症常见于服务人员和职场白领，如推销员、服务员、护士和空姐等。他们为了维护自己在别人心目中的美好形象，总是刻意掩饰自己的情绪，当心理压力进一步增大时，就会一步步发展成为抑郁症。值得注意的是，有自杀倾向的重症抑郁症患者为了实现自杀的目的，有可能有意强颜欢笑，以逃避亲友和医务人员的注意。因此，重症抑郁症患者的家属如果发现患者病情突然"好转"，应警惕，这可能是一个自杀的前兆。

勤勉型抑郁症。典型的抑郁症患者常常表现为倦怠无力、生活懒散、少言少动，但还有另一种症状的患者，表现得就像"工作狂"，整天忙忙碌碌，最怕闲下来。这种勤勉型抑郁症大多没有外界诱因，是由机体内部因素引起的。患者最常见的表现是勤奋，他们常有内疚感和负罪感，于是用废寝忘食的工作转移注意力，甚至以此来"赎罪"。

因此，一旦发现周围的人行为反常，就要及时关心，尽量多了解他们内心深处的真实感受，是否心情压抑，是否存在内疚感和负罪感。如果家人发现这种现象，应予以心理疏导，并鼓励其接受专科医师治疗。

任性型抑郁症。在部分青少年抑郁症中，没有典型症状，也没有伤心、难过和强烈的情感体验，睡眠也并不减少，食欲也不差，而仅表现为短期内性格改变，任性、厌学、不由自主地回忆起幼儿时期种种不愉快的经历，因此抱怨、指责父母，甚至发生暴力行为。

青少年的抑郁症非常值得重视。因为越是这种"另类"抑郁症，自杀的几率越大。

青少年抑郁症发病与青春发育期和社会环境有关：一是在这个年龄段的孩子体内激素水平变化很大，正如女性月经期间容易情绪不稳定一样；二是大脑的成熟不以18岁为界线，而到25岁才成熟，期间也会影响到情绪的波动；三是在这个阶段，要经历人生中几件大事，中考、高考、就职，各种竞争都异常激烈，尤其是在家庭氛围不融洽时，更容易诱发抑郁。

低年龄段的青少年抑郁症患者有一些独特的症状：他们往往不哭不闹，会通过闯祸等方式以引起父母的注意，更多的会沉迷在游戏当中。因此，如果发现有类似异常举动的话就要引起重视了，持续两周以上的话，最好去寻求专科医生帮助。

挟杂型抑郁症。有相当一部分心脑血管、胃肠、神经系统等疾病的患者有可能会同时患抑郁症，这些未得到合理治疗的患者成为门诊、药店的常客，反复检查，反复更换治疗方案，症状却不能得到改善。躯体疾病伴发抑郁症如果不能被及时识别，长期延误治疗，患者会出现严重的自轻自责症状，甚至会导致消极自杀。因此，对于这些久治不见疗效的患者，医生和患者家属均应想到可能伴发不典型抑郁症，可咨询精神科医生，以得到及时有效的治疗。

三十、得了抑郁症千万不要讳疾忌医

但长期以来，人们对抑郁症这个病抱有一种错误的认识，认为抑郁症是精神性疾病，是意志力薄弱的体现，因此使抑郁症患者产生一种耻辱感而采取不承认患病，不就医看病的态度。更令人忧心的是，超八成患者因担心失去工作而向单位隐瞒病情，致使疾病发展到重度抑郁症，少数患者甚至因失去治疗机会而酿成悲剧。

现代医学已经证实，抑郁症是一种由于身体某些生物指标改变而引起的真正疾病，出现抑郁症的原因是大脑中5-羟色氨、肾上腺素、多巴胺等神经递质功能失调。抑郁症和高血压、糖尿病、冠心病一样，都是慢性病，只不过是病变在人体的系统和部位不同而已。

抑郁症也是一种"时代病"，与现代社会生活的节奏快和压力大密切相关。医生们喜欢把抑郁症称为"心理感冒"。既然没有人会歧视感冒，那也不要歧视抑郁症。

在患抑郁症之前，患者很长一段时间会表现出有抑郁情绪或抑郁倾向，表现为失去乐趣、无精打采、回避社交等，如果此时得不到心理疏导，病情会继续加重。

中国正处于社会转型期，各种压力导致的身心疲惫、失望、抑郁等问题十分常见，而职场压力与心理健康是当前人们面临的共同课题。其中最典型的是公务员群体的竞争和压力演变成心理障碍而导致的抑郁症，由于社会对于抑郁症的偏见，导致了这个群体普遍不愿坦然就医。

一般认为，不管任何原因导致的情绪低落，只要连续两周以上，就需要看医生了。医生会让患者自我检测，以认定患者是否患抑郁症。

目前，大量抑郁症患者会因害怕别人把自己当作"懦夫"而不愿就医。还有人认为，承认自己有情绪化或精神问题是一种耻辱，不仅会被家人、亲友、同事耻笑，而且可能影响职场升迁或朋友情谊，因而逃避就医，也听不进亲朋好友的劝告，使自己的心绪始终处于封闭状态，病情自然越来越重。

如何了解和应对抑郁情绪和悲观思维，这与抑郁症的预后有很大关系。怎样才能让患者接受自己患有焦虑、抑郁等心理障碍性疾病呢？

　　健康体检和临床实践证实，完全不正常和完全正常的人是少数，我们都是中间的绝大多数。心理疾病和躯体疾病一样，只是使人暂时处于低谷。即使一个正常工作、生活的人，定期找心理咨询师梳理自己，也是一种追求美好生活的态度，因为每个人都需要倾诉、理解和支持，何况是患了心理疾病的人。其实，专业心理咨询师、治疗师或精神科医生，对任何病人只持中立态度，不介入你的生活，却又给你心理上的支撑。

　　抑郁症患者讳疾忌医的另外一个原因是觉得精神病药物副作用很大。的确，原先的"典型抗精神病药物"副作用是比较多，但现在常用的"非典型抗精神病药物"不仅成瘾性很小，而且是可逆的，因此较为安全。而对于焦虑或抑郁症患者，还用不上抗精神病药。通常使用的抗焦虑或抗抑郁药物，可能会有一些副作用，但远达不到伤害身体的程度。并且患者在服药期间，通常医生会提出随诊和要求每3个月验一次血，以调整和控制药物的使用。

　　世界卫生组织数据显示，全球只有不足一半的抑郁症患者得到有效治疗。在我国，能被医生正确识别的抑郁症患者约占20%，能得到有效治疗的也只有20%。其实，七成抑郁症患者是可以被治愈的。要改变目前抑郁症的治疗率低的现状，首先是患者要鼓起勇气，直面自我。美国心理学家史培勒曾说过："抑郁症往往袭击最有抱负、最有创意、工作最认真的人。"因此，抑郁症患者要告诉自己，最坚强的人也会有"抑郁缠身"的时候，因此要主动寻找能推心置腹的人敞开自己的封闭的世界，清理情绪垃圾，扫掉内心的阴霾。同时，要把握好工作节奏，丰富自己的生活，把工作和生活分开，不要把职场的烦恼带到生活中来。

　　抑郁症患者病程的转归和疾病的预后取决于一个"早"字，即早发现、早诊断和早治疗，大多可以康复。否则，病情可能迁延不愈或逐渐加重，甚至酿成悲剧。因此，最重要的是不要讳疾忌医，也别高估"自我疗伤"和自我适应的能力，要学会求助。

　　其实，即使是有过自杀意念或自杀行为的人，对自杀也是充满矛盾的，他们在生死抉择中苦苦挣扎，难以决断，既希望以死来摆脱生活的痛苦，又难以割舍生的渴望。他们并不是真的想死，而只是感觉生活不幸福。如果这时能够找到支持，给予他生活的勇气，那么自杀的风险就会降低。所以预防自杀首先要让患者改变观念，学会主动寻求帮助，避免自杀行为的发生。

如果不想或不喜欢面对面与人接触，网络咨询和热线咨询也是很好的选择，只要有需求可以随时得到专业医师的帮助，尤其是电话咨询，对于那些突然有自杀冲动的人来说，能够提供最及时的帮助，使他们渡过难关。

大部分抑郁症患者都是可以治愈的。抑郁症患者在接受专业心理咨询师心理疏导的同时，要接受精神科医生系统的药物治疗。药物治疗是最重要的一种手段，疗效可达 60 ~ 80%。

抑郁症的治疗至少要一两年时间，而且必须坚持三个阶段。第一阶段叫急性期治疗，至少 4 ~ 8 周才能完全控制症状；第二阶段是巩固治疗，至少 4 ~ 6 个月，如果这时减药或停药，两个月内复发的风险高达 80%，所以一定要坚持巩固；第三阶段则进入了维持期，要维持 6 ~ 8 个月甚至更长时间。患者第一次选择药物治疗，疗程一般要在半年以上。同时，得过一次抑郁症，以后就还有可能复发。甚至有人提到，有过 3 次复发，一定会有第 4 次。如果复发，需要继续服药，这个过程需要一两年的时间。如果出现 3 次以上的复发，可能就需要像高血压、糖尿病一样，终身吃药，通过药物来控制病情，而且一定要遵医嘱，不要擅自停药。

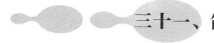 三十一、简单实用的抑郁自查量表

在我国，抑郁症属高发病率（发病率约为 3% ~ 5%）和高复发率疾病，并呈逐年上升态势，与高发病率形成鲜明反差的是目前大多数医院对抑郁症的识别率不到 20%，就诊患者的治愈率虽然有 60% ~ 80%，但容易复发。面对庞大的抑郁症患者群体，如何科学诊断和规范治疗已成为大家关注的焦点问题。抑郁症量化评估工具能使医生和患者像测血压一样方便准确有效地识别抑郁症。

国内外知名精神科专家力推抑郁症的量化评估工具——PHQ-9 量表进行客观科学筛查，它可方便地初筛出抑郁症患者，有利于提高抑郁症识别率，并具有评估疾病严重程度的双重作用，有望推动抑郁症治疗从传统的经验方式治疗向以评估为依据的量化治疗模式转变。PHQ-9 量表（如下表 1-4 所示）为医生和患者提供了一个科学而全面的诊断和治疗依据。

表1-4　PHQ-9量表

问　题	选　项
1.做事时提不起劲或没有兴趣	1.完全不会；2.好几天；3.一半以上天数；4.几乎每天。
2.感到心情低落沮丧	1.完全不会；2.好几天；3.一半以上天数；4.几乎每天。
3.入睡困难、不安或睡眠过多	1.完全不会；2.好几天；3.一半以上天数；4.几乎每天。
4.感觉疲倦或没有活力	1.完全不会；2.好几天；3.一半以上天数；4.几乎每天。
5.食欲不振或吃太多	1.完全不会；2.好几天；3.一半以上天数；4.几乎每天。
6.觉得自己很糟或觉得自己很失败	1.完全不会；2.好几天；3.一半以上天数；4.几乎每天。

续表

问　题	选　项
7.对事物专注有困难	1.完全不会；2.好几天；3.一半以上天数；4.几乎每天。
8.阅读报纸或看电视时动作或说话速率缓慢到别人已经察觉；烦躁或坐立不安、动来动去的情况更胜于平常	1.完全不会；2.好几天；3.一半以上天数；4.几乎每天。
9.有不如死掉或用某种方式伤害自己的念头	1.完全不会；2.好几天；3.一半以上天数；4.几乎每天。

注：①完全不会0分；好几天1分；一半以上天数2分；几乎每天3分。

②总分分值结果分析：0~4分，没有抑郁；5~9分，轻度抑郁；10~14分，中度抑郁；15~19分，重度抑郁；20~27分，极度抑郁。

三十二、干预认知损害，遏制阿尔茨海默病

癌症之后，谁是人类未来杀手？近年来，癌症的研究、诊断和治疗方面有非常新颖的突破，我们可以想象将来，癌症的发病率将逐渐下降，早期诊断率和生存率越来越高。现在，我们需要真正担心的是阿尔茨海默病症（AD）。毋庸置疑，随着我国老龄化社会进程的加速，AD 将成为我国民众继癌症之后新的杀手。更由于 AD 起病隐匿，临床上缺乏明显的症状，实验室缺乏"一锤定音"的诊断指标，早期更容易与自然衰老的健忘现象所混淆，往往到了中晚期才被发现，从而错过了早期诊断和治疗机会。目前，人类对 AD 还束手无策。在美国一项"老年人最怕患哪些病"的调查中，回答最怕患"阿尔茨海默病"的人比例最高。害怕的原因排在前三位的是：我会忘记我的亲人；我会成为家庭的负担；我将不能照顾自己。阿尔茨海默病将替代癌症和心脏病，成为人类未来杀手。

1. 阿尔茨海默病的现状

调查显示，65 岁以上成人中 AD 患病率为 5%，85 岁以上为 20%。估计我国有 1000 万 AD 患者。

轻度认知损害（MCI）是认知减退的连续过程中有症状的痴呆前期，我国 60 岁以上人群中患病率为 28.6%，80 岁以上为 53.4%。估计我国患病人数有 2500 ~ 3000 万人。

2. 阿尔茨海默病的危险因素

（1）缺血性脑卒中是 AD 的重要病因。缺血性脑卒中与 AD 共存现象相当普遍，因此提出 AD 与缺血性脑卒中联合预防的新概念。研究发现，我国脑卒中后认知损害发生率高达 80.9%。急性脑卒中 3 个月内有 24% ~ 55% 患者会出现认知损害，6 个月内有 72% 的患者出现认知损害，1 年内 69.8% 的患者出现认知损害。脑卒中后痴呆患者的病残率和病死率显著增加。

大脑血流低灌注是 AD 的主要原因。引发大脑血流低灌注的因素，除了高

血压、颅内动脉粥样硬化和颈动脉狭窄等疾病外，低血压也是个重要因素。中老年人当血压低于90/60毫米汞柱时易患认知障碍，老年人舒张压低于60毫米汞柱患这种病的风险更大。如老年纯收缩期高血压伴低舒张压、假性高血压（老年性动脉硬化）、过度降压治疗的低血压均易诱发AD。近年发现高半胱氨酸血症（HHcy）是缺血性脑血管疾病的独立危险因素。HHcy在高血压患者中占75%（称H型高血压），不仅引发高血压和动脉粥样硬化，而且可直接引起认知功能改变。

大脑是高度活跃而自身又不能储备能量的器官，一旦发生一过性脑缺血和亚临床脑梗死就可诱发认知功能减退，尔后进展为痴呆。

（2）**AD与生活方式有关**。AD的病因至今未明，但许多AD与不良生活方式有关，如吸烟（每天吸烟超过20支患AD的风险倍增），大量长期饮酒会损害神经中枢的信息处理能力，青年时期不健康的生活方式（高脂肪、高蛋白、高能量和缺少运动）导致肥胖、高脂血症、高血糖等均可诱发中老年人认知损害。

大量摄入含铝食品添加剂也会增加AD的风险。铝盐一旦进入人体，首先沉积在大脑神经原细胞核内，随着铝盐的增多，就可能诱发AD。研究发现，在与铝相关AD患者的脑部，铝的含量为健康人的4～30倍。

（3）**药物因素**。同时服用多种药物的老年人，其认知功能会变差。可能促使认知障碍的药物种类包括镇静催眠药、抗胆碱药、抗抑郁药、抗癫痫药、抗过敏药等。

（4）**遗传因素**。遗传是诱发AD的重要原因之一。遗传性AD是指家族中连续2代或以上、至少2位一级亲属患有AD。我国家属性AD患者至少有50万人。目前对携带易感或致病基因的人群及其亲属并未得到相关基因检测、早期诊治和专业咨询。

3. 警惕早期认知损害

研究显示，在患者出现痴呆症状之前的15～20年，其脑内就可能已经出现相关病理改变。MCI是AD的最早征象，是早期诊断和干预的"最佳时间窗"。社会上很多人都认为，进入更年期后，人的记忆力变差，判断力下降都是正常现象。其实这是一种偏见。如果老年人出现以下几大征兆则可能患有MCI：

（1）**记忆障碍**。这是AD最为常见的早期症状。如经常忘掉刚做过的事情，炒菜时，明明已经放过盐了，又放一次；记不住最近的谈话内容，重复自己刚才说过的话，或找词困难；反复询问如何使用手机或计算机；走路前往熟悉的地方，突然迷路；财务管理或购物时计算困难，买菜时开始算错账；记不清当前的年份和月份；自己放的东西经常找不到；经常忘记服药；到超市忘记要买的东西；刚看过的电视、报纸、书籍的主要内容想不起来；想不起熟人的名字。而这些记忆障碍与老年性记忆减退不同，MCI特点是远记忆力正常或略减退，近记忆力下降，往往别人提醒了还记不起来，记忆力减退进展比较快；老年性记忆减退是一时忘记做过和要做的事，经别人提醒还记得起来，记忆力减退进展非常缓慢。

（2）**性格突变**。变得多疑、淡漠、焦虑或暴躁；一个原本很爱干净的人，突然变得邋遢，不愿主动收拾了；失去做事的主动性，终日消磨时光，对以前的爱好也没有兴趣。白天在家，莫明其妙地会尿裤子。

（3）**常把东西放在不适当的地方**。如将熨斗放进洗衣机，烧水时烧干锅子，爱囤积东西，如买保健品，家里已堆积如山，还不断地去买，买衣服、买化妆品等也是如此。

（4）**嗅觉减退**。嗅觉减退是MCI的早期征兆。研究发现，大脑海马区的记忆中枢与嗅觉中枢毗邻，一旦海马区出现萎缩，记忆力减退和嗅觉减退可同时出现，尤其是出现突发性嗅觉失灵，应及早接受相关检查。

4. 认知功能障碍的干预

越来越多的研究表明，对AD患者来说，早发现、早干预可以改善MCI患者的脑功能，延缓疾病进展，甚至逆转病程。

（1）**了解认知储备**。认知储备是指个体充分运用各种方式维持大脑最优化的能力。与个体的受教育水平、职业水平、发病前的智商水平以及一些认知刺激活动相关。认知储备较高的人群，罹患MCI的风险相对较低。

（2）**神经的可塑性**。研究显示，尽管MCI患者存在认知功能下降，但学习新信息的能力保留，并能适应新的改变，表明MCI患者认知的可塑性。多学习、多记忆，接受新知识多，就会使大脑触突数量增加，大脑衰老速度减慢。各种智力活动，都可激荡脑力，刺激神经细胞活力，有助于提高认知功能。

（3）**体育锻炼增加大脑富氧血液**。英国剑桥大学科学家对30项研究进行分析发现，导致 65 岁以上老年人患 AD 最主要原因是缺乏运动。另一项追踪调查表明，缺乏有氧运动可使 MCI 风险增加 250%。研究指出，定期体育锻炼能确保大脑得到稳定的富氧血液供应，能延缓大脑衰退和损伤。

（4）**生活方式的调整是预防 AD 的重要环节。**对 MCI 高危人群推荐强化生活方式干预：从年轻时就开始健康的饮食和生活习惯，定期监测和控制危险因子水平，戒烟、限酒、严格控制体重、降压、降脂、情绪调整，定时清理记忆垃圾，忘掉那些让人难过、悲伤、气愤的经历；常用脑，锻炼记忆力，可保持头脑灵敏，而整日无所事事的人患 AD 的比例高。

一项近半个世纪内关于睡眠与认知功能测量的研究表明，在青中年时期保证良好睡眠功能，有助于改善认知和预防晚年认知功能下降。

几种营养素有助于提高记忆力：含维生素 B_{12}、叶酸、欧米伽-3 脂肪酸的食物。欧米伽-3 脂肪酸在亚麻籽、胡桃、野生鲑鱼、比目鱼等食物中含量都比较丰富，它不仅是情绪调节剂，还能改善注意力、集中力。

（5）**认知功能障碍的干预窗口要前移。**中年控制脑血管危险因素是防治的重要时机。AD 在病理上是从量变到质变不断积累的过程。AD 脑白质病变起点早在 40 余岁就开始，而其好发年龄多在 65 岁左右。因此，中年阶段是 MCI 与缺血性脑卒中联防开始的最佳时机，在中年阶段开始联防会起到事半功倍的效果。

老年人高血压治疗，血压以保持在 130/80 毫米汞柱以上为宜，不能低于 110/60 毫米汞柱，以免发生脑内血流低灌注。

（6）**药物是 AD 患者重要的治疗方法。**对缺血性脑血管疾病患者需长期服用他汀类和抗血小板药物。对采用积极的基础预防，强化生活方式干预和记忆、认知功能训练，未能有效阻止疾病发生或发展者，可考虑提高认知功能的相关药物干预，以延缓 MCI 进展和阻止痴呆程度的加重，延长患者的生活自理期和生存期。H 型高血压患者服叶酸补充剂可降低血浆 Hcy 水平，可每天服叶酸 1mg，对预防脑卒中有效。

（7）**对携带易感和发病 AD 基因者进行专业干预。**这是从源头上防止或延缓其发病的重要手段。

5.MCI 预后

资料显示，每年约有 10% 的 MCI 患者转化为 AD，只有少部分 MCI 患者认知功能可保持稳定，甚至恢复正常。MCI 往往有一个漫长的平台期，通过强化生活方式干预，包括记忆力、注意力、执行能力训练，40% ~ 70% 的患者可以延续或遏制病情进展，10% ~ 20% 的患者甚至可以终身维持在 MCI 的平台期。部分进展快的 AD 患者如果发现了不治疗，8 ~ 10 年就去世了。

总之，认知功能障碍的干预窗口要前移，轻度认知功能障碍的早期检出和强化生活方式干预，可延缓、遏制甚至逆转 AD 的发病或进展。

三十三、腔隙性脑梗死是阿尔茨海默病的重要因素

自从 CT 和磁共振（MRI）临床应用以后，影像学显示腔隙性脑梗死（脑内直径 3 ~ 15 毫米的囊性多发性病灶，简称"腔梗"）的病人越来越多，同时又发现不少"腔梗"的中老年患者几年后往往出现认知功能障碍。可以认为，高血压、高脂血症、动脉粥样硬化有可能引起脑小血管病变，既而可能引发腔隙性脑梗死，最后或导致阿尔茨海默病。而这条路径是可以通过健康的生活方式和药物应用方法来阻断的，即用一级预防（防危险因素）和二级预防（防发病）来终止这一演变过程。

"腔梗"是缺血性脑卒中的一个多发类型，其患病率是有症状者的 5 ~ 6 倍，老年人群的罹患率为 8% ~ 28%，脑卒中患者为 67% ~ 98%，在阿尔茨海默病中"腔梗"高达 29.8% ~ 100%。脑内多数腔隙病灶为"静息性"，大多无临床症状，只在影像学检查时才会被发现。由于其潜在的缺血性病灶常常被忽略，成为阿尔茨海默病高发的一个重要原因。

导致"腔梗"的危险因素中，高血压是最为明确的高危因素，其次为糖尿病、吸烟、酗酒和高胆固醇血症。"腔梗"虽然多无症状，但当疾病发展到一定程度可表现为轻度脑卒中。

研究发现，轻度脑卒中如腔梗、短暂性脑缺血发作，发病后 6 个月内有 44% ~ 74% 的患者合并不同程度的认知损害，其中半数在 5 ~ 10 年内发展为痴呆。轻度脑卒中如轻偏侧肢不灵活或发麻、手脚笨拙、口齿不清；慢性或隐匿进展的认知、情感、人格及行为障碍，如淡漠、易怒、抑郁、步态异常、易跌倒等。

如何防治"腔梗"诱发阿尔茨海默病？首先要有效控制高血压。无论收缩压或舒张压的血压水平均与认知分数呈负相关，即血压水平增高，认知得分下降。降压治疗能有效预防腔隙性脑梗死和认知功能衰退。老年高血压患者要把收缩压控制在 130 ~ 140 毫米汞柱水平，舒张压维持在 70 毫米汞柱以上，不能低于 60 毫米汞柱。"腔梗"患者应同时进行抗血小板治疗，如阿司匹林或氯比格雷，

他汀类调脂药物长期或终生服用，尼莫地平对改善脑血液循环有一定作用。重要的是在中青年时期培养自己的健康生活方式，对高危因素如高脂血症、肥胖、高半胱氨酸血症等进行综合性防治。

另外，及早发现"腔梗"病灶也是十分重要的。对"腔梗"高危患者每半年作一次无创性脑多普勒（TCD）检查，如发现脑供血有问题再进一步做CT或MRI检查，了解"腔梗"病灶的部位和脑组织萎缩等情况，尤其是"腔梗"病灶在认知和记忆敏感区域，除相关常规治疗外，可加用一些有益于认知功能的药物，以预防阿尔茨海默病。

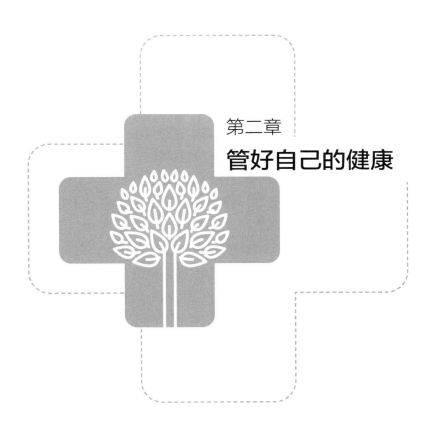

第二章

管好自己的健康

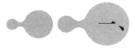

一、健康体检只是健康管理的开始

随着社会的进步和生活水平的不断提高,大家自我保健意识迅速增强。因而,近几年来健康体检已成为一种时尚。但是,体检只是发现健康隐患和疾病的一种手段,是保证健康的一个起点,是"万里长征"的第一步,后续管理的路还很长,要做的事情还很多。

健康体检是在相对健康时主动到体检中心对身体进行检查,也是一种由消极治病转变为积极防病的自我保健方式。体检能早期发现潜在的疾病和不健康的危险因素,并进行有效治疗和干预;观察身体各器官的功能反应,适时予以改善;加强对自身身体功能状态的了解,有助于改变不良生活方式,避免危险因素对健康的危害,从而提高身体健康水平。

调查资料显示,接受健康体检的人46%看不懂医学检查报告,完全能看懂的只有3%,62%的人因为嫌麻烦,不再找医生解读体检报告,因为要想得到医生的解读,需要通过类似于看病的过程,付出额外的时间和经济成本。还有34%的人不会按照医生开出的体检建议做。因而导致体检就是体检,作为一种很孤立的活动存在。体检之后没有专门的健康管理,不围绕体检来进行评估,体检结果会被闲置或浪费,甚至被误读。当然,医院也会在体检后下一个大概的结论,给一些必要的提醒,但这样的解读多是一次性的,并没有将健康服务延伸、细化进生活。

因而,大部分人群经过健康体检可被发现存在的健康问题,如血压、血糖或胆固醇水平偏高等可引发动脉粥样硬化和心脑血管栓塞事件的高危因素,常常被认为是小问题而被忽略,到第二年体检时已发展成临床疾病;有些受检者甚至查出大肠息肉或肺部结节,因忙于工作而未及时复查和处理,而失去有益治疗机会;更多的是大量超重、肥胖、脂肪肝、高血压、高尿酸血症等高风险人群,因为没有强化生活方式干预或有效的药物治疗,结果是年年体检,年年如此,或年年体检,年年加重,有些慢性病患者还出现了严重的并发症。

下面几类人需请医生或者健康管理师给出管理计划:

（1）**体重超标**。体重超标尽管没有具体的临床症状，但世界卫生组织已经明确认定肥胖是全球成年人最大的慢性疾病，被世界卫生组织列为医学社会问题之一。与正常人相比体重超 10% 以上者，患高血压的几率高 6 倍，患心脏病的几率高 1.5 倍，患糖尿病的几率高 5 倍，患胆结石的几率高 2.5 倍，患关节炎的几率高 6 倍。因此，做好体重管理也就是做好健康管理。

（2）**血压偏高**。血压增高是各类心脑血管疾病的重要原因。高血压前期（血压＞ 120/80 毫米汞柱）人群可能在未来几年进入高血压行列。

（3）**血脂偏高**。不仅容易引起动脉粥样硬化、心脏病、脑卒中，还与认知功能有关，需要及时调整好生活方式，力争在半年内降到理想水平。

（4）**血糖偏高**。血糖偏高不仅可引发糖尿病，还会损伤全身血管，引起眼视网膜动脉、心血管、肾脏、甲状腺等多处损害。因此，当空腹血糖大于 5.6 毫摩尔 / 升，餐后大于 7.8 毫摩尔 / 升，就属于糖耐量异常，应该加以重视。

（5）**尿酸偏高**。尿酸偏高是痛风的先兆。血液中尿酸过多会四处游走，沉积下来会损伤相应器官：尿酸结晶沉积到血管，会成为高血压、冠心病的危险因素；沉积到肾脏会诱发间质性肾炎，进而引起肾功能不全；在关节及其周围组织内，会引起痛风发作。很多高尿酸血症是吃出来的，所以，管理尿酸要从嘴开始，禁酒，少吃高蛋白、高脂肪、高热量食品，更要远离动物内脏、海鲜、蘑菇、豆制品等高嘌呤食物。

现在有些人一年抽烟能花费上万元，而花几百元进行健康管理在他们看来却"太贵了"，一旦生病，他们只能花费巨资寻求专家名医，而如果接受科学的健康管理，提早预防疾病，就可以让他们少花这笔冤枉钱。

健康不是一切，但是没有健康就没有一切。

二、你的健康期望寿命是多少

世界卫生组织（WHO）将健康定义为不仅是没有患病或虚弱，还包括躯体、心理和社会适应等诸方面的良好状态。这一定义成为衡量个人或群体生命质量的指标。

健康期望寿命是指在排除了疾病、残疾等因素造成的非健康状态影响后，测算出一个人在完全健康状态下生存的平均期望年限。相对于期望寿命，健康期望寿命更加关注生命的质量，因为单纯比较期望寿命不能反映出人群健康状况的变化情况。

据报道，北京市户籍成人居民中，18岁组的健康期望寿命只有58.17岁，比期望寿命短了近20年，也就是说，不少人在58岁之后的时间里，可能会受到癌症、心脑血管疾病、骨关节炎等多种慢性病的折磨，居民的生活质量并不是非常理想，他们的一生中有近20年是在疾病和残疾等非健康状态下度过的，而西方发达国家的期望寿命和健康寿命之间——也就是"活着"和"健康活着"只相差10岁左右，而北京人相差18岁左右。这说明，北京市民一生当中，有约18年处于非健康存活状态，延长寿命的意义就被打折。医疗水平相对先进的北京尚且如此，其他地区的民众的情况可想而知。

我国期望寿命和健康期望寿命之间的差距如此之大，表明处于非健康状态、带病生存的人越来越多。目前，慢性病的患病率不断攀升，随着人口老龄化发展，患有至少一种慢性病的人数将剧增。其实，许多慢性病在青少年时期就埋下了疾病的种子，甚至开花结果了。2014年《中国青少年烟草调查》报告显示，初中生的吸烟率超过6%，其中3成已形成烟草依赖。再如肥胖儿童中的高血压检出率为30%，其中超过40%发展为成人高血压病。同时，血脂异常呈现低龄化，男性18～29岁血脂异常检出率达到了22%。要从苟活变成"好活"，就要改变生活方式。

健康期望寿命的影响因素主要是年龄和慢性病。随着年龄的增加，健康期望寿命逐渐下降，患上常见的慢性病也是缩短健康期望寿命的主要原因。其中潜伏期长和病程长的癌症和心脑血管疾病对健康危害最大，其次为骨关节疾病、糖尿病、慢性阻塞性肺病及胃炎等。

影响健康评分有 8 个指标，包括运动能力、疼痛、自理能力、认知、睡眠与精力、情感、人际关系和视力共 8 个维度。在这 8 个指标中，运动能力是主要因素，其次为疼痛和自理能力。从 8 个健康评分指标中不难看出，影响生活质量和健康期望寿命的因素并不是单纯的躯体疾病，而与心理、精神、社会等综合因素密切相关。慢性病是缩短健康期望寿命的主要因素，我国居民带病生存状态的时间更长，恶性肿瘤、高血压、冠心病、糖尿病、抑郁症、腰痛等慢性疾病关系最为直接。

影响健康期望寿命的因素和影响期望寿命的因素并不一致。比如焦虑和抑郁等精神疾病因对寿命影响不大，但对健康状况影响很大。在我国居民死因排列中，肿瘤和心脑血管疾病排在前列，而影响健康期望寿命的因素第一位的是运动能力。经常锻炼、戒烟限酒等健康生活方式对延长健康期望寿命帮助最大。

为此，应尽可能提高生活质量，延长期望寿命，延长健康期望寿命，缩短健康期望寿命与期望寿命的差距。两者差距为零，说明一生健康，无疾而终，这是理想的健康人生。要做到这一点，做好零级预防是关键。零级预防是从婴幼儿、青少年时期就倡导健康的生活方式，一直延续到老年，消除致病的危险因素，并贯穿生命的全过程。不吸烟、远离二手烟、养成健康的饮食习惯，保持理想的体重指数，坚持运动（中等强度的有氧运动每周至少有 150 分钟）。经常体育锻炼的人群身体素质和健康状况比较好，健康期望寿命也比较高。医学技术可以延长我们生命时间，但不能保证健康的生命质量状态，要提升生命质量，还需要坚持体育锻炼。

知易行难。2012 年世界卫生组织调查显示，2002 年中国卷烟产量为 1.75 亿支，但是，到了 2012 年卷烟产量达到了 2.58 亿支，增加了近 50%。中国吸烟人群数量也始终维持在 3 亿以上，非吸烟者暴露于二手烟的人群高达 7.4 亿，成为全球之冠。健康期望寿命高的人总是终身坚持健康生活行为，不错失每一个提升健康机会。想让自己后 1/4 的生命变得健康，生活有质量，让长寿成为真正的长寿，首先得养成健康的生活方式。

三、珍惜你的自愈能力

如果说人体天生能自愈，大多数人都会感到惊讶吧。其实人类在生命活动的同时，自身有着能够抵御疾病的细胞、组织、器官和系统（如神经、内分泌、免疫系统等），生命体若遭受到内外损伤，其本身强大的自愈系统就会立即启动，靠自己的力量恢复健康。

在日常生活中，我们经常会遇到患了病，可以不药自愈的，如患了普通感冒不论是否用药，一周左右就会自愈，这是由于当病毒侵入人体后，机体便立即动员免疫细胞在几天内有效地把病毒杀灭。许多慢性病患者长期甚至终生"与病共舞"，带瘤生存，如恶性肿瘤瘤体自行消退已屡见不鲜。介于健康与疾病之间的亚健康状态或亚临床状态，就是由于人体的自愈系统抵御了病因病理的侵袭。民间亦早有"伤筋动骨一百天"（能自愈）和"三分治，七分养"的说法。

美国著名医生特鲁多有一段名言："有时去治愈；常常去帮助；总是去安慰。"就是说，医生治病，是帮助病人通过增强人体对疾病的抵抗力和对体内体外环境的适应力来使其恢复健康的。如果医生自豪地说："我把你的病治好了。"那这是"王婆卖瓜"，多少有点不自量力。医生应该客观地说："我帮你把病治好了。"在这方面，中医扶正祛邪，辨证施治的理念和方法就比较客观。

医生在抢救猝死病人时会遇到这种情况：老年、体弱多病的患者即使在"黄金时间"4分钟内施行心肺复苏术，成活的几率也不高，而体质健康的青壮年则即使在8分钟、10分钟内施行心肺复苏术仍有成活希望（甚至有在20分钟内心肺复苏成功的案例）。在这生与死的危急时刻，沉睡的生命能否复苏，是对患者自愈能力的考量。医生看病，只有在患者具有自愈能力时才能起效，病入膏肓，不治之症，意味着病人失去了自愈力，这时，医生用任何仙丹妙药都无济于事。

既然人体的自愈能力如此重要，那么我们如何来保护、增强和珍惜自己的自愈能力呢？归纳起来有四个方面：

（1）**张弛有度**。世间凡事皆有度，人体的自愈能力也有个度，这个"度"就是适度，亦即我们平时说的"三七开"。"三分治，七分养"、七八分饱、有氧运动、劳逸结合，中青年人即便日间劳作 10 多个小时，只要夜间能睡足 8 个小时（每天的 1/3 时间），第二天依然可以精力充沛地投入工作。生活方式有度，这是保护人体自愈能力最好的办法，亦即零级预防，事半功倍。

（2）**守住"底线"**。如果日常生活中逾越了"底线"，人体的自愈能力就可能会拉起"警戒线"。比如经常过量摄入高能量、高脂肪、高蛋白食物，甚至胡吃海塞，使人体的消化道、肝、胆、肾及代谢系统不堪重负，日积月累，就会相继出现高血脂、高血糖、高血压、肥胖、脂肪肝、动脉粥样硬化和肿瘤等慢性病。我国近十年慢性病呈"井喷"式增长的现象无不与此有关。病从口入，这种舌尖上的"贪婪"，不论中青年、老人、儿童、孕产妇，不论城镇居民或农村居民身上都有可能存在。机体到了这个状态，其自愈能力已"力不从心"，但还能"调兵遣将"，拼命抵御"异类"的侵袭。如果此时能及时调整不健康的生活方式，守住底线，加上药物治疗（即二级预防），还可能逆转、保持或增强自愈能力。通过人体的自愈系统，即使血管内已埋有"地雷"（血管内动脉粥样硬化碎片或血栓形成），还有可能通过二级预防进行"扫雷"和"排雷"，使之免于"踩雷"（血管堵塞）。

（3）**注意警戒线**。当机体的自愈能力过度负荷，身体会发出种种信号提示"主人"。常见的警告信号是：疲劳、焦虑、记忆力或视力变差、头昏头痛、黑矇、嗜睡、单肢麻痛无力、单侧耳鸣或听力减退、胸闷、登三四楼气促、上腹饱胀、夜间平卧时咳嗽（胃食道反流症）、便秘、尿频、尿急、尿痛、尿呈棕色或红色、少年白发、盗汗、月经紊乱等。一个"健康"人如果在近期内接到这些警告性信号（尤其是频繁发作的），大多是由于不健康的生活方式，使机体自愈能力受到一定程度的破坏，对这些警告你要寻根究源并及时调整生活方式。

（4）**别碰红线**。如若守不住底线，对警告信号不在意，必定会碰撞红线，会失去"扫雷""排雷"的机会，此时即使探到"地雷"也无力应对，只好眼睁睁地让自己"踩雷"。于是，冠心病、猝死、脑卒中、糖尿病并发症、慢性阻塞性肺病、肺心病、阿尔茨海默病、血管性痴呆、恶性肿瘤等就不断甚至扎堆地"上门拜访"。人体一旦触碰了这条红线，虽然机体的自愈能力遭受到严重摧残，但剩下的"残兵败将"还在"殊死搏斗"，也还可以"招兵买马"，"重振旗鼓"，努力恢复，但要重振雄风已经不可能了。到了这个时候也只能"谋事在人，成事在天"，进行三级预防。通过精心的自身调整和药物治疗，使病情得以稳定，不再恶化，提高生活质量，延长寿命。目前，在动脉粥样硬化和慢性血管栓塞性疾病的三级预防治疗中，除阿司匹林外，他汀类调脂剂是一种比较有价值的药物，它能使有些患者的动脉内粥样斑块逆转甚至消退。

"踩雷"以后，人体对这些疾病的自愈能力已经崩溃，虽为时已晚，但通过调养和治理，调动和培植体内仅有的自愈能力，有时还可能长期取得比较好的生活质量。如果不加调养，听之任之，顺其自然，则必然会加速滑向死亡线。不过现在由于大病医保的改善这种现象已经很少见了。

人体的自愈力是软实力，亚健康或病后提升自愈力是软着陆。

四、保护端粒延长寿命

长寿是无数人追求的目标。目前，科学家已经揭开了人类衰老的密码，这个密码就是存在于染色体上的端粒。端粒就像"鞋带两头的塑料"，保证鞋带不会松开。当细胞正常分裂时，细胞中的染色体会跟着复制，形成新的配对，而端粒则起到保护染色体的作用，使染色体不会在分裂过程中丢失基因片段，从而保持了遗传的稳定性。

但端粒自身也有寿命。它被科学家称为"生命时钟"。端粒犹如倒计时的时钟，细胞每分裂一次，端粒就缩短一次，当缩短到一定长度时，端粒不能再缩短，"生命时钟"也就到了终点，最终导致细胞周期停滞和细胞死亡。可以说，端粒的长度决定着生物的寿命。

长期的不良生活习惯及环境因素如饮食、心理压力、吸烟、久坐不动等都影响着端粒长度的耗损速率。端粒长度一旦受到影响，就会引起抵抗力下降，从而患病，如心血管疾病、肿瘤、糖尿病和精神心理疾病等。

研究发现，70岁以下人群中端粒长度每减少1个单位，发生心肌梗死的风险增加3.08倍，发生脑卒中风险增加3.22倍。端粒被认为是心肌梗死或脑卒中发病的相关因素。这是由于端粒的过度损耗导致血管内皮及平滑肌衰老和功能障碍并加速动脉粥样硬化的病理进程，最终引发冠心病和脑卒中。而细胞内的酶可以补偿端粒消耗，有望成为延缓衰老和治疗衰老的治疗靶点。

研究证实，人类确实可以活到100岁甚至更久。而这些人有一个共同特点是他们的端粒保养得很好，从小就经常锻炼，睡眠充足，饮食均衡。而人长时间处于焦虑、抑郁和高强度的压力中会导致端粒缩短。所以，学会释放压力和情绪管理非常重要。但如果保养过度，也会增加患癌症、黑色素瘤、脑癌和非吸烟者肺癌的几率。如过量使用含褪黑素、雄激素、雌激素、皮质激素、生长激素等保健品或药品，使神经内分泌过度激活，均会使端粒损耗，增加患病风险。

目前，越来越多的人希望通过检测端粒的长度了解自己的生理年龄，减少相关疾病患病风险，并通过改善生活方式延缓端粒损耗，实现健康老化。

五、怎样读懂体检报告

现在有许多人对自身的健康很重视，坚持每年做一次体检，但拿到体检报告以后并不仔细看，或者体检之后一看与肿瘤相关的指标都正常，就自认为很健康了，即使看到其他的指标异常了，也不会放在心上，认为自己身体还好，有点小病无关紧要，或者当时注意一下，但工作一忙，就把这事给忘了。

其实，人体健康和疾病状况的表露，并非"非黑即白"，还有许多不为人们注意的"灰色地带"，即体检报告除了明显的异常情况时如何认识及应对之外，还应注意各项指标的临界状态、动态变化等问题，并根据不同生理和病理情况下各项参考值做相应调整。如何看体检报告，要注意以下几个方面：

1. 健康体检别"只检不修"

据我院近几年来接诊的成年体检者显示，各项指标完全正常者不足 10%，50 岁以上的人 70% 都有明显的异常发现。然而，由于医学科普宣传不足，少数受检者对于体检结果过于紧张担忧，而多数人则往往掉以轻心，发现问题也不积极解决。例如不少人轻描淡写地说："我就是血脂有点高，以后少吃点肉就行了。"结果还是吃喝如旧，也不服降脂药，其实这是"检而不修"，等于白检。因此，科学认识和正确对待体检结果，尤其是对于检查异常者来说十分重要。

2. 看风险

每个人的身体状况每年都在变化，看体检报告不只是看有没有病，还要看有没有得病的风险。每年体检报告上的各项数据的变化，可以反映身体好坏的走向，如血压、血糖、血脂等指标即使每年都是正常的，但体检报告的数字每年都在变化，那就要警惕了。

此外，不少人缺乏风险意识，我们曾碰到过某些单位体检，有的年轻人乙肝六项全部阴性，建议近期注射乙肝疫苗，但他没放在心上，继续忙于工作，最终感染了乙肝病毒。

人们往往最重视体检报告里的数字，却又不能正确认识，导致错误判断。

（1）**指标未超出正常值，不代表绝对正常**。目前大部分体检指标的设定是根据疾病标准而定的，换句话说，体检指标只能说身体总状况达到 60 分的及格标准，却不能说明身体是健康的。

（2）**标准因人而异**。比如血脂、胆固醇指标是针对健康人而言的，但对于高血压等心脑血管疾病患者来说，即使结果正常身体也可能处于危险状态，如冠心病、缺血性中风患者，尽管低密度脂蛋白在正常参考值也必需长期（甚至终身）服用他汀类调脂药物，以期抑制或逆转动脉粥样硬化及血管内血栓形成。

（3）**数据异常不代表一定有病**。有些指标总是随着生活习惯、身体状况、环境而不断波动，需经过一系列的检查才能确诊。比如休息不好转氨酶会升高；肿瘤指标 CA199 的正常参考值是 0 ~ 37，有的人查出 100 多，害怕得不行，但其实吸烟、类风湿性关节炎也会导致这个指标升高。

在这里特别要提醒的是不少疾病是多因一果，"众星捧月"，因而风险大、发病快、病情重、治疗难。例如血压、血脂、血糖、体重四项指标，其风险性并不是相加的算术值，而是呈几何级数倍增，如前三项指标都高，其患动脉粥样硬化和心脑血管疾病的风险不是 3 倍，而是 9 倍。因此，只有把血压、血脂和血糖都控制好才能获得较好的效果。体检报告的异常指标要综合分析和评估，分别对待和处理。

3. 不要把临界值不当回事

有的指标长期处于临界值就会发生脏器损害，如血压长期在正常高值（130 ~ 139/80 ~ 89），靶器官（动脉、脑、心、肾等）就可能产生病变。同样，血脂、血糖（包括空腹血糖、餐后血糖和糖化血红蛋白）、尿酸、脂肪肝、体重等长期偏高，其累积作用对机体都是有害的。因此，必须通过健康的生活方式把它们都降下来，以防患于未然。

4. 注意动态变化

每次体检或复查，指标不断上升或下降都要引起注意。如肿瘤指标，报告单上其参数常常偏高，一般没有多大意义，但如果一直走高，超过正常参考值 3 倍以上，可能就有问题了。许多体检指标，虽然变化不大，但多次检查其参数在高值或低值,如血常规、甲状腺功能参数等,也要引起重视。同样,影像学(B 超、X 线、CT、磁共振等)或内镜等发现的占位病变 (肿块、结节、结石、息肉等),必须遵照医嘱进行动态观察,定期复查,不能等到养大、养多了再来处理。

六、怎样看懂与肿瘤相关的体检报告

由于生活水平的提高和健康意识的增强，健康体检已成为全民性防病治病的主要形式。虽然各家医院设置的体检"套餐"各有特色，但基本内容大同小异。虽然体检报告中大小问题都会提出应对建议，但哪些问题是重要的？哪些问题是不重要的甚至可以忽略不计的？哪些问题要尽快作医疗处理的？哪些问题可以通过生活方式调整的？哪些问题需要限期复查的？另外，体检报告中所列的应对措施只对一般情况而言，但每个人的具体情况不同，不同的对象要采取不同的方式，如干预性生活方式处方如何实施，至今没有一张万能处方。也就是说，无论体检内容、体检的后续应对措施都应该是个体化的。

这些问题，主要靠体检中心的后续服务来解决。但自己了解一些医疗保健知识也是很重要的。

1. 增生变性疾病

这是健康体检检出率最高和最为人们所关注的疾病之一。增生变性疾病如结节、囊肿、息肉等，体检的检出率很高，中老年人几乎人人都有。增生变性疾病检出率如此高的原因，主要是检查的手段丰富了，仪器的精度提高了，过去医生看不见摸不着的病灶也会在超声、CT、磁共振（MRI）等仪器检查下"原形毕露"。

增生是医学病理学概念，可以理解为过度生长，是由于外界或自身原因刺激细胞或组织等过度生长而产生的，说得通俗一点就是东西长多了。一般来说，增生性疾病绝大多数是良性的，预后是好的，每隔 6 ~ 12 个月随访就可以了，随访期间主要观察病灶的体积和性质的动态变化。但是，有些增生性疾病可以转化为恶性，甚至引发癌症导致死亡。

（1）**甲状腺结节**。甲状腺结节在 50 岁以上人群 B 超检出率 50%，男女比例为 1：4，甲状腺是人体最大的内分泌器官，甲状腺结节与雌激素水平有关，所以女性较为高发。一般结节小于 10 毫米每半年复查一次，结节小于 5 毫米每年复查一次。甲状腺结节其恶变率约 1% ~ 10%，结节不小于 10 毫米，尤其是年龄小于 14 岁或大于 70 岁，结节增长快的人群和妊娠期妇女应密切观察。

甲状腺超声检查显示：纵横比（A/T）不小于 1、结节边界不清、低回声及极低回声、微小钙化、结节内部血流丰富（Ⅲ型）、淋巴结肿大与恶性甲状腺结节有关。当看到自己的超声报告里有这些字眼的时候，往往预示着发生了恶变，尤其是头颈部曾做过放射治疗的患者。如果超声报告是"极低回声"，对诊断甲状腺癌的特异性极高，就要马上找专业医生或头颈部外科咨询，以获得及时诊断和治疗。

而超声显示甲状腺结节卵圆形、边界清楚、中高回声、无或粗大钙化、结节内部无丰富血流（Ⅰ型、Ⅱ型）与良性结节有关。必要时根据情况定期复查。

然而由于甲状腺结节已经形成，让它缩小的可能性几乎没有，尤其是较大良性结节，目前最好的方法是微波消融（超微创手术），该技术不开刀、无疤痕、保功能、不服药，安全有效。

（2）**乳腺增生**。乳腺增生绝大多数是良性的，女性发生率达到 20% ~ 40%。

超声检查发现乳腺结节，结节小于 1 厘米的 6 ~ 12 个月复检，乳腺囊肿及乳腺纤维瘤 12 个月复查一次。

但也有极少数乳腺增生转化为乳腺癌，其中不伴非典型增殖性病变（纤维腺病、硬化性腺病、乳头状瘤和放射性瘢痕）可有轻度增加乳腺癌患病风险（1.5 ~ 2 倍）；伴非典型的增殖性病变（导管上皮非典型增生和小叶非典型增生）为显著增加乳腺癌风险疾病（3.5 ~ 5 倍）。另外，初潮早绝经晚（行经期长）、高龄未育、未哺乳、有乳腺癌家族病史、胸部放射史及乳腺外侧增生的人群是乳腺癌的易患人群。因此，超声报告结节形态不规则、回声锐减、细小钙化、乳腺囊性增生或重度不典型增生是乳腺肿瘤征象，应立即咨询乳腺外科医生。

乳腺 X 线摄影（钼靶）检查是发现乳腺钙化病变最有效的技术。磁共振（MRI）在病变检查方面有极高的敏感性，阴性预测性接近 100%，诊断和特异性均在 90% 以上。在 B 超或 X 线摄影检查难以定性的乳腺病变或高危人群的乳腺癌筛查均可选择磁共振检查。

乳腺肿瘤的筛查：40 ~ 44 岁女性根据个人选择进行乳腺钼靶筛查；45 ~ 54 岁每年进行乳腺钼靶筛查（强力推荐）；55 岁以上女性每 2 年进行一次乳腺钼靶筛查；身体健康的老年女性，预期寿命超过 10 年者，可继续进行钼靶筛查。对高危人群（有乳腺癌家族病史、长期饮酒、肥胖，尤其是绝经后肥胖者）筛查可提前到 35 岁。

（3）**肺结节**。近年来，高分辨率 CT 的广泛应用，健康体检查出了过去拍胸片难以发现的肺小结节。由于肺小结节的良恶性鉴别比较困难，加之有部分人误认为肺结节就是肺癌，引起人们一定程度上的恐慌。

肺部小结节的诊断一直是临床上的难点，易误诊和漏诊。一般认为，直径小于 15 毫米的称小结节；大于 20 毫米的肺结节，约 40% 是恶性的；小于 10 毫米的肺结节约 90% 是良性的。若经过系列检查仍然不能明确诊断者，则需要随访，随访策略为：根据有无肺癌高风险因素及结节类型、大小、密度和生长速度判断，结节大于 10 毫米的需要立即做出诊断评估；5 ~ 10 毫米的小结节需要结合结节具体情况，小于 5 毫米微小结节不常规随访（但患者必须完全知情随访的利与弊）。

现在，小的结节筛查阈值从 4 ~ 5 毫米提高到 8 ~ 10 毫米，减少了额外的 CT 随访，诊断敏感性仍保持在 94.2%。对于不能马上做出诊断的微小结节，应于首诊后 3 个月进行首次随访，以后每 3 ~ 6 个月一次，随访时间不得少于 1 年。

如果是倾向感染性疾病，可进行抗感染治疗并短期复查（2 ~ 4 周），如果倾向良性肿瘤、肉芽肿等良性病变者，可进行半年以上的长间隔随访。如果影像学检查不能明确诊断，可作气管镜、经皮穿刺或胸腔镜等微创检查，约 1 周多可明确诊断。

血清肿瘤标记物检查只需一管血，其敏感性却较高，如 ProGRP（胃泌素释放肽前体）、CEA（癌胚抗原）、NSE（神经元特异性烯醇化酶）、CYFRA21-1（细胞角蛋白片段 19）及 SCCA（鳞状细胞癌抗原），是鉴别肺结节良恶性及小细胞肺癌与非小细胞肺癌较好的辅助手段。

肺磨玻璃样结节（影）是目前在肺 CT 检查中常见的一种结节影。何为磨玻璃样结节（GGO）？其不难理解，就如我们透过磨砂玻璃看到若隐若现的东西一样，发生在肺内这种类型结节就是肺磨玻璃样结节。如果 CT 报告中出现这种结节，目前国际上已有了新的处理原则：

①孤立的、直径小于 5 毫米的肺磨玻璃影可不必担心。因为这种磨玻璃影是肺癌的可能性极小。保险起见，咨询临床医生或建议复查低剂量螺旋 CT，尤其是老年人，因为其在病理上代表不典型腺瘤增生，少数为原位腺癌。

②孤立的、直径大于 5 毫米的磨玻璃影，3 个月后复查，以观察病变是否消

失。如持续存在，则每年复查，至少持续 3 年。病理上为不典型型腺瘤样增生、原位腺癌和一部分微浸润腺癌，不建议使用抗生素。PET/CT 检查价值不大。CT 引导穿刺不推荐，阳性率较低。如病变增大或病变密度增高，可采取手术治疗，术式推荐胸腔镜楔形手术、肺段或亚段切除。

③孤立的部分实性密度磨玻璃影，特别是实性成分大于 5 毫米者，3 个月后复查，发现病灶增大或无变化时，考虑恶性病变可能。有研究显示，部分实性密度结节，恶性可能性为 63%，而纯的磨玻璃影为 18%。大的磨玻璃影大多数为侵袭性病变，女性和年轻患者常为炎症，不推荐 CT 引导穿刺。术式推荐胸腔镜楔形手术或肺段切除，不推荐肺叶切除。

多发小于 5 毫米的边缘清晰的磨玻璃影，应采取比较保守的方案，建议 2 年到 4 年间随访。多发磨玻璃影，至少一个病灶大于 5 毫米，但没有特殊突出的病灶，建议 3 个月后复查，且长期随访，至少随访 3 年。有突出病灶的多发磨玻璃影，主要病变需要进一步处理。首次 3 个月后复查，病灶若持续存在，建议对较大病灶给予更积极的处理，尤其是病灶内的实性成分大于 5 毫米者。术式推荐胸腔镜楔形手术或肺段切除。术后患者每年随访，至少持续 3 年。对于肺内的磨玻璃结节影，目前最重要和最需要解决的问题是可能存在过度治疗。

影像学检查是肺癌筛查的主要方法，但是对于肺部结节的确诊则需要病理学诊断。获得病理学诊断的方法有以下几种：

①痰细胞学检查。这种无创性检查方法比较适合于不能耐受纤支镜和有创检查或纤支镜阴性的患者。痰细胞学检查虽然特异性比较高，但敏感性较低。

②纤支镜检查。这是肺癌术前诊断主要检查方法，主要针对的是肺中央型病灶，不仅可以在直视下对肺结节部位取材，还可准确描述病灶病理学（或基因检测）诊断、位置、范围，为外科手术和内科治疗提供信息。

③经皮肺穿刺。这是在 CT 或超声引导下对病灶用针吸或活检枪取材从而获得病灶的病理学（或基因检测）检查，为临床诊治提供重要方法。此方法主要用于周围型肺病变及纤支镜无法取得病理标本的中央型肺病变。

④胸腔镜检查。这是一种通过微创外科手术方法，主要用于上述活检方法诊断困难的孤立性肺结节的诊断及治疗。

肺结节的误诊率比较高，目前，没有准确的统计数据，粗略估计大约为 40%。主要原因是肺结节的鉴别诊断困难，肺结节的种类很多，各类表现十分相似，区别它们很不容易，结节越小，诊断越难。另外一个原因是与医疗环境有关，因为经验最丰富的放射科专家也不可能在诊断上永远不错，而目前一旦被认定为误诊就可能引发医疗纠纷，因此，给予不肯定的诊断既省事又安全。

肺结节患者大多需要定期进行 CT 复查，有些人担心 X 线对身体的危害，不敢作 CT 复查，其实这是不必要的。X 线是一种不可见的射线，量少能诊断和治疗疾病，量大会致人损害甚至死亡。多大量无害？多大量有害呢？研究表明，小于 100 毫西弗对人体无影响，恶性肿瘤 1 个疗程的放射治疗剂量至少有 2000毫西弗，1 次低剂量 CT 放射剂量约为 1 毫西弗，1 次常规剂量 CT 放射剂量约为 3 ～ 5 毫西弗。由此可见正确使用 CT 进行诊断，不会对人体造成损害。

2.息肉类病变

息肉（息肉／腺瘤）类病变的患者要特别注意，因为它的恶变率比结节和囊肿要高。

（1）结直肠息肉。我国 85% 的结直肠癌的发生与大肠息肉有关，不少学者称息肉为癌前病变。胃肠道息肉大多是内镜医生发现的，一般内镜医生发现胃或结直肠息肉时会随手顺便摘除，举手之劳，以除后患。结直肠息肉切除后并不是一劳永逸的，还需要进行肠镜随访，而且是终身随访，复查中一旦发现息肉即实行内镜下切除治疗。绝大多数息肉内镜切除术后多进行病理学检查。术后根据病理学检查建议肠镜随访间隔：结直肠息肉不大于 3 毫米的，如果病理报告是炎性病变也可以定期随访；直肠、乙状结肠增生性小息肉（小于 10 毫米），2 ～ 3 年复查；1 ～ 2 个小于 10 毫米的管状腺瘤，1 ～ 3 年复查；3 ～ 10 个管状腺瘤，1 ～ 2 年复查；10 个以上（不含）腺瘤，1 年复查；1 个以上（含）大于 10 毫米的管状腺瘤，1 ～ 2 年复查；绒毛状腺瘤，1 ～ 2 年复查；腺瘤伴高级上皮内瘤变，1 ～ 2 年复查；锯齿状病变，小于 10 毫米无上皮内瘤变的无蒂锯齿状息肉，2 ～ 3 年复查；10 毫米以上（含）或伴上皮内瘤变的无蒂锯齿状息肉或传统的锯齿状腺瘤，1 ～ 2 年复查；锯齿状息肉病综合征，1 年复查。（注：若初次肠镜检查质量较低，可适当缩短随访间隔或遵专科医生建议。）

若结肠腺瘤数超过 100 个，或有明显家族病史，腺瘤数超过 20 个，即可诊断为息肉病。该病多在青少年时期发病，随着年龄的增长，息肉越来越多，发生癌变的概率也随之增加。特别是家族性的息肉病，35 岁之后的癌变可能性很大，

50 岁以上的癌变率甚至达 100%。因此，家族中一旦有人诊断了此病，应对家族内成员进行追踪体检，及时预防和治疗。

（2）**胆囊息肉**。胆囊息肉 B 超检出率为 5%。胆囊息肉有两种：一种是胆固醇息肉，与饮食及酗酒有关；另一种是非胆固醇息肉，又称真性息肉，主要是指胆囊腺瘤、腺肌瘤、腺瘤样增生、炎性息肉增生，其中胆囊腺瘤虽是一种良性肿瘤，但其恶变率是 30%，腺瘤样增生、腺肌增生症也有癌变可能，此类型患者保胆和药物治疗无效，应作胆囊切除手术。

如 B 超报告胆囊息肉不小于 10 毫米或息肉小于 8 毫米伴基底较宽或复查发现胆囊逐渐增大；胆囊壁不规则增厚（大于 5 毫米）或有钙化斑；胆囊轮廓不清或胆囊边界不规则，均为手术指征。

查出了胆囊息肉不论是保守治疗或手术治疗，摄食应注意规律，胆囊中的胆汁有消化食物的作用，如果不吃早餐，分泌的胆汁得不到利用，导致胆汁浓缩在胆囊中滞留时间过长，从而增加胆石形成机会和刺激胆囊，形成胆囊息肉或使原来的息肉增大或增多。同时，摄食要少脂肪与少胆固醇。

3. 囊肿类

一般是良性病变，健康体检常见。它可以长在人体表面，也可以长在人体内脏的某一脏器，呈囊状的良性包块，其内容物的性质是液体。多见肾囊肿、肝囊肿、子宫囊肿、卵巢囊肿等。

（1）**肾囊肿**。肾囊肿是成人肾脏最常见的一种结构异常，可单侧或双侧，一个或多个，直径一般在 2 厘米左右，也有 10 厘米以上的囊肿，随着年龄增长，发生率越来越高。

单纯肾囊肿一般无症状，只有当囊肿压迫引起血管闭塞或尿路梗阻可出现相关表现，有可能对肾功能产生影响，因此需要治疗。一些只要 6 ~ 12 月复查一次即可；囊肿直径大于 5 厘米、对周围组织有压迫症状的囊肿，应进行相应治疗，包括囊液抽吸术并囊内注射硬化剂或手术治疗；囊肿直径大于 10 厘米，或有并发症出现，则需要手术治疗。

多囊肾：有家族病史的 30 岁以下；单侧或双侧肾脏有 2 个囊肿；30 ~ 59 岁双侧肾脏至少有 2 个囊肿；60 岁以上至少有 4 个囊肿。无家族病史的每侧肾脏有 10 个以上囊肿，则多囊肾的诊断基本明确。由于多囊肾患者常合并肝囊肿、脾囊肿、颅内动脉瘤、心脏瓣膜病、高血压、肾功能不全等疾病，因此必须及时就医治疗。

（2）**肝囊肿**。一般很难发现，基本均在体检超声时发现查出。近年由于人们饮食变化，胆囊疾病增多，且发病人群有年轻化趋势。肝囊肿成为一种很常见的疾病，是一种肝脏良性疾病，既不会对肝功能造成影响，也不会发生肝癌。囊肿增长速度缓慢，一般不做处理，因与人肝脏共存，没有危害。但是，当增大到一定程度时会压迫脏器：如胃、十二指肠和结肠等，也可能出现囊肿破裂、囊肿内出血、带蒂囊肿扭转等急腹症。所以，当发现肝囊肿大小超过 5cm，就需要进行引流手术，以防囊液与胆液相通，引起胆炎症。

（3）**胰腺囊肿**。在一般人群中的发病率约 3% ~ 15%，且随着年龄增长而升高。因存在恶性肿瘤潜在风险，一旦发现胰腺囊性病变，通常会引起医生与病人的恐慌。一般来说，胰腺囊性病变可分非肿瘤性（如假性囊肿）和肿瘤性囊性病变。随着影像学技术更敏感、细微的发展，肿瘤性囊肿越来越多地被发现。目前对自身无任何影响，因其他疾病进行腹部影像学检查而发现的肿瘤性胰腺囊肿，称之为无症状肿瘤性胰腺囊肿。

近期 AGA 发布了无症状肿瘤性胰腺囊肿的诊治指南，该指南由美国消化学会临床实践指南委员会执笔，并得到美国消化学会理事会的通过。根据我国专家意见，针对该指南与此前指南的不同之处，从以下几个方面提出了规范建议：①任何大小胰腺囊肿均以 2 年的时间间隔进行监测，若无变化则 5 年后停止监测；②手术仅对存在一个以上 MRI 和超声内镜（EUS）特征性改变的患者，且仅在手术量较大的胰腺外科中心进行；③若术后无浸润性癌或不典型增生则不必继续监测。

虽然这些建议是建立在大量的文献回顾和转换及综合分析基础之上的，但需要指出的是，该指南仍将可能引起较大争议，主要原因在于其减少了随访频率并严格了 EUS 手术指证。不过，推广应用该指南将有助于减少不必要损伤并降低医疗费用。

4. 妇科体检

（1）**卵巢囊肿**。卵巢囊肿也与生理周期有关，有的是纯生理性，可能下次检查就没有了。如果是真性囊肿，超声回声又比较小，医生一般会建议观察。

还有一些特殊的卵巢囊肿，如巧克力囊肿，又叫子宫内膜异位症，这是子宫内膜跑到卵巢组织内部，并和子宫一样周期性出血，由于血液颜色类似巧克力，故称巧克力囊肿，需妇科医生进行治疗。

卵巢囊肿的治疗，需要综合考虑年龄、症状、大小、生育等情况因素。囊肿小于3cm的月经后第5天复查，以后2～3个月复查1次。

（2）**宫颈囊肿**，宫颈囊肿与宫颈息肉都是慢性宫颈炎的表现。一般情况下小的宫颈囊肿不会有什么不适，无需处理，只要每年定期检查就可以。如果是比较大的囊肿，影响性生活或分娩，则需就医处理，可以考虑光疗、激光、微波、电刀等治疗。值得高度关注的是：少数宫颈囊肿有恶变倾向，故患者要每年做一次宫颈涂片检查。

（3）**子宫肌瘤**。这是一种妇科良性肿瘤，发生和发展与女性激素密切相关，发生率为25%。B超诊断对有典型声像图特征的诊断比较容易，但有些子宫肌瘤声像图表现比较特殊，易造成误诊，可选择CT或MRI协助诊断。一般情况下，体积小，没有症状都不需要处理，只要定期复查；年龄大于35岁者作宫腔镜检查，发现宫腔内实质肿块应即时就诊。药物治疗可使肌瘤缩小，达到减轻症状的目的，但药物治疗一般不能使肌瘤消除及根治。凡子宫大于10周妊娠大小、月经过多继发贫血、肌瘤长在子宫内膜下、有膀胱或直肠压迫症状、肌瘤生长快、保守治疗失败、不孕或反复流产，排除其他原因等均为手术治疗适应证。

（4）**宫颈癌的筛查**。女性体检时，要记住"16+18=85"这个算式。就数学运算本身来讲"16+18=85"显然是错误的，但对于所有女性来说这个计算却非常重要。这里16代表人乳头瘤病毒HPV16，18代表HPV18，而85代表我国超过85%的宫颈癌都是HPV16和HPV18这两种高危型HPV引起。专家建议：30～60岁女性应每2年接受一次宫颈癌筛查，筛查时除接受细胞学检查，还应接受"高危HPV-DNA"检测。

女性都会感染人乳头状病毒，通常75%的病毒感染在6～8个月内会自然清除，而持续感染应高度重视。因此，定期复查HPV十分重要。

（5）**宫颈糜烂**。这是慢性宫颈炎最常见的一种病理改变，一般宫颈外口处肉眼看到外观呈现细颗粒的红色，就称为"宫颈糜烂"，这并非一定是真性"糜烂"，真正糜烂是指上皮脱落、溃疡。国际上早将"宫颈糜烂"改称为宫颈柱状上皮异位，如果无白带异常，一般不必做特殊处理。

（6）**盆腔积液**。妇科超声检查时，发现少量盆腔积液的情况比较多见。如果女性在排卵期、月经期等情况下，可能会出现少量盆腔积液，这属于生理性积液，如无症状一般可以自行吸收，不必进行治疗。如果超声显示积液量较多、范围较大，且伴有单侧或双侧腹痛、腰骶部疼痛、腰酸下坠及胀痛等症状，就要警惕是否为盆腔炎了。另外，某些疾病如妇科肿瘤，也会出现较多盆腔积液。上述两者均属于病理性的，遇到这些情况应及时到医院妇科就诊和治疗。

5. 癌前病变

（1）癌的发生、发展是一个漫长而隐蔽的过程，从第一个癌细胞演变成癌症，一般需要多年甚至需要几十年时间。无论何种致癌因素，只有在一定量和相当长的时间反复接触、刺激后才可能起作用。癌症的发生是一个由量变到质变的漫长演变过程，在癌症形成之前，大都有一个癌前的演变阶段，在这个病变的基础上容易发生癌。这是机体组织中可能变为癌的一种病理变化，如果癌症是从某些原有疾病的基础上恶变而来，这些原有的疾病就被称之为癌前病变（目前称为癌前疾病，如胃溃疡、慢性萎缩性胃炎等）。确切地说就是病理学上非典型增生（异型增生），无论任何器官、任何病变，达到非典型增生才可列为癌前病变。非典型增生是癌变过程中必经的一个阶段，这一过程是一渐进式的连续过程。这一阶段在某些因素的持续作用下，由量变到质变，才可能转化成为恶性肿瘤。健康体检一旦查出癌前病变，要尽可能阻断癌变之前的过程，把癌症消灭在萌芽状态。

（2）常见癌前病变有如下几种：

①黏膜白斑。是一种最常见的癌前病变。一般在唇、舌、子宫颈、外阴部都会发生。最初多半是白色的光滑软斑，逐渐变为突出黏膜表面的白色或灰色斑点，最后表面发生溃疡，基底部变厚变硬，这就是恶性病变的征象。

②息肉。胃、直肠、结肠、子宫颈息肉也是常见的癌前病变。发现息肉应当及早治疗。

③慢性萎缩性胃炎（包括腺上皮、肠化生、不典型增生）和胃溃疡。大多数胃癌是在这2种癌前病变基础上发生的，体检时如果发现这些情况应当注意，并积极治疗及复查。

④食管上皮不典型增生病。许多部位如食管黏膜和皮肤的不典型增生，都

可能演变为恶性肿瘤，有这些病变的患者应定期复查。

⑤乳腺囊性增生病。乳腺的囊腺病、乳头状瘤，特别是家族中有乳腺癌患者的，其家人应及早检查，持续监测，及时治疗。

⑥角化病、疣、乳头状瘤、色素痣。这些情况有时也会恶变，尤其是在易受摩擦的部位应当特别注意，必须及早治疗或切除。

⑦痣。是由产生色素的黑色素细胞组成，一般不会产生病理反应，不必在意。但如果出现以下几种变化，就要引起注意：痣越变越大或出现发痒；一段时间后痣会隆起或褪色或周边褪色；痣的颜色改变，如变深、变黑或变为介于棕色或粉红色之间；痣变得不均匀、模糊或者外观变得不规则；痣出血或渗出液体；新痣，尤其是 40 岁以后出现的。

虽然癌前病变不是癌，也不是癌的早期，任何癌前病变都查不出癌细胞。但一旦确诊为癌前病变，如需定期复查的应主动定期复查，有恶变可能或需手术治疗的，就应积极治疗。

6.肿瘤标记物升高该怎么办

健康体检中发现肿瘤标记物升高使许多受检者疑虑重重，产生恐慌，也有些人以为肿瘤标记物偏高，无需在意而延误了治疗。如何理性对待肿瘤标记物，下面作一简单介绍。

肿瘤标记物是指肿瘤细胞合成和释放或机体对肿瘤细胞反应而产生的一种物质，常以抗原、酶、激素等代谢产物的形式存在于肿瘤细胞内或患者血液中，而正常人血清中含量甚微。临床可以通过生化或免疫检测这些特异性物质来诊断相关疾病。近年来检测该物质已成为筛查恶性肿瘤的一项指标，对于恶性肿瘤的诊断和鉴别诊断、疗效评价和复发的监测、预后判断均具有一定的重要价值。

家族遗传因素、周围环境、不良生活方式行为、内源性物质如类风湿因子、试剂污染等都可造成假阳性。因此，肿瘤指标升高要结合临床，在没有明确组织病理学诊断前，某些肿瘤指标升高并不能诊断为癌症。

肿瘤标记物升高不一定是得了癌症，肿瘤标记物升高可能有多方面的原因。如 CA125，除了卵巢癌妇科恶性肿瘤外，良性疾病如肝硬化、肝炎、胰腺炎、经期女性、妇科炎症和子宫内膜异位症等患者血清中也可升高，但升高幅度不同。有时因检测仪器或试剂不同，也会有假阳性现象出现。具体情况要结合临床和通过进一步观察来确定。

　　肿瘤的标记物在正常参考值内时，不能排除恶性肿瘤。许多恶性肿瘤的标记物升高早于临床症状而得以发现，得到早期诊断而获得较好的疗效。但并非每个癌症病人的标记物数值都会升高。临床有些确诊的晚期卵巢癌病人 CA125一直正常，手术后也没有明显变化。又如 85% 的低分化癌（恶性程度比较高的一种癌）患者 CEA 会表现正常。另外，由于受肿瘤的大小和细胞数目、细胞和细胞表面是否被封闭、肿瘤细胞合成分泌肿瘤的标记物的速度、肿瘤组织本身血液循环差等因素的影响，其所产生的肿瘤的标记物难以分泌到外周血液中，也会造成假阴性。因此，肿瘤的标记物正常并不能排除恶性肿瘤。

　　单项肿瘤的标记物轻度升高，不必过度关注，偏高不一定有问题，但需要对其长期动态监测，注意指标的数值变化情况。当复查结果是正常值的数倍或数十倍或每次检查结果呈现阶梯式上升就要警惕了，但最好同时复查全部常用肿瘤标记物，因同一种细胞可能有多个癌基因调控，因而其同时具有不同的标记物，这样可有互补性。一旦体内有恶性肿瘤存在，可能会有几种肿瘤标记物异常。一般来说，如果复查后数值一直维持在参考值上限的临界水平，则意义不大，如果数值一直维持在参考值下限水平则可放心了。但要注意检查结果出来后要和上一年的检查结果进行比较，比如某项标记物去年是"1"今年是"2"，虽然也在正常范围，但说明患肿瘤的风险增加了。

　　在健康体检中，单项肿瘤标记物轻度升高的情况比较多见，据观察，大多与不良生活方式或罹患某种慢性疾病有关。

　　要特别注意的几种情况：一是单次检查标记物升高特别明显，数倍于正常参考值的上限；二是反复检测，数值阶梯式上升；三是有家族性遗传病史，肿瘤标记物增高。前两种情况应及时到专科就诊，后一种情况即使没有症状和体征，肿瘤标记物增高不明显，也必须复查和随访。

　　长期随访检测应选择同一家医院。由于各家医院检测肿瘤标记物的方法、试剂、仪器不同，检测结果可能出现差异。所以，不同医院的检测结果往往缺乏可比性，长期随访监测一定要选择同一家医院，以便医生更准确地作出判断。

　　另外，有几种肿瘤标记物敏感性或特异性比较高，数值升高时应更加注意：

　　① CEA。CEA 是消化系统肿瘤广谱标记物，可见于结直肠癌、胃癌、胰腺癌，此外还可见于肺癌、乳腺癌等。CEA 是一个敏感性高、特异性差的指标，某些

早期即可出现轻度升高，因此对于 CEA 升高的患者仍需加强警惕，需作进一步检查（健康吸烟者的参考值上限为 7.0 ～ 10.0μg/L, 且阳性率在 13.6% 左右。）。

②AFP。AFP 是诊断原发性肝癌的最佳标志物，诊断阳性率为 60% ～ 70%。血清 AFP ＞ 400μg/L 持续 4 周，或 200 ～ 400μg/L 持续 8 周，结合肝炎病毒感染背景和影像学证据即可诊断为原发性肝癌。

③CA19-9。CA19-9 为胰腺癌、胆囊癌等恶性肿瘤辅助诊断指标。目前是胰腺癌首选重要指标，早期特异性 95%，敏感性可达 70% ～ 95%。若与 CEA 同时测定，敏感性可进一步提高。

④CA125。CA125 是卵巢癌敏感的诊断指标，即使轻度升高也要注意动态观察。如果与 HN_4 联合检测，其敏感性及特异性可能会大于目前广泛使用的 CA125。

七、脂肪肝不能饿治

许多人都是在健康体检超声检查时知道自己有脂肪肝的，由于脂肪肝患者大多无症状，多数不用药物治疗，因此人们并不在意。其实，脂肪肝这个诊断只是表明肝脏细胞中脂肪的含量超过肝脏质量的5%，并不能提示肝脏损害的程度，有时一个轻度脂肪肝患者，其肝脏损害的程度可能比一个重度脂肪肝患者的损害还要重。

另外，一个人如果查出了脂肪肝，往往显示他的代谢异常，很有可能已经并发有其他代谢相关性疾病，如血压、体质指数、血脂、血糖、尿酸等异常，而对多吃少动成为常态的现代人来说，没有人可以和脂肪肝绝缘。更为重要的是脂肪肝在漫长的演变过程中可能会发展成为肝硬化、肝癌（有些患者不经过肝硬化阶段直接发生肝细胞癌）。同时，脂肪肝还会诱发高血脂、糖尿病、动脉粥样硬化、降低机体免疫力等病症。故得了脂肪肝的患者应高度重视和及时治疗。一般通过治疗性生活方式干预大多数患者可以获得痊愈。

1. 脂肪肝的主要成因

（1）**营养过剩或营养不良**。由于热量摄入过多，超越了肝脏的代谢水平，导致肝脏脂肪过度累积，形成脂肪肝。另外，当营养不良时因蛋白质缺乏导致极低密度脂蛋白合成减少，造成肝脏转运甘油三脂发生障碍，使脂肪在肝内堆积，也会引起脂肪肝。

（2）**饮食结构不合理**。白领是脂肪肝高发人群之一，快餐饮食，长期摄入高能量、高脂饮食，使肝脏合成脂肪过多，加之不经常锻炼，时间一长即可形成脂肪肝。

（3）**长期饮酒**。长期过量饮酒致使肝内脂肪氧化减少，并且酒精对肝内甘油三脂的代谢和肝脏有直接的毒性作用，日久即形成酒精性脂肪肝。

（4）**过度减肥**。许多年轻人为了减肥过度节食或长期素食，导致食物中缺乏蛋白质和维生素，血液游离脂肪酸入肝造成脂肪增多，但又不能正常转化成脂蛋白送出肝脏，容易发生肝内脂肪沉积，最终导致脂肪肝。

2. 脂肪肝的干预

轻度脂肪肝通过合理饮食和体育锻炼是完全可以逆转的。因此，多数脂肪肝病人适合于饮食治疗，推荐中等程度的热量限制，也就是吃平常饮食的七分饱，并增加膳食纤维含量。这对于营养过剩引起的脂肪肝尤为重要，对合并营养不良的患者需在营养师指导下进行饮食调理。脂肪肝患者要绝对禁酒。

运动锻炼是治疗脂肪肝最有效的方法。运动处方应以中等强度有氧运动为主。如果是此前已经有运动习惯的人，查出脂肪肝后不妨适当加大运动量。

单纯性脂肪肝患者，通过半年的饮食和运动干预后，可再进行复查，有相当比例的人就可能已经痊愈了。对于没有明显改善的人，除了要继续加强饮食和运动干预外，还需要开始进行药物治疗。

对于合并肥胖症的脂肪肝患者，如果改变生活方式6～12个月体重未能降低5%以上，可谨慎选择药物治疗。在医生指导下可选用二甲双胍等药物辅助减肥，他汀类药物有一定疗效（不推荐长期服用）。重度肥胖症患者在药物减肥无效时可考虑上消化道减肥手术。

另外，脂肪肝患者应每3～6个月测量体重、腰围、血压、肝功能、血糖和血脂，每年做包括肝、胆、脾在内的上腹部超声检查，并注意适时筛查肝硬化及恶性肿瘤等并发症。

3. 脂肪肝的治疗要注意的要点

（1）**脂肪肝是慢性进展性疾病**。得了脂肪肝，如果完全不进行干预，随着病情发展，在10年后约有15%的人会发展成脂肪性肝炎。脂肪性肝炎患者在10年内，约有30%的人会发展为脂肪肝纤维化，进而出现肝硬化、肝癌。因此，得了脂肪肝不可掉以轻心。

（2）**瘦人也会得脂肪肝**。肝脏是人体新陈代谢的中心。营养不良会导致人体蛋白质缺乏，低密度脂蛋白合成减少，造成肝脏分解甘油三脂发生障碍，使脂肪在肝脏堆积起来，脂肪肝也就产生了。事实上，在物资匮乏的20世纪五六十年代，就有不少人出现营养不良性脂肪肝。现代都市里，因为营养不良导致的脂肪肝患者也不少，这多半与人们减肥过度有关。有些女性为了追求苗条的身材而长期节食，三餐只吃水果、蔬菜，不沾一点荤腥，这反而催生了脂肪肝。另外，长期偏食的人也要提防脂肪肝。

不仅瘦人和胖人都会得脂肪肝，而且标准身材的人只要饮食不合理和缺少运动，也可能得脂肪肝。

（3）**脂肪肝不能饿治**。有些肥胖的脂肪肝患者为了快速摆脱病症会采取"饥饿疗法"，每天只吃蔬菜水果，不吃主食和肉食。有的人过度节食加上大负荷运动，一个月减重甚至超过5公斤。殊不知这种极端的减重方式不仅容易诱发脂肪肝，而且会使原有的病情加重。因为减肥是一个脂肪动员过程，如果动员得过快过猛，超出了机体代谢能力，会使脂肪酸大量释放，反而进入肝脏、心脏等脏器沉积下来，并可能使肝细胞坏死、肝功能受损。

不论胖人、瘦人或标准体重的人，得了脂肪肝都不能饿治。只要综合调理，一般3个月就会初见成效，6～12个月可取得明显效果。只有重度肥胖患者才选用药物或手术治疗。

八、男人也会遭遇更年期危机

平时我们常把富于正义、勇于求真、敢于冒险称之为有"男子汉气概"。那么男子汉气概到底由什么决定？科学研究显示，睾丸激素可以让人对不公平事物产生较为强烈的对抗行为，睾丸激素较高的男性喜欢扮演宽宏大量和维持和平的角色，同时也多半会拒绝与睾丸激素水平较低的人合作……也就是说，男性体内的雄性荷尔蒙水平决定着他们的个性，这或许是因为激素影响了大脑功能的缘故。

女性每个月都会受到生理期的困扰，男人也同样如此。每隔一段时间，他们总是有那么几天出现情绪上的波动，乃至身体上的不舒服，医学专家称之为男性的"低潮"现象，也有人称其为男性生理期。这是一种生物节律变化，是激素水平变化的结果。如果中年男性出现不明原因体力减退、性格改变、焦躁、爱发脾气、爱抽闷烟等现象，则可能已经进入更年期。

男性更年期要比女性推迟 5 ~ 10 年，多发生在 50 ~ 55 岁之后，当然也有个别发生在 40 岁左右或推迟至 70 岁。

50 岁是人生健康的转折期，有人调侃说，50 岁之前比"学历、职位、薪金"谁高；50 岁之后比"血压、血脂、血糖"谁低。50 岁前，感冒了，多喝水就好了，发烧了，睡一觉就好了；50 岁后，高血压、高血脂、高血糖、高尿酸、高体重，"五高"的排着队，齐步走，鱼贯而入，不请自到。50 岁一过，在你的身上，地心引力开始发作，眼角开始下垂，眼睑松弛呈眼袋，下颌垂下第二个下巴。男子 50 岁步入了更年期，是人生健康的拐点。

男性更年期疾病是多病因、多因素性的，但主要是因为体内睾酮水平下降。男性体内存在着一种非常重要的物质——雄激素，主要是睾酮，它由男性睾丸分泌。当步入中年时，睾丸分泌睾酮逐年减少，由于睾酮的生理作用广泛，生殖、泌尿、骨骼、肌肉、造血、心血管及神经系统等均有雄激素受体，这些器官功能紊乱，就会出现程度不同的更年期症状。但男性体内的睾酮水平因人而异，功能减退也是缓慢进行的，存在较大的个体差异。除了年龄因素外，环境污染、不良嗜好（如吸烟、酗酒等）以及过度劳累等，也会影响男性体内的睾酮分泌而诱发男性更年期综合征。

由于男子睾丸不像女子卵巢那样易于萎缩，并且大多数男子在更年期常通过中枢神经系统的调节来适应生理上的变化，所以大多数男子都能安然度过更年期而无明显症状，但有部分中老年男性对于性激素缺乏比较敏感，就可能出现一系列影响生活的症状。

男性更年期综合征可以通过临床表现和血清生物睾酮水平测定来诊断。男性更年期综合征主要表现为如下四个方面。一是精神神经症状。缺乏自信心、性情焦虑、抑郁、情绪不稳、脾气急躁、易疲劳。记忆力、思维能力和注意力减退，失眠，皮肤及肢端感觉异常，有麻木、刺激感，以及出汗、心悸等自主神经功能紊乱症状。二是血管调节性失常。可有阵发性潮热、头痛、眩晕及血压升高等，这些症状波动性较大，与情绪改变密切相关。三是性功能减退。大部分更年期综合征的男性性欲减退，或根本无性欲，伴随性欲减退会有阳痿、早泄、梦遗等。四是男性化减退。体能和精力下降、工作能力降低、皮肤萎缩、肌肉减少、腹型肥胖、骨关节疼痛等。另外，睾酮缺乏对许多慢性病，如糖尿病、高血压、冠心病、骨质疏松、抑郁焦虑的发展和控制起着重要的作用。同时这些慢性病也很容易导致睾酮缺乏症。

国内流行病学研究显示，45 岁以上的男性睾酮缺乏症的患病率为 38%，出现更年期综合征的几率为 10% ~ 30%，可是临床漏诊率高达 90%，造成这一问题的主要原因是男性更年期综合征不易被发现，而且人们对这一疾病的认识不足。

男性更年期可能提前或推迟。医学研究表明，竞争激烈、工作繁忙、生活压力大的都市人群，患有慢性病、心血管疾病几率高，如糖尿病、抑郁症的人，有抽烟、酗酒、经常熬夜等不良生活方式的人，长期从事教师、IT、文案的男性也容易提前进入更年期。此外，从事脑力劳动而且缺少锻炼的男性，以及从事激烈体育运动突然终止者都容易提前进入更年期。

经过适当调理，约有 20% ~ 30% 的男性可推迟更年期的到来。

虽然衰老不可逆转，但良好的健康状况可以延迟增龄相关的雄激素水平降低。睾丸的衰老从 30 岁开始，因此男性生殖保健也应从 30 岁开始。坚持健康的生活方式，如保持充足的睡眠，作息规律，劳逸结合，避免过度劳累、过度玩乐，不要无限制透支自己的健康，生活中特别要注意合理饮食和均衡营养。

因为体重和腰围的增加，很可能意味着更年期提早来临。戒烟限酒不仅能保护心血管，对延缓减轻更年期症状也有好处。男性朋友应该有意识地加强运动，经常锻炼身体，如慢跑、游泳、各种球类运动等，不仅可以让全身保持健康的状态，也有益于男性睾酮的分泌，使身体充满活力，从而延缓衰老。同时要定期接受健康检查，早期发现潜在的疾病，获得及时治疗。

男性激素补充治疗目的是维持血中睾酮的生理浓度，激素补充疗法要求模拟人体雄激素晨高、晚低的自然节律，补充睾酮的生理需要，且不要抑制自身睾丸的激素分泌及生理功能。

天然睾酮制剂可用于替代治疗。目前可使用的制剂有肌肉注射、皮下埋藏剂、透皮贴剂、口服制剂以及颊黏膜制剂，患者可以根据医生的建议和自身情况进行选择。目前有许多新型睾酮制剂可用于睾酮补充治疗。

激素补充治疗第一年必须每3个月评价一次，治疗有效则继续治疗，如治疗无效则应放弃治疗，寻找其他原因。

要注意的是补充睾酮是一种替代治疗，缺多少补多少，只补其不足，切不可过量。激素补充治疗不适合前列腺癌、肝病、心脏病等患者。

九、怎样防治老年肌少症

自古"千金难买老来瘦"之说导致很多老年人饮食不均衡。由于片面追求"老来瘦"而刻意吃素并减少食量、降低能量的摄入，使优质蛋白质摄入不足，加剧营养不良，导致早老早衰，得了肌少症，但很多老年人并不自知。其实，瘦并不等于健康，人老后，身上如果没有一定肌肉量的保护，便少了一道"安全门"。

研究显示，肌少症是可以预防治疗的，然而它极少在肌肉开始衰退时就被检测出来，常在导致活动水平减弱、功能下降时才被发觉，其诊断往往严重滞后。

人体老化的表现之一是肌肉质量显著减少，40岁以后每年肌肉丢失0.5%～1%，50岁以后，人体肌肉质量每年下降2%左右，肌肉力量也随之下降，尤其是女性，70岁时人体肌肉质量较年轻时期下降40%。老年人中肌少症发生率比较高，60～70岁人群发生率为5%～13%，80岁以上人群发生率达50%～60%。

肌少症主要与增龄有关，内在因素最重要的影响是老年人体内合成的激素降低，使肌肉蛋白合成减少。外在因素主要是蛋白质摄入减少或合成能力不足导致肌肉功能衰退。运动减少，安静久坐的生活方式、长期卧床休息也可引起肌肉蛋白流失。此外，也与神经系统退行性改变、长期患慢性病、心理障碍等多种因素有关。

肌少症常见的症状表现是四肢及全身肌肉减少、消瘦、疲乏无力、走路蹒跚、容易腿软等。诊断方法是4米长的步行测试，步速每秒低于0.8米。

值得注意的是，有些人以为自己长得胖就一定不会得肌少症，其实不然，这些情况可能是隐性肥胖型肌少症，这种肌少症表现为肌肉减少而脂肪增多。因此在观察自己身体肌肉群时要留意，如果臀大肌变得平坦，小腿肌萎缩，握力下降，都说明肌肉有所减少。此外，老人眼眶下陷，肩胛骨突出也是肌肉流失的征象。女性双臀平展，大臂部有明显皮肤松弛下垂，俗称"蝙蝠袖"，是肌肉减少的典型症状。

由于骨骼肌是运动器官，又是蛋白质的储存库和糖代谢组织，因此，肌少症对老年人的影响是多方面的。肌少症主要的影响是使老年人生活能力下降。

肌少症增加糖尿病和心血管病风险，容易跌倒和骨折，伤口愈合延期，住院时间延长，医疗费用增加；肌少症的老年人有30%失去独立居住和独立生活能力；老年人过快地出现衰弱，其慢性病患病症率上升，致残率和病死率也随之增加。

"千金难买老来瘦"的传统观念一定要除去，胖瘦是衡量老年人营养状况的重要标准，过瘦和过胖一样，都对健康不利。在饮食上不必过于担心，"谈肉色变"，什么都不敢吃的"苦行僧"生活没有必要，饮食结构过于简单反而易致肌肉衰减加快。即便是红肉类，只要适量都没问题。

老年人肌少症的治疗以营养支持和运动锻炼为主。运动和蛋白质联合作用可提高肌肉的合成率。老年肌少症与营养失衡有关，足够的营养摄入是保证肌肉质量的必要条件，尤其重要的是要每餐保证充足优质蛋白质营养，乳制品是蛋白质的优质来源，而在牛奶中天然存在的蛋白质——乳清蛋白含有人体所需要的全部必需氨基酸，并富有支链氨基酸，对增强肌肉力量的作用更为显著。研究表明，成年人在运动前后食用乳清蛋白能促进肌肉合成。鱼类、鸡蛋、鸡鸭肉、牛肉、豆制品等食物均为优质蛋白质。老年人动物性食物的蛋白质应占膳食蛋白质的30% ~ 50%。补充优质蛋白质0.5 ~ 1.0克/公斤体重。

需要注意的是，目前蛋白质摄入不均衡的现象很普遍，如果一顿蛋白质吃得过少，那么无法最大程度激发肌肉生长潜力；而如果蛋白质吃得过多，由于身体储存蛋白质的能力极其有限，多余的蛋白质会分解为葡萄糖与脂肪，进而增加体重。所以补充蛋白质的方法是每顿均匀摄入，才有利于肌肉的合成和促进肌肉生长，是减少患肌少症风险的最佳办法。

对于消化能力不足的老年人，少食多餐是个好办法，比如一天吃4顿或5顿。为方便老年肌少症患者营养摄入，目前有多种市售口服营养补充剂，比普通食物能量密度高，且营养全面、均衡，也方便老年人根据个人需求随时取用，减少备餐工作。对卧床不起的老人，可在医生指导下适当服用乳清蛋白粉和必需氨基酸补充剂。

另外，在营养治疗中，还要注意补充维生素D。维生素D可激活蛋白质的合成，能够改善肌力和肌肉功能，降低跌倒风险。预防和治疗肌少症，每日可补充维生素D800单位，以维持肌肉健康。

事实上，老年人体内蛋白质分解流失大于合成，因而对蛋白质的需要量比青壮年时还要略高才能维持平衡，更要注意优质蛋白质的补充。

还有很多上年纪的老人认为人老了，养身只能静不能动。这也是一种偏见。因为人的骨头和肌肉长期缺少一定强度的必要锻炼，都可能出现废用性萎缩。"老态龙钟"的老人很多就是肌少症患者。运动可达到增强肌肉，延缓老年肌少症的效果。如果光摄入，不运动，对于保持肌肉的作用有限。老年运动要注意平衡和循序渐进，量力而行，长期坚持。除了坚持每周 5 次有氧运动，每次 40 ~ 60 分钟外，还至少每周要进行 3 次持续 20 ~ 30 分钟的抗阻力运动。患慢性病的老年人要根据自身健康情况尽可能多地活动，因为运动是血管的按摩师，能有效应对肌肉和骨骼的衰老。

肌少症是老年健康的一大威胁。"千金难买老来瘦"是个误区，相反，健康的微胖老人，尤其是高龄老人，或许自身储备的能量可以应对增龄中体质的不测。

十、如何预防老年衰弱综合征

老年衰弱综合征是指老年人在神经肌肉、内分泌、代谢上的生理性衰退，使老年人储备能力降低，对抗应激能力下降。尽管衰弱的老年人可以没有失能和患多种疾病，但其发生不良事件（如晕厥、跌倒）的风险显著增加。衰弱老人由于其经受各种应急情况（如感染、急性病、外伤、精神创伤等）能力很差，一个小小的风吹草动，就可能推倒第一张多米诺骨牌，产生一系列不良事件。在相同情况下，衰弱老人的患病率、致残率和死亡率均高于非衰弱老人。

是否患老年衰弱综合征可根据以下四个方面进行评估：不明原因体重下降（没有主动节食）；明显的疲乏无力；行走速度下降；躯体活动能力降低。具备以上 3 条即可诊断为老年衰弱综合征。

衰弱可以预防的吗？回答是肯定的。预防衰弱主要掌握两条：一是运动，二是营养。

运动是关键。人在 40 岁以后，肌肉每年以 0.5% ~ 1% 的速度流失，如果不加干预，70 岁时力量会下降 15% ~ 30%。目前，多数人生活习惯不好，缺少运动，肌肉流失年龄更早。人体有超过 600 块肌肉，当人体受到外力作用时，能提供良好的支撑和保护。肌肉还能给关节提供支撑，减少慢性劳损，减缓关节退行性老化。肌肉还是能量消耗器。1 千克肌肉能让人体多消耗 50 ~ 100 大卡的热量。长时间不运动致肌肉流失，身体就会逐渐发福，即使饭量没有增加，体重也可能增长，此时增长的不是肌肉而是脂肪。

老年人锻炼不足的现象十分普遍，许多人退了休无事可做，天天打麻将，即使肯锻炼，项目也单一，特别缺乏力量训练。目前，老年人爱健步走、小跑等有氧运动，这对下肢肌肉力量的提升有好处，但缺乏上肢、胸、背、腰部肌肉的锻炼。因此，老年人要注重全身肌群对抗性锻炼（举、拉、抗、蹬等），才能有效防止或推迟渐进性的肌肉衰弱。力量强的人肌肉必然发达，而肌肉能给人带来很多好处。

营养是基础。目前，我国老年人营养情况堪忧。大多数老年人不了解自身的营养情况，有些盲目吃素、减肥，最终瘦到皮包骨头，导致老年衰弱综合征提前到来。据北京、上海、广州等 5 个城市调查显示，50% 的老年人存在营养不良风险，有的养老院老人营养不良比较严重，体形干瘦，一个老人的小腿围只有 20 多厘米，而国际公认标准是，小腿腿围小于 31 厘米就存在营养不良风险。

导致老年人营养不良的原因有很多。一是消化能力衰退，90 岁以上老人的消化能力相当于 5 岁小孩，这会直接影响营养的吸收和利用；二是咀嚼能力下降，许多口腔病如缺牙会影响进食和消化；三是味觉减退，老年人味觉功能明显减退，吃什么东西都没有胃口；四是疾病限制营养摄入，如慢性肝病或肾病患者限制蛋白质摄入；五是舍不得吃，许多老人传统观念十分"顽固"，生活非常节俭，什么便宜吃什么，甚至只吃主食，从而导致营养不良。

如果在 60 岁开始注意补充营养，可使生命最后几十年健康很多。老年人补充营养要注重以下几个方面：

①提升食欲。不少老人因食欲减退导致营养不良，健康每况愈下，慢性病便接踵而来。为维护老年人的健康，首先要提升老人的食欲。老年人尤其是高龄老人，除增加饮食色香味外，选择他们平时喜欢吃的东西，甜、咸、酸、辣都不要刻意限制。有的老人爱吃"荤油"，少量、间断地吃一些也未尝不可。按时作息、心情愉悦、睡眠充足，也都是有效提升老年人食欲的方法。总之，要使老年人想吃能吃，年岁越高，食谱越要宽松，对超高龄老人一般不要限制饮食，只要对健康无害，想吃什么就吃什么。

②维持微胖体质。一直以来，人们以体质指数（BMI）19 ~ 24 作为健康指标。其实，这个指标只适合于中青年人。老年人如果将 BMI 控制在 24 以下，可能导致很多人因此减肥，从而诱发营养不良。

最近，许多国际研究表明，老年人的 BMI 以 24 ~ 26（微胖）为宜。微胖体质能量储备充足，抗风险、抗病能力强，也经得住消耗。微胖是维持老年期体质健康的一个重要条件。资料表明，与 BMI19 ~ 24 及小于 19（消瘦）者相比，微胖老人健康寿命分别延长 5 年和 8 年。

在医院重症病房里，能见到一些患重病的微胖者，经医生积极抢救，最终"挺"过来转危为安；而病情相似的另一些"骨瘦如柴"的重症病人，却经不起折腾，早早离开了人世。所以，老人脂肪多一点并非坏事，胖一点更能熬过疾病的折腾。

为什么微胖者生重病后存活下来的可能性比较大？这是由于微胖者体内存

有相当数量的脂肪组织，在生重病时，尤其是禁食期间，这些脂肪可以分解代谢产生能量；而瘦人体内脂肪存量有限，经不起消耗，很快就会用光，常需医生通过补充外源性脂肪乳剂来维持生病时的"高能耗损"。但外源性脂肪的品质远远低于体内存在的内源性脂肪，而且输注脂肪乳剂有时还会出现过敏和"脂肪超载综合征"等不良反应。

③健康饮食。根据老年人生理和代谢特点，其营养摄入与中青年有所不同。一是补充优质蛋白质（奶、蛋、鱼、禽、肉、豆等），一日三餐都要吃一点；二是食品花样要多，无论谷类、禽肉类、果蔬类，还是干果类，都要吃得杂，杂粮和细粮的比为1:2，每天要吃30种不同种类的食品，至少20种，能吃到40种更好；三是吃的量要够，一般每天谷类300克，蛋白质150克，蔬菜500克，水果300克，干果10~20克；四是增加用餐次数，老年人吸收、消化功能比较差，一次进食量偏多难以承受，尤其是慢性病患者，一天可吃4~5顿，即少食多餐，以利消化吸收；五是补充功能食品，根据自身体质和健康情况适当补充些矿物质、微量元素、维生素、卵磷脂、欧米伽-3脂肪酸、鱼肝油等，营养不良者还可补充蛋白粉。

其实，只要按照以上几点科学、合理饮食，功能食品中的营养素就不可能缺乏。目前市面上"功能食品"林林总总，有些老年人为了延年益寿，舍得重金买保健食品，吃了这些"功能食品"，其结果不是无益（本来就不缺）就是有害（过量）。

附：懒人体能锻炼法（或称徐氏体能锻炼法）

懒人体能锻炼法是一组集力量运动、阻抗运动和柔韧运动于一身，仰卧在床上进行体能锻炼的一种方法，是预防老年衰弱综合征的有效方法。

具体步骤如下：

1. 双手置于小腹部，双腿屈膝45度，抬腰；

2. 双腿屈膝45度，足底并拢，双膝外展，以头枕部和足跟为支点，抬腰；

3. 双腿屈膝45度，双膝靠拢，双足外展，抬腰；

4. 双腿伸直，以双肘为支点挺胸抬腰；

5. 稍侧卧，双腿伸直，以头枕颞部和足外侧为支点，抬腰，左右两侧轮换（以上抬腰运动均为离床面10cm以上）；

6. 直腿上抬，趾上翻、趾下翻、足外翻、足内翻（腰突症患者作此运动时双足尽量向前推伸，有助于缓解坐骨神经痛）；

7. 双手食、中、无名、小指弯曲并拢，相互勾拉；

8. 双手食、中、无名、小指插入另一手的指间，双上肢从头顶部向足部推送；

9. 双手五指分别相互勾拉；

10. 双手五指分别握拳和伸掌。

懒人体能锻炼法每个动作（抬、拉、勾、推、外翻、内展等）为时5秒钟。一组运动做下来大约需要半小时左右。如果每天能做两次，就可以达到体育锻炼的目的，即全身的颈、臂、肘、指、腰、髋、膝、踝、足、趾等关节和胸、背、腰、四肢大小肌肉群都不同程度得到了锻炼。懒人体能锻炼法的运动力度和幅度大小与锻炼的效果相关，因此，在锻炼时尽量达到最大的运动力度和运动幅度。但老年人要根据自己骨、关节和肌肉承受力为度，循序渐进，以免发生意外。

懒人体能锻炼法适用于任何年龄和任何体能者。儿童、青少年、中老年的健康者、体弱者、慢性病及急性病恢复期患者均适用。急性病如急性心肌梗死、脑卒中等患者发病后第三四天可选择性进行适当的四肢肌肉和关节（如前臂、小腿、踝、腕、指、趾）锻炼。

懒人体能锻炼法的锻炼项目的选择性和运动力度可调性更适合于高龄老人、肌少症、老年衰弱综合征及慢性病卧床不起者，其随意性大，无论在睡前、夜间醒来时或起床前均可进行，失眠者作一次锻炼有助于改善睡眠。

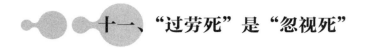
十一、"过劳死"是"忽视死"

"过劳死"并不是像字面上理解的那样——过度劳累导致死亡，"过劳"只是一个诱因，大部分的人并非直接因"累"而死。"过劳死"的常是患有隐性心脑血管疾病的高危人群。高强度的工作只是过劳死的一个外部条件，是催化剂而已，真正死亡的原因是人本身具有的致命性疾病。这些疾病在大多数时候，往往表现不出多少症状，可一旦发病，就异常凶险。

根据 2012 年媒体与知名企业联合调查显示，我国已超过日本成为"过劳死"的第一大国。

1."过劳死"主要的诱发因素

（1）高压力、高强度工作。近几年，中青年名人因心脏病发作猝死的悲剧不断上演。他们的英年早逝主要是因为长期高压力、高强度工作，使身心俱伤。这些站在事业、地位和财富顶端的生命似乎格外脆弱。资料显示，精神压力大、每天工作 10 小时以上的管理者、企业界、演艺人员及从事医疗、IT、新闻、科研工作者更容易"过劳死"。而且中年人经受着事业和家庭的双重压力，身体和精神长期处于高度紧张状态，加上不健康的生活方式，极易引起"过劳死"。

中国人"过劳死"的诱因很大程度上是受社会潮流影响。中国逐渐进入竞争社会。作为个人，谁都不愿意辞去高收入工作。中国人对拥有金钱与地位这一概念具有自我认同的倾向，为了这一目标，有些人"用健康交换金钱"也在所不惜，拼命工作的最终目的是能积累财富，提高自身社会地位。

企业只重视效益，忽视对工作时间的管理也是导致过劳死的重要原因。中国劳动合同法规定人均每周工作时间为 44 小时，月均加班时间不得超过 36 小时，但许多企业并不遵照合同执行。

分析表明，90% 以上的猝死患者是没有任何病史的年轻男性体力劳动者。较长的工作时间、恶劣的居住卫生条件、较差的通风设备，增加了发病风险。分析指出，20 ～ 40 岁的青年人通常是家庭的经济支柱，他们的体力负荷和心理负荷较大，极易发生"过劳死"。

现今，还有许多身处职场的白领，身心俱疲，加班加点成了白领们工作常态。而工作难找又造成很多职场人不敢轻易得罪领导，不敢轻易跳槽。这种高压力职业人群，最终成了"过劳死"的高危人群。

（2）**过量饮酒**。过量饮酒是"过劳死"的一个重要诱因。过劳人群如果过量饮酒，发生猝死的概率非常大。大量饮酒使交感神经过度兴奋，血管收缩，心跳加快，血压升高，血凝加速，容易诱发高危患者心肌梗死、脑血管破裂。

此外，喝醉酒的人往往要呕吐，但醉后的人吞咽反射和动作都比较迟钝，这时如果仰卧平躺，食物就会反流到气管堵塞气道而造成窒息死亡。

（3）**大喜大悲**。人在大喜大悲时肾上腺素、去甲肾上腺素等神经内分泌激素大量释放，使大脑皮层和交感神经极度兴奋，血压急剧上升，心脏生物电功能紊乱。如果同时存在其他的危险因素或潜在疾病，极易发生心律失常（如室性心动过速）而猝死。歼-15舰载机首席设计师罗阳，心脏病发病前就夜以继日长期劳累工作，舰载机试飞成功，又让他沉浸在极大的喜悦之中，导致心肌梗死超早期便出现严重心律失常而"过劳死"。

罗阳平时身体不错，每年定期体检都没有发现心脏方面有什么问题。其实，目前设计的体检"套餐"里心电图和心脏超声波是查不出隐性冠心病的，对冠心病高危人群，只有加做运动试验和冠状动脉 CT 等检查，才可发现心肌缺血或冠状动脉狭窄等问题。

（4）**泡网吧、开网店"累死人"**。现今，越来越多的青壮年发生"过劳死"，有些青少年痴迷于玩游戏，连续 12 个小时、24 个小时、36 个小时、甚至 72 个小时或更长时间，不吃、不喝、不休息，身心极度劳累，加上饥饿、脱水。有些人在疲劳中睡去，有的人在睡眠中死去，游戏机还不停地在喧哗。

开网店"累死人"也屡屡上演。开网店的小蔡一直在电脑前打理网店，凌晨 4 点多朋友们发现他一直没动静，摸了一下他的身体已经发凉了。又如 29 岁的淘宝皇冠店店主因昼夜打理网店过度疲劳死亡，生前月收入逾百万元。再如江苏一出租屋内，25 岁的淘宝卖家小夏过世几天后才被快递员发现。同样，还有人因过劳引发蛛网膜下腔出血、脑静脉窦血栓等疾病而死亡。这些泡网吧或开网店猝死的青壮年，大多因积劳成疾或存在长期的不良生活方式，体内已经埋有"定时炸弹"（如隐性疾病、生理缺陷等），在极度劳累时容易诱发猝死。

2."过劳死"是可以预防的

据调查，我国亚健康人群比例高达70%，还有15%处于疾病状态，真正健康的只有15%。因而当我们处在这种健康状态时，哪怕我们不加班、不工作，也随时都有可能因为致命性疾病而离世。从这个意义上来说，所谓"过劳死"，更是一种"忽视死"。

既然如此，那么"不忽视"是否可以避免"过劳死"呢？答案基本是肯定的，"不忽视"可以大大减少"过劳死"几率。也就是说，"过劳死"是可以预防的，预防的方法其实也很简单：一是注意诱发因素；二是警惕危险信号；三是重视一级预防。

"过劳死"实际上是"忽视死"，从这个意义上说，消除诱发因素，即零级预防是最重要和最有效的。

"过劳死"的危险信号。高危人群如果出现以下几种情况，就要警惕"过劳死"的危险临近你的身边：经常感到疲劳；突然觉得有衰老感；经常胸闷、头晕、头痛或冒虚汗；有高血压、糖尿病、将军肚；每天吸烟30支以上；经常过量饮酒；夜班多，睡眠不足，工作时间无规律；经常出差，每周只在家住两三天；经常参加盛宴。

重视一级预防。一级预防就是防止危险因素演变成疾病。在健康体检或生病就医时，都可能发现一些疾病的预警信号，如血压偏高、血糖偏高、血脂偏高、尿酸偏高、体重超标等。这些"偏高"看起来都是"小问题"，实际上已经慢慢地蚕食着你的健康，使你的动脉内膜脂质沉着，动脉壁增厚，更为严重的是"偏高"越多，血管损害的程度就越大。随着岁月的沉淀，时间的"洗礼"，你的动脉壁便被埋上一个个"小炸弹"（脂质斑块）。开始这种"小炸弹"大多属于"稳定型斑块"，就好像是还没有装上引信的炸弹，一般不会被引爆。但也有些"小炸弹"是"不稳定型斑块"（又称软斑块或易损斑块），就好像"小炸弹"也装上了引信，因而"小炸弹"也就可能被引爆。即带有易损斑块的患者，因过劳诱发血管内皮损害、血管痉挛、血压升高，这些"不稳定型斑块"便从血管壁脱落，堵塞下游血管而造成急性心肌梗死或中风等血管栓塞事件。这可能是许多"健康人""过劳死"的主要原因。由此可见，未雨绸缪，把致病危险因素通过治疗性生活方式进行"点射"或"秒杀"，避免发生血管栓塞事件，进行一级预防是何等的重要。

十二、PM2.5污染对心血管的损害

空气污染已被证实与人类许多疾病相关，包括呼吸系统、心血管系统疾病，肿瘤等。其中，空气污染物中的PM2.5与心血管疾病的关系更为密切。2004年美国心脏病协会提出，人暴露于高浓度PM2.5中会增加患心血管系统疾病的风险，尤其是心肌梗死、脑卒中、心律失常、心力衰竭——这一点在之后的10年内得到了充分的证实。

PM2.5由于粒径小，相对面积大，表面可吸附大量有毒有害物质。并且它可以进入呼吸道深部的肺泡，然后进入血液循环而导致机体多系统尤其是心血管系统的损伤。

PM2.5对心血管的损害分为长期和短期两个方面。长期暴露于PM2.5（数月到数年）会增加心血管疾病的发病率和死亡率，降低预期寿命，从而把"PM2.5暴露"称为可调节的致心血管疾病发病及死亡的因素。一组研究以长期暴露于PM2.5环境中的4783名健康人群为研究对象，发现长期生活在PM2.5的环境里，有可能会导致猝死等各种心律失常的发生；短期暴露（数小时到数天）在高浓度PM2.5环境下亦可诱发血压升高、心律失常、心肌缺血、心力衰竭、肺动脉压增高、脑卒中等疾病。

为什么PM2.5污染会引起上述疾病？原因主要有以下几个方面。

第一，PM2.5对动脉内膜有潜进性或应激性损害。已经明确，炎症（非细菌、病毒等微生物感染引起的炎症，被称为无菌性炎症）是造成心血管损害的重要因素，而PM2.5可引发和加重心血管炎症反应。

第二，PM2.5使血管内皮功能紊乱。血管内皮细胞有许多十分重要的功能，与血压、血流量的调节和动脉粥样硬化的控制等都密切相关。因此，血管内皮功能紊乱是许多心脑血管疾病的启动因子。PM2.5可使血管内皮功能紊乱，诱导内皮细胞凋亡，削弱血管内皮修复功能。健康人暴露于PM2.5高浓度环境中2小时，血管舒张功能便下降，并呈一定的剂量–效应关系，即PM2.5浓度越高，暴露时间越长，血管内皮功能紊乱越严重。

第三，导致血液凝固。正常情况下，机体凝血／纤溶系统处于平衡状态，使流动在血管里的血液既不凝固又不溶解。但机体凝血／纤溶系统一旦失去平衡，就可导致血栓形成，可能诱发心脑血管事件。PM2.5可引起凝血／纤溶系统紊乱，促进血凝，如吸入柴油废气可导致血小板激活并诱发血栓形成。

如何判断PM2.5污染对心血管的损害？目前比较困难，因为至今还没有一种特异性的标志物。但测定以下几种指标血可能是一种提示：一是血浆亚硝酸盐可反映血管内皮功能并可作为检测PM2.5的标记物。二是超声检测颈动脉内膜中层厚度及心-踝血管指数。以上两项检查可反应动脉硬化情况。三是检测心率变异性，可反映自主神经功能情况。四是检测各项血凝指标，了解凝血功能变化并预示血栓的发生。

十三、PM2.5 污染如何应对

人体长期受到 PM2.5 等污染物的刺激，会引起许多疾病：哮喘、支气管炎、肺炎、阻塞性肺病、肺癌；血管壁增厚、血管内膜炎症、动脉粥样硬化、高血压、冠心病、脑卒中等。呼吸系统和心血管系统是空气污染的重灾区。此外，雾霾还会对皮肤、神经系统甚至泌尿生殖系统造成损害。为减少雾霾对人体的危害，可采取一些自我防护措施。

1. 减少暴露

雾霾天气，室内的 PM2.5 浓度比室外低，因此，要在空气污染高时段限制户外逗留时间，尤其是婴幼儿、老人及心肺疾病患者。晨练要考虑气象和环境因素。冬季早晨最容易出现烟幕，是空气污染的高峰期，冬季晨练人们喜欢在草坪、树林、花丛等有绿色植物生长的地方进行，以为这些植物能吸收二氧化碳，放出氧气，有利于人体吐故纳新。殊不知，植物叶绿素只有在阳光的参与下才能进行光合作用。如果在一夜没有进行光合作用的绿色植物附近晨练，非但没有新鲜的氧气，相反倒积存了大量的二氧化碳，这显然不利于人体的健康呼吸。

晨雾对人体健康的危害也很大，雾中含有各种酸、盐、胺、酚、尘埃、病原微生物等有害物质的比例，竟比通常大气水滴高出几十倍。而阳光可使晨间雾霾逐渐消散。与烟、雾、霾相比，冬日早晨的阳光就是"补药"了，故冬季晨练务必"赶迟不赶早"。

此外，心脏病人出门要带急救药。PM2.5 能使心血管疾病的发病和死亡率进一步增加。因此，心脏病人在雾霾天时尽量避免外出，如果一定要出门，不要骑自行车，避开交通拥挤的高峰期及车多的路段，同时戴上能够过滤 PM2.5 的专用口罩，并带上常备的降压和心脏病急救药物，这样方能将"伤心"的程度降到最低。

2. 开窗通风

相关调查表明，有时室内污染比室外严重，室内 PM2.5 对健康影响更大。由于室外空气质量可以通过肉眼观察和查询空气质量报告来了解，但室内空气质量却很难判断。因此，很多人以为室内比室外污染少。2015 年清华大学发布全国 PM2.5 污染调研报告显示，由于现代人 70% ~ 90% 的时间处于室内，室内空气污染对人的影响更显著，人均暴露量和潜在剂量为室外的 4 倍。

室内 PM2.5 污染源主要来自密闭或半密闭的空间内污染物快速累积，如商场、地铁存在人流量大、地面扬尘多、空气不流通等因素。据调查，密闭室内的气态与颗粒物比室外高 5 ~ 7 倍。人的主动行为是影响室内环境空气质量的关键因素。

厨房是室内 PM2.5 污染源的重要来源。在煎完 3 个鸡蛋后，厨房内 PM2.5 浓度达到 315 微克 / 立方米。因此，烹调结束后，应保持抽油烟机继续工作 3 ~ 5 分钟，以便彻底排出污染物。

吸烟是影响室内空气 PM2.5 浓度的重要因素。实验显示，在一个 35 平方米的房间内吸烟，吸 1 支烟，在距离吸烟者 3 ~ 6 米的地方，空气中 PM2.5 浓度可达到 300 微克 / 立方米左右（超过 250 就是严重污染）；连吸 3 支烟，在距离吸烟者 1.5 米的地方，空气中浓度可达到 1700 微克 / 立方米。三手烟（黏附在衣帽和皮肤上的烟雾颗粒）对室内空气的污染也是比较明显的。在普通办公室和居民住房，有人在室内只吸 1 支烟，即使开窗通风，室内 PM2.5 恢复到之前的水平，也需要 10 小时以上，因此，室内是绝对禁止吸烟的。

另一方面，新屋装修，打扫卫生时的地毯、地板上的细微颗粒，办公室常用的办公设备，如激光打印机、复印机等产生的臭氧等气态污染物，也是不为人们重视的重要污染源。

开窗通风是最好的"空气净化器"。日常生活应养成定时开窗通风的习惯，窗户、阳台门可以长期处于半开启状态，轻度雾霾时可选择空气质量比较好的时段（如中午阳光充足、污染物较少时段）开窗通风，也可将窗户打开一条缝通风，而不让空气直接吹进来，时间以每次半小时至一小时为宜。开窗时应尽量避开早晚空气污染严重的时间，但严重雾霾天气要避免开窗。家中用空调取暖的居民，尤其要注意开窗通风，确保室内氧气充足。

一般室外 PM2.5 监测值低于 75 微克 / 立方米（及以上）时，开窗通风有利于室内空气质量的改善，室外 PM2.5 监测值高于 150 微克 / 立方米时，开窗通风就成为室内空气质量的破坏因素。

另外，住宅楼层也与 PM2.5 浓度有关。在同等外部条件下，楼层 16 层以上 PM2.5 室内等级最优，8 层以下 PM2.5 室内等级最差，扬尘主要集中在中低层，且高层大气对流较好。主干道上的汽车尾气排放增加了 PM2.5 的浓度，距离主干道大于 500 米的建筑，室内空气质量更好。

3. 清洁皮肤

空气污染最先受伤的是皮肤。PM2.5 颗粒使皮肤屏障功能受损，会导致皮肤干燥脱屑、色斑形成、皱纹增加、肌肤油腻和维生素 E 流失。同时，PM2.5 颗粒与紫外线有协同作用，致深层皮肤受损。有数据显示，以 PM2.5 达到 500 而"爆表"的污染天气来衡量，在户外活动 8 小时，脸上吸附的粉尘约有 1 克，而一块粉饼的重量约为 10 克，这意味着脸上涂了 1/10 块粉饼。

要想抵御污染物对皮肤的损伤，雾霾天要穿长袖衣服，即使在阴天出门也要擦防晒霜，以阻隔污染物和紫外线的侵扰；加强护肤，每天回家后要进行彻底的清洁，可用一些舒缓滋润的洗面奶，用双手轻轻揉搓面部和颈部，然后用温水冲洗干净。长时间户外活动的人群，最好对全身进行一次清洗，避免灰尘长时间黏附在皮肤上，并同时清洗衣服。

4. 保护眼睛和鼻腔

防御雾霾对眼睛损伤，要做到眨眼、洗眼、护眼。具体来说：一是多眨眼。眨眼就像雨刷器，一方面使泪液充分布平，避免干燥，另一方面减少眼睛暴露，保护角膜。二是早晚洗眼。泪液好比眼睛运动的润滑剂，可购买一些不含防护剂的人工泪液，早晚各清洗眼睛一次。此外，雾霾天少戴隐形眼镜，因此时眼中泪液变少，润滑度不够，而空气颗粒物还可能堵塞表面透气孔，使其透氧性变差而出现眼疲劳和干眼症。三是选用眼睛防护罩，就像戴口罩一样，佩带眼睛防护罩可以形成一层保护，减少泪液蒸发，保护眼睛。

鼻子是防止雾霾入侵人体的第一道防线，因此，建议严重雾霾天外出回到家后，除了洗脸，还应该洗鼻子。鼻黏膜自身的生理特性给鼻腔冲洗提出了严格要求。鼻腔冲洗液的性质必须符合的鼻黏膜的生理特性，否则冲洗后不仅起不到防治作用，还会刺激鼻黏膜，加重黏膜炎症和损伤。

建议不要用清水冲洗鼻腔，因为清水相对于鼻黏膜是一种低张溶液，清水进入鼻黏膜细胞，会让鼻黏膜更加肿胀，进而破坏鼻腔黏膜。

鼻腔冲洗最好用35℃到38℃生理盐水。生理盐水（0.9%）药房可以买到，也可以自己配置：将约4.5克精盐加入500毫升烧开后放凉的温水中即可。

冲洗器种类较多，最好选用正规厂家生产的专业鼻腔冲洗器。冲洗时上身向前倾，头偏向一侧，微微张口，用口平静呼吸，将"橄榄头"（鼻腔冲洗器）塞入偏高一侧鼻腔，洗右侧时以右手持"橄榄头"，洗左侧则用左手；轻捏软瓶体，将冲洗剂由一侧鼻孔进入鼻腔，绕经鼻咽部再由另一侧鼻腔或口中流出，两侧鼻孔交替清洗。

5. 加强营养增强体质

至今还没有一种食物或药物和其他方法可以直接对PM2.5产生效果。但注意饮食均衡，加强体育锻炼，提高自身免疫力，能在一定程度上减轻PM2.5带来的伤害。多吃一些含抗氧化成分的多酚类及含类胡萝卜素等的抗氧化食物，还有多吃维生素A、C、D等的食物，有助于减少PM2.5在体内氧化应激造成的损伤。此外，雾霾天可以多喝水，增加呼吸道和口腔的湿度，减少不适，保护呼吸系统，并有利于有害颗粒的排出。此外，注意补充水分，呼吸道黏膜干燥会导致防御功能下降，加重雾霾对机体的损害。健康成年人每日应保证饮水2000毫升左右。

6. 口罩的选择和使用

出门防护，最有效的方法是戴口罩。专业PM2.5口罩是标有N、KN等标识的口罩，P95是指小于2.5微米颗粒的捕获能力为95%。这类口罩防护效果是肯定的，值得首选。这类带阀口罩呼气阻力要低，佩带会更为舒适一些；而不带阀的口罩密闭性强，阻挡PM2.5的效果更为显著。但心肺功能不好的人，建议尽量选择带气阀口罩。

带PM2.5滤片的棉布口罩整体功能一般，与脸部密合性较差，吸气时空气会趁机不经过滤直接从周围进去，即使滤片效果再好，防霾作用也不大。带滤片的口罩，每天要洗换一次过滤装置。

医用外科口罩和活性炭口罩也具有一定的防护作用，其中医用外科口罩对细菌等病原微生物的防护较好，而活性炭口罩对有害气体的过滤作用较强，此类口罩佩戴舒服，但只能过滤粗颗粒物，对防护 PM2.5 作用微弱。

普通棉布针织孔隙大，只能抵挡一些煤烟和小颗粒，冬季保暖还行，但对PM2.5 几乎没有作用，属于防霾的"垫底者"。

一般空气湿度低于 90%，PM2.5 的浓度大于 200 微克 / 立方米时，外出应戴口罩。戴口罩要避免以下几个方面的错误：

（1）**口罩贴面不够紧**。戴口罩的方法是：首先，双手平拉将两侧松紧带分别卡在左右耳朵，再将口罩调整到下面部合适的位置，然后用双手食指及中指由中央顶部向两边同时按压鼻夹，直至贴紧鼻梁，之后，用双手抚摸鼻端、面颊和下巴的位置，注意是否贴合，佩戴后可深呼吸几次，若感觉四周漏气、呼吸时阻力增大等，应重新调整或更换。

（2）**佩戴时间过长**。佩戴口罩一般时间不要超过 4 小时，戴半小时就应摘下来换换气。因为密闭性较好的口罩长时间戴会影响呼吸功能，并使鼻腔黏膜抵抗力下降。此外，咳嗽、打喷嚏时不摘口罩，唾液和病菌会把口罩弄脏，使防护性降低。应先将口罩摘下咳嗽或打喷嚏后再戴上。

（3）**连带几天**。一只口罩连带好几天容易造成二次污染。一般专业性PM2.5 口罩，使用两三天就尽量更换新的；一次性口罩不要重复使用，最好 4 小时更换一次。另外，用围巾、毛巾代替口罩都是不可取的，用这种织物代替口罩，不仅毫无防霾效果，而且容易引起呼吸道炎症。

目前我国防霾口罩市场存在诸多问题。一方面，山寨 PM2.5 口罩充斥市场；另一方面，工业防尘口罩被大量应用，存在巨大的健康隐患。造成这一乱象的原因是我国一直没有民用防 PM2.5 口罩的相关标准。现在，我国相关部门制定了《PM2.5 防护口罩团体标准》（TAJ1001–2015），该标准适合于日常生活中民众佩带的防止 PM2.5 吸入的口罩。

7. 空气净化器和新风净化器

空气净化器可改善室内空气质量。市面上热销的净化器产品中，有一部分除甲醛的效率都达不到商家宣称的数值。在选择空气净化器时，消费者一方面须确认该产品是否取得相关权威检测机构报告，同时还要仔细查看并询问产品的洁净空气量（CADR）、适用面积等指标。CADR 是指输出洁净空气的速率，单位为立方米 / 小时，CADR 越大，洁净空气的能力越强，一般适合家用的空气净化器 CADR 应在 50 ~ 600 范围内，用产品说明书上的 CADR 乘以 0.1 就是这台机器的适用面积。

空气怎样才算是干净？消费者单凭感官无从感受。部分商家正是利用这一可乘之机，抓住人们对雾霾、PM2.5 的关注，将 PM2.5 概念引入空气净化器，夸大净化率，消费者很难鉴别，只能被动接受。

空气净化器大致可分为 HEPA（高效率空气过滤器）、活性炭过滤、静电除尘、除油烟装置等几种类型。HEPA 对于直径 1 微米以上的颗粒，滤过效率在 85% 以上（称 H10），对于直径 0.3 微米以上的颗粒，滤过效率要在 99.9% 以上（称 H14）。HEPA 只是代表过滤器的滤过效率，购买空气净化器时应询问滤过网效率到底达到何种标准。

新风净化器。新风系统，就相当于房子的肺，可以让其健康"呼吸"。其工作原理是先将室内污浊空气排向室外，同时将室外的新鲜空气经过滤、除菌后纳入热回收器进行热交换，将室外 PM2.5 降下来，然后再输入室内，使房间内的空气流通更贴近自然风。

在空气污染重灾区域，可在家庭、商务空间、高端空间安装新风净化器。室内空气净化器只能净化局部空气，室内二氧化碳浓度会很快超标，氧含量会逐渐稀少；而打开抽烟机、排风扇，同样会通过门窗缝隙涌入大量的室外污染空气，这好比在脏水池里洗抹布。

因此，室内空气净化必须和新风技术相结合。即在净化室内空气的同时，要不断补充洁净的室外新鲜空气，避免二氧化碳浓度超标污染，才能有效对付以颗粒为主的雾霾威胁。

对于居家面积不大的情况，可安装医用级别单机版的落地式新风净化机，既能引进室外新风，又能在室内形成气流组织大循环，使室内空气既新鲜又洁净。

对于面积较大的商务空间，可根据条件选择新风净化设备。高级别墅住宅、养老中心、月子中心、高级健身房等，可采用过滤除菌、正压等技术组合的高端智能控制新风净化器，除霾效果更好。

8. 候鸟式迁徙

我国雾霾高发在冬季，迁徙到南方空气清新的海岛、海边居住，既避霾又避寒。这对重度雾霾地区有条件的老年人是最好的选择。

对待雾霾，需要正视的两个问题：

一是不要只把自身作为防霾的"旁观者"。环境污染终归是人类活动所导致的，只要有人的地方，都会发生污染问题。城区的雾霾之所以严重，汽车尾气排放是重要原因之一。然而有的人习惯严于律人，宽于律己。有的城市对机动车限号出行，结果大量的车辆照旧上路。又想要蓝天白云，又想要充分的出行自由，鱼和熊掌兼得，世间这样的好事并不多。一味地抱怨，而忽视自身影响，其实有违理性。

二是防霾的根本措施是减少排放，降低污染。最近研究表明，通常所说的PM2.5并不是我们面对空气污染追究责任的主要对象，PM0.3才是对人类危害最大的微粒。肺是呼吸道的卫士，之所以会嗓子痛、咳嗽，那是因为咽喉和气管吸附2.5微米以上的颗粒。而2.5以下的颗粒呼吸道就难以应付了。如PM0.3，不仅在呼吸道畅通无阻，其中PM0.1还会进入人体血液循环，影响血管和大脑。

在PM2.5中，PM0.1比例高达80%～90%。这么细小的颗粒物，任何口罩都难以抵挡，唯一的办法就是减少排放，降低污染。

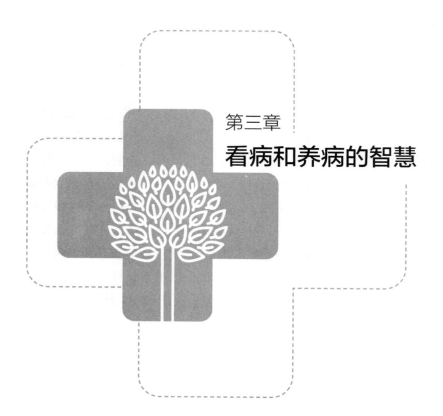

第三章

看病和养病的智慧

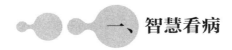

一、智慧看病

生病就医是每个人都回避不了的事，但很多人怕去医院看病，无论是给自己看病还是陪家人就医，经常会被折腾得精疲力尽。确实如此，尤其在医学分科越来越细的今天，从排队挂号、候诊、问诊、检查、确诊，到后期治疗方案的确定，每一项里都有学问和名堂，而要想自己在就诊期间能更加从容和游刃有余，那么就应该学做一个智慧型患者。

1. 选对医院

看病首先要选对医院。根据医院的规模、条件和自己的病情，综合分析各类医院的情况，才能选出最适合自己的医院。

目前，根据技术水平、设备条件、理论水平和规模等条件，我国医疗机构大致可分为三级（每一级又分甲、乙、丙三种等级），不同等级的医院有不同的特色和适应的病种。

一级医院：提供预防、治疗、慢性病管理、康复服务的基层医院，一般为乡镇级医疗机构和城市社区卫生服务机构，它能提供便捷、经济的基本医疗服务。一般来说，病势较轻的患者，或者已经在上一级医院确诊、病情稳定的患者，适合到一级医院就诊。药品便宜、报销比例高也是一级医院的优势。

二级医院：可提供综合医疗服务和承担一定教学、科研任务的地区性医疗中心。大多数常见病和多发病的患者，只要病情不是十分复杂，诊断能明确，或必须就近治疗的特急、特危重患者，可以选择地区级、区（县）级医院等二级医院。

三级医院：可提供高水平专科性医疗卫生服务及执行高等教学、科研任务的区域性以上级别的医院。一般来讲，三级医院主要是各医科大学的附属医院、各省级人民医院、各军区中心医院，还有大部分中级城市的人民医院等。三级医院代表我国医疗技术的最高水平。一般而言，对特急、特危重的患者最好联系急救中心或者直接去三级医院。在一、二级医院不能确诊或疗效不好的慢性病及疑难杂症患者，也应该到三级医院就诊。

目前，对于疑难危重症而言，医学院校的附属医院仍是看病的首选。医学院校的附属医院成立时间较长，学科建制规范且分科较细，临床与科研的结合最紧密，医学人才和仪器设备相对集中。但不是所有的医学院校的附属医院都是"大哥大"，最好浏览该院的网站宣传，注意重点学科是哪些，带头人是谁，经典的救治案例有哪些。

大病看专科，专病要专治。医学科学与其他技术性领域一样，分工越细，技术程度越高，质量越有保障。如妇幼医院、儿童医院、口腔医院、肿瘤医院、传染病医院等比综合性医院的小专科具有明显优势。这些医院患者相对集中，医生接诊类似患者的量多，见过的世面当然多，应对各种疑难杂症的经验也相对丰富。

2. 如何挂号

（1）初诊挂普通号。 有些人不管什么病都要挂专家号，这样做反而浪费时间、耽误病情，特别是初诊患者，无论专家还是普通医生，面对患者都要先了解病情、病史，进行疾病诊断需要一系列检查。许多疾病要经过化验、影像学检查以及其他辅助检查后，才能够得到明确的诊断，而这些工作普通医生完全可以做。所以挂普通号就能达到诊断目的。等到检查结果出来后，若没有明确诊断或有疑难杂症，而需要进一步诊断、治疗或需要做重要决定时（如是否手术），可以再找经验丰富的专家看。这样既能节省费用和排队所浪费的时间，又不耽误疾病的诊断和治疗。

如果不知道挂哪个科，为了避免走弯路，患者需要多了解一些医学常识。凭借患者自己难以准确判断，看病是门大学问，最关键的还是要学会去医院看病。在不知道挂哪个科时，有几点可作参考：首先，向导医人员询问；其次，先挂综合性科室的号，如大内科、大外科、骨科、心脑血管科等，并听从分诊人员安排；再则，若治疗始终不见效，就多问医生几个为什么，提醒医生，自己是否有其他科室的疾病，并尽可能多地为医生提供疾病的相关信息。

其实，专家并非万能，专家只表现在某个专业或某种疾病上有较深的研究，而对其他科的疾病，也许他是外行。

（2）怎么能挂上专家号？ 看病难，难在挂号上，特别是一些三甲医院的专家号，就算你起了大早，排了长队，可能还是挂不到号。为此，一些大医院除了现场预约挂号外，还开通了电话预约和网络预约挂号，这在一定程度上缓解了看病难的问题。

预约挂号是医疗改革中的新生事物，怎样才能挂上专家号，既要做好功课，又要有一定的智慧。

（3）预约挂号要注意的几个问题。 由于三种预约挂号方式（现场预约、电话预约、网络预约）和取号时都要求实名制，故千万不要忘记带身份证。同时，要准备好病历、医保卡或社保卡。有的医院预约挂号要事先办好就诊卡才可操作，而有些医院不需要就诊卡预约，但第一次去该医院就诊时，也应先办就诊卡再取号。

所有的预约、取号都有时间限制，故应提前问清楚截止时间。如不能在规定时间内取号，一定要提前一天电话或上网取消预约。通常3次未取号，将会被列入"黑名单"，取消日后预约资格。

时下，医疗资源，尤其是优质医疗资源短缺，炒号乱象丛生，30元的专家号被炒到几百元或上千元，而从"黄牛"那里高价买来的甚至是假专家号，求医心切的患者应谨防上当。一些别有用心的"专家"把门诊作为招牌，利用病者求治心切的心理，开大处方赚钱。无论什么病情，都开同样的药，以"十盒一疗程"等说辞让病人大量购药者，大都是骗钱的假专家。患者一定要提高警惕，不要被假专家忽悠。

预约挂号看起来比传统挂号方便了，但各大医院的病人大量增加，反而放大了看病难的问题，而小医院却门可罗雀。在这种恶性循环下，各大医院需求又显露出不足，于是进一步扩张，由此导致大医院持续抢占小医院的发展空间，又进一步导致医疗费用上涨，加剧了看病贵。因此，大家要珍惜有限的医疗资源，小病、轻病、常见病没有必要到大医院就诊。

有分析表明，到大医院就诊的病人中，60%～80%有条件在下级医院得到治疗。病人通过预约挂号到大医院看病，实际上是非理性就医。这样导致的结果是小病大治，大专家治小病。这不仅浪费了有限的公共医疗资源，而且患者经历了一场"劳民伤财"之后也并未更多获益。这种现象再次说明不要盲目追求大医院大专家，要理性就医。要找专家看病，最好是看过其他医生，该做的检查也都做过，挂上号之后，把所有检查的单子按照时间顺序贴好，看过哪些医生，吃过什么药，也都整理出来，再来让名医门诊专家进行诊疗。这样看病少走弯路。

目前，有的医院为了减少病人的候诊时间，把预约时间精确到分。即按照不同科室的特点，精确测算每位医生和单位接诊时间，为其制定单独号表，科学设定预约时间点，病人可以按照预约先后顺序自由选择就诊时间，这种挂号"全预约"，大大方便了群众看病。

（4）**电话预约挂号**。电话预约挂号，一般是拨打114或12580，但目前更多的是医院自设电话号码，供患者咨询和挂号。如果你是第一次预约，拨通电话后，只需提供患者的姓名和身份证号，即可选择要挂号的医院、科室和医生。预约一旦确认，系统将向你的手机发送一个预约号码，取号时只要提供身份证及预约号码即可，你可按照咨询服务台与你约定的程序（如几点取号，到哪个窗口，怎么取等）按时就诊。

但电话挂号的缺点是电话总是非常繁忙，有时三番五次拨号都接不通。需要提醒的是，一般早晨8点是开始放号的时间，也是拨打电话的高峰时段，很难打通，最好尽量避开。如果一定要在这个时段"抢"个好号，最好在7点58分左右就开始拨打，成功几率较大。如果是初诊，也可在中午或下午拨打电话，多可顺利预约到近日的专家号。

（5）**网上预约挂号**。网上预约挂号目前大致分三类：一是医院的官方网站；二是政府或权威机构整合开通的网络预约平台；第三种则是某些中介网站提供的预约服务。在这三类网站中，通过医院官方网站预约，最大的好处是不用担心受骗，但每个网站的布局不同，在上面寻找"网上预约"栏目很不方便。目前，可以信赖的预约挂号网站主要是与400绑定的"全国门诊预约挂号网"，可以进行多个城市专家的预约。此外，各地政府参与开通的医院预约挂号网站也值得信任。至于某些中介网站提供的预约服务，有时真假难辨，不是首选。

网上预约挂号怎样操作？在医院网站上挂号一定要先阅读网上的"预约须知"，以减少操作失误。医院官方网站会告诉你各位专家的基本情况，普通号、专家号是多少钱，取号时间，哪些知名专家的号不提供预约服务等等。网上预约挂号需要知道，一般网上预约都会在下午2点到3点截止，上网一定不要晚于这个时间。网上预约流程一般如下：首先注册一个用户名，登记真实姓名、身份证号码、手机、居住地等信息。注册成功后，可以查询到数周内自己所要预约科室的号源，然后按照提示选择合适的时间和医生预约，成功后系统会通过短信将预约号发到手机上。看病时，患者要以预约号作为凭证，拿身份证件到医院取号就诊。

（6）**现场预约**。现场预约，好像出行前提早买火车票，很可能要排长队。除了医院预约窗口外，还有医生诊间预约、医院内便民服务中心预约和自助挂号预约等几种方式。现场预约和普通挂号程序相似，但时间比较充裕，对网络或电话预约不太熟悉的老人可以采取这种方式，去之前最好先打电话到医院咨询一下。

近年来，除了普通门诊、专家门诊外，还有特需门诊、名医门诊、精英门诊、VIP门诊、一体化门诊、联合门诊等，这些门诊是为了满足患者的特殊需要而设置的。

3. 找对医生

一般来说，除急诊以外，初诊先看全科医生。现代医学专业划分越来越细，比如内科分神经内科、消化内科、呼吸内科、心脏内科等不同专业，各个专业又有不同的分工，比如心脏内科，有人注重冠心病的介入治疗，有人专门治疗心律失常。不同专科的医生，对其他专科的诊治，有隔行如隔山之感。因此，得病后，首诊，特别是尚未明确诊断的疾病，宜选择综合医院，因为有时症状虽然表现类似，但疾病并不相同，如中上腹痛可能是心脏病、胃病、胰腺炎、阑尾炎等。在综合医院内会诊、转科方便，易于诊断和治疗。在诊断明确后（如心脏病、肿瘤、骨科等），再去专科医院就诊也方便些。多数情况下，如有必要，医生会建议到大医院专科会诊。此时，可以向医生咨询进一步会诊的医院、专科，甚至可以请其推荐专科医生。

医院为了能够让患者找到正确的就医专科和就诊医生，都会设置咨询台。医院总咨询台一般设立在门诊大厅，专科咨询台一般设立在相关专科诊室的候诊室区，患者可以通过专科咨询台的工作人员确定应该挂哪位专科医生或专家的号。患者可以在总咨询台询问自己应该到哪些相关科室就诊，而专科咨询台常常为患者提供各位专科医生和专家号。目前，有些患者有着盲目追求"有病必求名医专家"的观念，甚至不管专家擅长是不是本病的对应专科，都趋之若鹜。其实，看病不同于追星，不能谁的名气大就找谁看病。实际上，再有名的医生也是在本领域或本学科有所造诣，而其他学科就不一定是王牌了。看病是件实实在在的事，即明确诊断，减轻病痛，治疗疾病。因此，我们都希望找到有真本领的医生。那么，如何才能找到有真本事的医生呢？

要找那些对自己的职业有浓厚的兴趣、心灵手巧、善于思考、同情病人的医生，他们并不刻意地追求名利，而是因为长年的出色工作获得了同行的认可和病人的尊敬，但由于他们行事低调，往往并不为圈外人所知。这是一类患者可信赖的实力型医生。与其千方百计挂名医号，不如就诊于实力派医生。这一类医生多是临床实践 20 年左右的科室业务骨干。

年龄大职位高未必是第一选择。不少人愿意找老医生，其实越来越多的中青年医生正成为一些重要学科带头人，所以有时找中青年医生看病是一种正确的选择。如手术医生的最佳年龄是 45 ～ 60 岁。现在医生看病都要通过一些辅助检查来诊断疾病，所以初次看病前最好先挂普通门诊号，或"小专家"（年资低一些的副主任医师）的号。本科毕业的医学生，至少要在临床工作 10 年才能成为一名副主任医师，对于常见多发病以及一些少见病的典型病例，副主任医师的临床水平和经验已经足以应对，80% ～ 90% 的病例都可以解决。

当然，一些疑难病、重危症、罕见病，医生的经验和判断力可能会起到关键性作用。另外，一些非常专业性的手术，如冠脉搭桥、器官移植等则必须找一名临床经验丰富的医生。

慢性病选固定医生。慢性病很难彻底治愈，所以，建议最好选择一两位固定的医生，这样他们对病人的情况了解更全面，能制定出最好、最合适的治疗方案。

带上老病历。病历虽小，但其中的信息很多，比如以往的诊断、检查结果、用药记录等，可以为医生提供相当有用的信息。如病人曾经用过的药，效果不理想，医生就不会再开这一类型的药了。现在医院都实行统一病历，可以"一本用到底"。建议患者把对应的检查结果一并整理好，附在相应的病历页后，方便医生查询。

多掌握一些健康知识。自己具备一些健康知识，可以更好地理解医生的诊治意图，协助医生完成医疗程序，增强对医疗的依从性，使得看病更省心、省时、省事、省钱。

4. 做好功课

到大医院看病不容易，挂号排队、候诊时间长，真正看病的时间却很短。要想充分利用有限的时间，看病前就要做好功课，有备而去。一般门诊看病每一个病人诊疗时间只有 5 分钟，医生要在这短促的时间里走完病史、体检、开检查单和治疗处方等医疗程序，就必须快捷、有序、分秒必争地工作，病人要懂得如何在有限的时间内为医生提供有用的信息。因此，一个睿智的病人去医院看病之前要做好功课，要注意以下几点：

（1）**说明病情**。很多患者不知道怎样描述自己的病情。而医生的时间紧张，得不到需要的信息，就会让病人先做检查。因此，就诊前要把自己的病情进行初步疏理，如起病时间、诱因、主诉、伴随症状、既往史、过敏史、家族病史、遗传史、过去和这次生病的检查和治疗情况，女性是否正在怀孕或准备怀孕、是否在月经期等。患者可以在家演练一下，如何在半分钟内把自己的情况说清楚。

特别要提醒的是不要忘记陈述职业史。医生和患者常常忽略隐藏在其背后的职业史，如曾经做过什么工作，特别是做过一些对身体有毒、有害的工作，或接触过环境中有毒、有害物质，这对及时正确诊断疾病非常重要。

病人初诊时医生要了解的大致就是这些，如果你能够把上述情况主动提供给医生，则会节省许多就诊时间，否则，医生会逐个向你提问，一问一答就比较费时。

（2）**要把服用过的药物名称记录下来，带给医生**。如果怕说不清楚或记录有困难，可以把正在服用的药物的药瓶、药盒带来，以便医生参考。还要准备好就医用的各种电子卡、病历及影像学与实验室检查的各种资料，免得到时手忙脚乱，徒劳往返。

（3）**陈述要简练**。医生对病人的提问一般都比较简单，病人尽量找出最贴切的词语，不要从"盘古开天"讲起，也不要漫无边际地叙述。同时，医生还会对你的主诉追根究底，比如说你的主诉是胸痛，则会问你胸痛的部位、性质（如压榨样痛、闷痛、闪痛、刺痛）、持续时间、诱发因素（如劳累、心理压力）、缓解因素（如含服速效救心丸）、伴随症状（如头昏、晕厥、气促、恶心、呕吐、臂痛、上肢痛）等。老年人如果怕一时说不清，可以做书面准备，列一个清单。如果你能把这些情况也主动说清楚，那么你就是"半个医生"了，你不仅解读了许多问题，还能引导医生的诊断思路。其实要说清楚并不难，因为这些问题既是专业用语也是医学常识。如果不甚了解，网上查一下就清楚了。

另外，千万不要隐瞒病情。因为病情只有自己明白，而医生不知道你发生了什么，你不说，医生就要撒网检查，这种模式对你身体的伤害不言而喻。看病走了弯路有些可能与医生有关，但更多的是和病人自己有关。

此外，女性在就医前要注意的是：不要化妆、不用香水、避开月经期。因为许多疾病，如心脏病、肺结核、贫血等，都有不同的特殊面容，如果浓妆艳抹，会掩盖真实的面色，造成误诊。此外，患上某种疾病时，身上会散发出特殊的气味，一旦被香水掩盖，也不利于诊断。如果不是急诊，最好避开月经期，此时下腹坠胀等症状，与慢性盆腔炎等疾病相似，还不宜做尿常规等检查。

（4）**尊重医生**。聪明的病人与医生沟通时要学会谦和，面带微笑，多说些感谢的话语，会让医生感到温暖和亲切。要注意：一是不要不懂装懂，自以为是，指导医生是什么病，做什么检查，用什么药，这样会使医生对你产生反感；二是不要显贵摆阔，否则医生很容易理解为你是在炫耀自己，给医生施加压力，结果是适得其反；三是不要期望值太高，当病人提出诊断的迫切性和治疗的有效性的要求超过了现代医学水平和医生的业务能力时，由于医学的无奈和职业的风险，多数医生会提出"另请高明"，这样，本来是通过努力（即使冒些风险）能够明确诊断和有效治疗的疾病，由此辗转往返于几家医院，既误时又误事。

（5）**不要考验医生**。有些病人到诊室后默不作声，先把手伸出来让医生把脉，然后问医生是什么病？医生往往无言以对。因为中医看病也要通过望、闻、问、切的程序来综合判断病症，单凭切脉来诊断疾病似乎有点悬，并不科学。还有些病人患同一症状曾多次、多地，找过多个医生就医，由于症状没有好转，在就医过程中就会有意无意地隐瞒部分诊治经过，考考医生与前几位大夫诊治是否相同。但结果往往是看的大夫越多，不同诊疗意见越多，患者及家属越不知所措。应该知道，疾病有一个演变的过程，同一种疾病不同阶段表现不一样，同一种症状也可能几种疾病共有，加上医生的水平和经验不同，得出的诊断也会有差异。

其实，医生和患者应该是同一战壕的战友，是共同对付疾病的联盟。医生用自己的经验技术，良好的服务态度为病人诊治，患者也要认真提供病史以及在别处就医的经过，这对医生做出正确的诊断和有效治疗很有帮助。

（6）**不要总是换医生**。在这样一个快节奏的时代生活，有些人看病也追求速成，由于病情迁延不愈或经常复发，对接诊医生产生了不信任感，于是转去另外一家医院就诊，医生根据他的病情换用另一种药物来治疗，可也感觉不到疗效，失去耐心的病人，又到另一家医院就医，这样的情况并不少见。尤其是一些高血压、糖尿病、胃肠病等慢性病患者，临床上称之为"依从性"比较差。其实任何疾病的治疗，都有一定的疗程，无论是中医还是西医。更重要的是治疗用药存在个体差异，药物对每个病人的疗效和副反应都不同，医生对病人的诊治也是一个探索的过程，在治疗过程中通过观察病人用药后的情况再进行药物调整。如果经常换医生，这种探索的过程可能就要从头开始，对病人来说其实是得不偿失的，还可能延误治疗，甚至加重病情。

（7）**找熟人看病隐患多**。据调查，在某县医院三年来 97 起医疗纠纷中，通过熟人介绍来看病或与医生是熟人引起的医疗纠纷有 62 起，占到总数的 63.9%。超过半数的医疗纠纷与找熟人看病有关。

试想，众多病人挂号、排队已候诊多时，若熟人无视其他病人的存在突然恣意插队，而候诊病人被告知推迟到下一位，甚或医生被熟人接走时，其他病人会由羡慕变为嫉妒，由嫉妒变为不满，由不满产生怨恨，从而造成医患间的不和谐，医生担心这种潜在的隐患有可能成为日后医疗纠纷的导火线。

医生给熟人看病，虽然尽心尽力，可一旦发生医疗纠纷，熟人翻脸比翻书还快，这种事在医院屡见不鲜。尤其是医生给熟人看病，往往因为漠视规则，不走程序，省略流程（如不挂号、不记载病史、不做体检、不做实验室常规和相关检查、诊断模糊、治疗随意等），违反了《执业医师法》和《侵权责任法》规定而出错。据调查，医生给熟人看病的出错率比日常诊治活动要高出一倍，这也就是上面提到熟人看病医疗纠纷占一大半的重要原因。

其实，找熟人看病完全没有必要，因为在一家整体实力较强和医院里，绝大多数医生的业务能力、医德医风都很好。大多数医生在看病时对待病人是平等的，不会产生亲疏感，不存在是熟人就诊断正确、疗效好，陌生人就诊断马虎、疗效差的情况。隔行如隔山，圈外人很难了解圈内人的这些情况。

（8）**特殊病看联合门诊**。对住院患者的会诊目前开展得比较成熟，但是由于种种原因，门诊患者要得到多科专家会诊较难。事实上，很多门诊患者的病情有会诊的需要，他们只能辗转于各个不同专科之间，费时费力，效果还不好。

联合门诊为他们提供了一个团队服务平台。

因为许多慢性病是一因多果，如动脉粥样硬化能引起心、脑、肾、下肢动脉血栓症，还有些疾病是多因多果，如各种原因引起的机体代谢障碍会引起高血压、高脂血症、高血糖、肥胖等综合性疾病。可现在由于临床学科越分越细，医学专家的专业知识面对多因多病共存的局面有时一筹莫展。为了解决这个问题，目前有些医院实行了多学科专家联合门诊，如病态肥胖症患者只要挂一次号就能得到内分泌科、消化科、营养科、普通外科、医学心理科和整形修复科专家组成的联合诊疗团队的优质服务。看了这个门诊，肥胖患者不必再在几个科室间跑来跑去，也不必担心挂不上号。这种多学科专家联合门诊目前虽然不多，但这种新兴的诊疗方式必将逐渐提升为优质医疗服务的诊治方式。

联合门诊是当前颇受病人赞誉的多学科一体化专家门诊，它与其他门诊大致有如下几个不同：

①挂号方式、收费和医保报销范围不同。看联合门诊预约到号后，相关专家会对你的病情做出基本判断，如果专家觉得你的病情比较单一，没有必要看联合门诊，如诊断已经明确、治疗也有效，医院会打电话告诉你取消预约号，并提出到相关科室就诊。看多学科专家门诊一般挂号费需要 500～800 元，比其他专家门诊、名医门诊等费用都要高。

②服务方式不同。多学科专家联合门诊对疾病的诊治有许多独到之处，它不仅弥补了医院学科越分越细的弊端，特别有利于对疑难、重症疾病和罕见病的诊断，而且更重要的是为慢性病的一体化治疗提供了一个团队服务平台。

③看病场所不同。名医门诊、特需门诊，尤其是保健名医门诊的诊疗条件比普通门诊和专家门诊要好一些，一般是比较安静的独立场所，像产科联合门诊，坐诊的都是产科名医和专家，挂号之后不必排队可以直接在诊室里进行抽血、普通彩超、胎心监护等常规检查。

④医生阵容不同。一体化门诊更像专家会诊，有好几位相关科室专家坐在一起讨论患者的病情，共同为患者提出最佳的诊疗方案。

在医生选择上，患者也有充分选择的自由度。可以指定权威专家，如果患者没有指定专家，则由医护人员推荐，推荐的专家都是相应科室副高级以上职称的专家。

那么，哪些患者应看联合门诊呢？①一般在同一专科就诊 3 次以上，或在多个专科就诊仍未明确诊断或治疗效果不佳的患者；②同时合并多系统疾病，需要多个专科协同会诊的病人；③疑难重危疾病要尽快明确诊治方案的；④疾病诊断明确，但需采取不同治疗方案的。

（9）**疑难杂症要找最"专"医生。**看疑难杂症或久治不愈的病症，之前的功课一定要做足。最好上互联网查询，或翻阅专业杂志，或咨询专科医生，罗列几家大医院和几位专科医生近期的论文，治疗例数要达30～100以上，然后比较分析看看哪些医院哪位专家治疗病例多，治疗效果好，最后选择最好的医院和医生去就诊。

（10）**做手术选好入院时间。**一般来说，医院很少在周末安排手术，患者刚入院进行一系列检查时间为1～2天不等。那么最好避开周三和周四入院，否则很可能完成检查后到了周末，手术时间会安排到下周。门诊手术也尽量别安排在星期五下午，因为术后第一天通常是问题多发期，周末有些门诊医生往往不上班，而急诊室又总是人满为患，而且假日术后护理也很难得到保障。

一般住院患者每天进行的化验往往安排在上午，如果这时入院，待办完手续后检查很可能会被安排到第二天上午。还有一种节省时间的方法，就是请门诊医生把需要的所有检查都开好，在门诊全做完，再拿着化验结果直接住院。

（11）**网络看病贻误病情。**随着网络的日益发达，医学信息的普及，许多人通过网络开始给自己当医生，自诊自治，或给周边人诊病治病。

综合性网络调查显示，七成以上的人有过网上寻医问药的经历，四成左右的网民在网上寻医问药是为了图方便，少数网友是为了节省开支。网上咨询病情或买药的人选择在线就医咨询类网站的达到30%，而只有10%的网民选择医院官方网站。网络看病对于一些不治自愈的病似乎很有效，这种"疗效"又增强了这些人的自信心，甚至认为网络自诊可以包治百病。但是，对很多起病隐晦或早期表现为某一个症状的大病重病或疑难病，这种做法常常贻误病情。就拿胸痛来说，由于人体内脏系统的疼痛存在不准确性，胸痛可以由心脏、大血管、肺脏、胸膜、纵隔、脊柱等几十种脏器因病变导致的疾病引发，其中以胸痛为首发症状的主动脉夹层、急性心肌梗死、活瓣性气胸及肺栓塞等疾病的抢救是分秒必争的，治疗延误几小时甚至几分钟都会酿成悲剧。这是因为网络求诊不比医院，在医院，医生看病不仅需要和患者面对面交流，还要借助于各种医疗仪器，而在网上仅凭几句话很难诊断病情。

况且，现在许多网络医疗咨询平台都有以看病为幌子，实际在推销自己的药品甚至保健品。这些网络医生往往为了推销药品而"夸大病情"，发生误诊，耽误病情十分常见。况且，目前还有一些属于违规经营的网络药店，其药品安全性更令人担忧。药品是一种特殊商品，它不像其他商品，药品一旦用错会造成严重后果。而在实体药店买药，可以由药师作指导，告诉患者如何选择，如何观察药物副反应，如何储存药物等。而网上药店连资质都难确认，药品的质量也就更难保证了。

医学是一门系统的、经验性的科学，非一日之功能够学会的。医学知识并不能由数个小时、数天的网络查询就能学来的。如果患者在获得一些肤浅的医学知识后，就在看病时使用带有导向性的如心绞痛、神经痛等主诉，这是很不合适的，因为这容易导致医生误诊误治，造成不良后果。

我们知道，不同的疾病可以表现为同一症状，同一症状可以表现为不同疾病，需要通过仔细的分析、检查，甚至验证性的治疗才能把它们区分开。

网络看病，由于其所获诊疗信息往往以偏概全，因此，目前网上看病只能是咨询病因、病情、预后、挂哪家医院哪个专科或专家的号，或了解已经确诊的慢性病患者的康复措施、预防疾病复发及药物不良反应等相关知识。

按照医师法规定，未经亲自诊查，不得对患者出具诊疗意见。病人对自身病情了解未必全面，口述的症状也会有所出入，如果医生不经过"视触叩听"或"望闻问切"，不借助检查，仅凭病人提供的不完整信息，是无权作出处方行为的。从患者角度来看，目前网络上的身份认证还没有达到实名化，网上所提供的如职称、职务、经历都可能包含虚假成分，开通微博也可能成为一些单位和个人推荐自己和做广告的新形式。因此，单凭一个症状来诊治疾病的做法，实际上对病人极其不负责任，很难避免追悔莫及的后果。由于网络看病医患双方都得不到现行法律的保护，因此，一旦出了问题和纠纷，患者也将面临投诉无门的境地。

就目前我国网络就医情况来看，网上看病难以保证准确性和有效性，所以一旦生了病还是应该到正规医院就医，这才是对自己最负责任的做法。

当然，不可否认，网络医疗是未来医院的新走向。目前，通过专用封闭网络系统，已经可以接入患者的医用设备检查视频，比如内窥镜、B超、CT等为患者诊断疾病，重危疑难病人通过远程会诊，得到及时诊疗。日后如果技术飞速发展，能够出现类似于达芬奇机器人的远程机器辅助设备，并且伴随有力回馈设定的机械手，那么医生在远程实现为患者检查身体将成为可能。尖端医疗技术使地面的医生可以通过网络，为在宇宙飞船上的航天员做急症手术。这些先进的网络医疗与目前网络求医问药当然是不能同日而语的。

（12）怎样拨打120。当遇到有人突发疾病或遭遇意外伤害时，大家都知道要在第一时间拨打急救电话"120"。但当接通电话后，有些人不知道怎样简明扼要地向"120"接线员告知正确的信息。下面几点是拨打"120"后应该提供的信息：

①准确告知相关信息。包括主要症状、性别、年龄、详细地址（如街道、小区，或乡镇、村的楼号、门牌号等）。告知地址时，最好能提供周边明显的建筑物等标志物，如商场、地铁、高楼等信息。

②简要描述病情。告诉接线员病人目前最危急的状况，如昏倒在地、气急、呕血咯血等。这样急救人员就能够根据病情携带药品和设备。

③保持通信畅通。要把自己的联系方式准确无误地告知接线员，等"120"接线员询问完所有的问题挂电话后再挂断电话，此后要保证电话畅通，以便确认准确的位置。

④及时接应救护车。当听到救护车警笛声时，应站在阳台上或窗口，向急救人员招手呼唤，或直接派人与急救人员在约好的地点等待接车。

⑤做好搬运准备。需要搬运病人时，如果是深夜电梯停用的楼房，应先与物业沟通好，让他们打开电梯；若是走楼梯，则应清理楼道，移除影响搬运的杂物，以方便担架快速通行。

⑥采取急救措施。当病人出现呼吸心跳停止现象，第一目击者应立即施行心肺复苏术，进行体外心脏按压，如现场备有体外自动除颤器，应立即进行盲目除颤。同时呼喊旁人拨打"120"。在拨打急救电话之后，医疗人员到达之前现场人员可采取一些基本的急救措施。如病人昏迷，应将病人就地平放，解开衣领，使其头偏向一侧；病人出现呕吐时，及时清理口鼻呕吐物；如果病人可疑骨折，不要随意挪动伤者，以避免二次伤害。

⑦拨打"120"还要注意几个事项：在我国，急救中心被看作是一级医疗机构，从事急救任务的救护车上必须配备一名医生，但目前急救医生的配备还差得很远。如上海拥有616辆救护车，但急救中心仅有医生157名。这意味着上海市有一大半救护车无法执行急救任务，这样有时救护车就成了"运输（伤病员）

车"。本来，医院为了病人能及早获得院前急救，救护车上设置了心电图、呼吸机等医疗仪器及药品与静脉输液器材等治疗设备，如果这些器材被闲置，那么，有些病人就可能因此而错过抢救的黄金时间。因此，用好有限的医疗资源，是病人、社会和医院应尽的责任。

然而，救护车被滥用的现象却屡见不鲜。常住人口2300多万的上海，大约每4万人就配备一辆救护车，超过国家规定每5万人一辆的标准。可惜，有限的资源并没有得到有效的配置。数据显示，2012年上海急救服务出车达59.45万次，其中非急救任务占到40%以上。滥用救护车的后果是十分严重的，急救中心半小时甚至1个小时派不出救护车的事例并不少见，而心跳骤停的病人救治的黄金时间只有4分钟。由于救护车延迟出车而贻误救治时机，待救护车赶到时病人已经不幸离世的憾事也不时发生。医疗资源，特别是急症医疗资源是十分宝贵的，病人、社会和医者千万不可滥用。

另外，急症病人要就近就医，不要舍近求远。急救派车和送医院的第一原则是就近送院，第二原则是根据病人要求。但现在往往第二原则变成了第一原则。广州市规定，"伤病员病情危急，有生命危险的""所选择的医疗机构与急救现场的路程超过十公里的"等情况，急救人员可以拒绝伤病员及其家属的要求。广州市这套通过制定法律法规而建立起的防御体系具有普遍意义。

（13）怎样看急诊。急诊科的医生常常会遇到两种情况：一是急症不急，贻误抢救，留下遗憾；二是轻症看急诊。急诊是生命通道上最后一根"救命稻草"，却常常被不需要急救的人占用，出现急诊门诊化倾向，严重浪费医疗资源。还有一部分病人是白天忙于工作，无暇看病或日间看病要排队，到晚上找个借口看急诊。医院急诊室是为了急救病人设置的。哪些情况应该看急诊？什么样的症状是威胁生命的警告信号？什么病必须去医院挂急诊号迅速给予诊断和治疗？急症通常包括以下几个方面：

①急性发热性疾病，体温38.5℃以上者，但有些病人全身症状明显，有一定痛苦（如寒颤）即使体温不超过38.5℃也可以看急诊。

②血压升高不低于180/100毫米汞柱或不高于80/50毫米汞柱，或血压剧烈波动；突发性胸痛（尤其是持续性压榨样疼痛）、胸闷、憋气或慢性心绞痛患者胸痛加重，疼痛时间延长，含服速效救心丸或吸入硝酸甘油后20分钟胸痛未缓解；脉搏变快、变慢或摸不到，脉搏节律不整伴心悸、面色苍白、大汗淋漓等。

③严重喘息、呼吸困难、端坐呼吸、呼吸浅表、呼吸突然变得缓慢、呼吸停止、咯血（尤其是量较大的全口血痰）等。

④神志改变，如神志模糊、谵妄、抽搐、昏迷等，剧烈头痛、头痛伴恶心呕吐、失语、口齿不清、口角歪斜、面瘫、偏瘫、单（肢）瘫、全身肌无力，难以步行或提物，精神障碍等。

⑤呕血、便血、黑色糊状便、频繁呕吐或腹泻、急性持续性或阵发性加重的腹痛、慢性腹痛突然加重等。

⑥血尿、酱油色尿、明显多尿（24 小时尿量超过 5000 毫升）、少尿（成人 24 小时尿量少于 400 毫升）、无尿（成人 24 小时尿量少于 50 毫升，或 12 小时内完全无尿）、尿潴留、尿失禁、明显的尿频尿急尿痛、突发肾区腰部剧烈疼痛等。

⑦突发性视力障碍，视力模糊、眼前黑影暗点、一过性黑矇、无痛性视力丧失、眼球痛；突发性耳聋；量较大的鼻出血。

⑧婴儿病理性能啼哭：哭声异乎寻常，持续时间较长，时哭时停无规律，或突然剧烈啼哭，哭声刺耳，或哭不出声，哭声微弱，转为呻吟，有时还会出现间歇性喘不过气来。不到 2 个月的婴儿体温高于 38℃，也要看急诊，因为婴儿发热虽然体温不太高，但可能是严重的感染，且婴儿不像幼儿有较强的抵抗力。

⑨急性外伤、伤口不大但出血不止、烧伤、急性中毒、意外事故（电击、溺水、自缢等）。

以上这些征象是患急、重、危病症的警告信号，如果情况紧急，应立即到邻近医疗水平较好的医院看急诊。挂急诊号时病人应先到急诊室预检台上让护士预检，经同意后方可根据预检台护士分诊的要求去相应科室急诊。

需要强调的是，如果症状迅速恶化，或者觉得自己前往医院会加重病情，最好打 120 急救电话，让医务人员上门来接。此外，为了能保证急诊过程的顺利，最好随身携带相关病史资料，包括正在服用的药物，以便利医生做出正确诊断。

需要注意的是，医护人员会以病情危重程度确定救治顺序，病人家属要理解配合；医护人员首先关注救治患者生命，在告知方面可能不够及时，病人家属应予以理解包涵；病人和家属到了医院以后，对医生要充分信任，有了信任才容易沟通，以便把握抢救时机。有时患者和家属本身对疾病不太了解，但又不信任医生的说法，或对救治方案犹豫不决，这些情况都会耽误抢救时机。急诊只是治疗疾病的一个阶段，后续问题只能在住院部或选择合适的医疗机构进一步解决，长期滞留在急诊科会让更急需的患者无法得到及时抢救。

另外，不少患者得了急症以后，由于当时患者或家人应急措施不正确，影响了救治效果和疾病的预后。那么，如何才能最大限度地防患于未然，在急症突发后采取正确的措施，减少悲剧的发生呢？

急诊医生常常会遇到以下几种应急措施不正确情况。很多家长看到孩子烧烫伤，往往抱起就往医院跑，这是非常错误的，正确的做法是在第一时间用流动的冷水冲至少20分钟，无论面积多大都要这样做。这是因为人被烧烫伤后即便脱离了热源，热量也往往继续向皮肤、肌肉深部传递，造成进一步损伤，这时局部降温能把损伤降到最小。

昏迷病人因误吸导致窒息死亡也比较常见。凡是神志不清的病人，一定要保持气道通畅。首先要清理嘴里的假牙、异物和分泌物，让其侧卧，将双手合在一起放在脸的下方，以保持头部稳定，让口腔里的呕吐物、分泌物流出，以免发生误吸。

中毒时不做应急处理。口服中毒患者只要神志清醒，不是腐蚀性物质，时间不超过6小时，要先催吐。在家可以先喝300~400毫升温水，然后变换体位并按压胃部，同时刺激咽部催吐。胃内容物吐出后，再反复2~3次，再送医院，这样可减少毒物吸收，改善患者预后。

（14）怎么看心理科门诊。在发达国家，几乎每个成人都找过心理医生看病，人们看心理科门诊是"家常便饭"，因此，发达国家的心理科医生都非常忙。相反，国人却很少找心理科医生看病，心理科医生常常"门庭冷落"。这不是因为国人患心理疾病少，恰恰相反，与发达国家相比，国人心理障碍性疾病的发病率相当高。但我国九成心理障碍患者都没有到精神和专业门诊就医，而是到综合医院和各科室治疗，也就是说这部分人群都没有得到精神科的专业诊疗，有的人胸闷、心慌去看心内科，头痛、头晕去看神经内科，消化不好去看消化内科，检查后没有发现任何问题。其实，很可能病根属于精神科的范畴。出现这种现象的根本原因是人们对精神障碍性疾病和心理门诊不甚了解，许多人不知道自己患有心理疾病，有些人即使感觉到了自己有心理问题，也认为找亲朋好友聊聊就能解决，或以为这是"成不了气候"的小问题。

其实，精神科疾病的形成与其他科疾病不同，不像一因一果的感染性疾病，去除生物学因素如细菌、病毒疾病就可痊愈，而精神障碍性疾病的形成与社会、环境、职场、性格、情感、性别、年龄、遗传、气候、躯体疾病等相关，也就是说往往是多因一果，病因和诱因不去除，难以自愈，因此，及时感知，早期治疗是康复的关键。有人提出"要像看感冒一样看心理性疾病"，这个说法不无道理。

什么人需要看心理科门诊？调查表明，我国职业人群过50%以上存在焦虑或抑郁状况，而焦虑症和抑郁症（人群发病率3%～5%）患者的治疗率不到10%。其实，人人都会出现情绪问题，正常的是今天情绪不好，睡一觉或过几天就好了。如果不良情绪持续超过2周以上，而且已经影响了正常的工作和生活，思维还因此而变得迟缓了，尤其是长期存在失眠、头昏脑胀、全身疲乏、内脏功能尤其是消化系统和心血管系统的功能下降等症状，就需要赶快看心理科门诊。

人们需要了解的是看心理医生与亲朋好友的疏导是不同的。心理医生不仅会给你开处方药，更重要的是朋友容易站在同一个角度看问题，而失去对全局多视野的观察和分析，这种管状思维会阻碍你清醒地认识问题。心理医生不会轻易对某件事的是非对错作主观判断，他更关注的是问题怎样发生和发展的，并客观、全面地分析问题，抱着包容和理解的情怀，帮你理清感受和思路；同时，心理医生能通过你的语言、表情及动作，洞察到你未能察觉的内心感受，并通过富有建设性的提问，引起你对内心历程的深入探索和领悟；经过多次交流，让你逐渐学会对内心的观察方式，这就是心理咨询中了解与探索自我的过程。

看心理科门诊要注意的几个问题：

由于精神科疾病如抑郁症一次发作后，约50%～80%会复发，因此，患者症状消失后不能自行停药，要根据急性期、恢复期、维持期的不同特点长期全程治疗。

首先要避免病人和家人因为存在病耻感，不及时到正规医疗机构就医，因此延误了最佳治疗时机。

其次是精神科或心理科门诊是一种"特殊门诊"，医生除开处方药外，心理疏导是一个重要的治疗方法，因而一次门诊不是几分钟能够解决问题的。另一方面，患者因为注意力、情绪等问题，可能很难在短时间内充分理解医生的话，因此，看病前要理一个清单。这是因为有的心理疾病可能影响记忆力等认知功能，有了这个清单就有备无患了。清单一般包括以下几个方面的内容：精神及躯体症状及以往的治疗经历，想询问医生的问题，以及想医生知道的"特别内容"等。

就诊时既不能隐瞒病情，要耐心倾听，听完诊断和治疗意见后，最好在心里简单重复一遍，以确认自己真的听明白了，以提升自己对治疗的依从性。

再次，由于精神科疾病治疗周期比较长，药物副反应比较多，医生要根据病情变化及时对治疗药物在剂量、种类、服药时间等方面进行调整，不像高血压病、糖尿病等慢性病在病情稳定后药物种类可不必调整。因此，患者必须加强对治疗的依从性，通过各种方式与临床医生保持密切的联系，才有利于自己取得良好的疗效和身体康复。

最后，不要自行调药。精神科药物和其他药物不同，一般需要根据病人的恢复情况随时调整药物的品种和剂量。但患者和家属自己做主调药的情况十分普遍。必须注意，如果想调药，要和医生说明理由，并询问医生的意见，听取医生的建议进行调整。

（15）了解老年科。一体多病是老年人患病的最大特点。一位老年人同时患有多种疾病的情况极为常见，如果一个老年人同时患有冠心病、糖尿病和慢性阻塞性肺病，患者就诊不同专科，可能就要服多种药物，一天下来七八十种药，把药当饭吃。研究显示，老年人对药物的代谢和排泄功能减弱，多种药物一起吃加重了肝肾负担，对药物敏感性增加的老年人，容易出现不良反应，甚至危及生命。老年人同时使用 5 种以上药物，药物之间的相互作用产生副反应概率可能会增加 50% 以上，因而易引发次生疾病。

老年人是一个复杂的群体，其生理功能衰退与病理变化有时难以区分，又由于脏器功能储备能力差，适应能力弱，消化、吸收、排泄功能生理性衰退。这些特点在专科诊疗模式很难全面解决，老年医学则可以很好地解决这些问题。因此，对于患多种疾病的老年人来讲，要到老年科就诊，老年科与传统专科治疗的区别在于：以维持脏器功能为主，个体化诊疗，兼顾多专科、多系统疾病，再根据情况决定是否需要专科诊治。尽量降低再入院率，减少用药种类和数量，改善老年人的生活质量。同时，免除了挂数个不同专科的麻烦，减少了药物的不良反应，疗效也可能更好。

当然，老年科并非万能，如果患有多种疾病的老年人病情急剧变化，如疑为心肌梗死或脑卒中等，应直接到专科或急诊科就诊。

（16）看影像门诊要注意什么。患者在医院做了影像学检查（如 X 光片、CT、磁共振等）以后，不仅可以把检查结果拿给自己的主诊医生看，还可以看影像科门诊，使影像诊断结果更准确。

影像门诊主要解决以下几个问题：一是为诊断不明的患者确定诊断或提供诊断线索，同时也根据患者情况作进一步检查和治疗，如安排 CT 引导下介入活检确诊或介入治疗；二是帮助肿瘤患者明确诊断、肿瘤分期和手术切除性判断。

影像科专家通过院内外的资料，为患者提供读片会诊，特别是对临床影像检查资料存在疑点、难点、外院影像资料需要确诊及诊断尚有困难的罕见病例或疑难杂症患者提供帮助。

由于影像资料只是疾病临床表现的一个侧面，影像专家会诊时必须通过了解患者病史及其他辅助性检查结果进行综合分析才能作出比较准确的诊断。因此，患者最好事先做好充分准备，本人带着相关资料前往就诊。托别人拿着影像资料会诊并不合适，影像学远程会诊是由医生通过网络提供相关临床资料的。

影像门诊特别要记得定期复查。患者做完影像学检查，虽然结果未见异常，但医生有时会要求患者在一段时间后进行复查，因为随着时间的推移，疾病可能出现新的变化。但这常常得不到病人的理解，因此耽误诊治的事情时有发生。如体检时 CT 发现肺部小结节，建议 3 个月后复查，可有的人因忙于工作，1 年后因咯血才想起了医生的话，急忙赶往医院复查，得到的检查结果是肺癌，肺内转移，失去了早期根治的机会。这种病例并不少见。

有的肿瘤当时看来是良性的，但有恶变的可能，需做动态观察，及时发现及时治疗，即使肿瘤患者也要定期复查，主要是看有没有复发，或是转移。

同样，对于脑外伤患者，如果受伤后 6 个小时内 CT 检查未发现异常，同样不能排除颅内血肿的可能。因此，患者常需再次甚至多次做影像学检查，才会早期发现颅内迟发性血肿。即使已经发现颅内血肿，也还是要复查 CT，以了解血肿有无扩大、脑水肿的范围、脑室有无受压，以及中线结构有无移位等，便于医生掌握血肿及脑水肿情况，决定是否采取保守疗法，还是改变治疗方案或及时手术治疗。

（17）**病理会诊要有耐心**。病理会诊一般是对外院做的切片进行复核，以保证疾病诊断的准确性，以指导后期治疗。由于会诊医生并不了解患者临床病史、辅助检查结果、切片大体情况和取材部位等病理诊断至关重要的信息，因此必须由原单位病理医生提供相关资料，并注意以下两点：①患者可携带原单位至少有取材部位的病理报告。如原单位病理科已做免疫组化或特殊染色，患者可向原单位借染色切片拿来会诊；如原单位未做免疫组化或特殊染色，则需向原单位病理科借蜡块或贴于免疫组化专用载玻片的白片；如果原单位不借蜡块，可以请其切 10 张左右专做免疫组化用白片备用。②病理会诊不仅需要外院病理切片，还需要相关的临床资料，如病史、相关辅助检查资料、外院的病理报告及手术记录等。肺非肿瘤性疾病（如肺结核、肺间质性疾病等）、骨组织疾病及中枢神经系统病变患者应携带相关影像学资料（如 X 光片、CT、MRI）。

值得提醒的是病理报告不像 B 超报告那样立等可取，一般需要 4 ~ 5 个工作日时间。一份病理报告的"出炉"需要经过技术处理和医生读片两大过程。而从一个手术中切下的组织标本到制成一张经过染色的病理切片，整个过程需要经过固定、取材、脱水、包埋、切片、染色、封片七大步骤。这个过程至少需要 3 天。第 4 天病理医生看片出诊断报告。而对于一些疑难病例，可能需要通过特殊染色、免疫组化、分子病理、电镜等综合手段来明确诊断。同时，碰到因技术原因致切片质量不佳影响诊断的情况，要求技术人员重新制片，以给出最为准确的诊断。如遇到上述情况，诊断报告会延迟出。

（18）看营养门诊好处多。虽然人们对营养健康的关注度很高，但大部分人仍然不会直接将疾病与营养问题挂钩，所以也想不到要去营养科就诊，甚至不知道医院有这个科室。其实，营养无论对维系健康和疾病康复都是十分重要的，如外科手术后的病人，在恢复过程中光靠流汁维持是不够的，还需要肠外营养和口服营养补充的支持，出院后仍需要营养的指导，而 80% 慢性病发病是"吃出来的"。在发达国家，平均每 330 人就有一名营养师，而我国平均每 32.5 万人拥有 1 名营养师。现在，多数大医院已开设了营养科，除了给住院病人提供营养治疗外，门诊还给病人提供健康科学的"饮食医嘱"。

许多人以为如今生活水平日渐提高，不可能还有营养缺乏的人，但从营养的角度来说，营养缺乏并不是单指个人吃不饱而营养供应不上，身体必要的营养元素不足也叫营养缺乏。

一般来说，以下几种人需要看营养门诊：一是关注疾病预防的人，如孕妇、哺乳期妇女、婴幼儿、老年人；二是各种慢性病患者，如肥胖症、高脂血症、糖尿病、高尿酸血症、心脑血管疾病、肾脏病、骨质疏松、便秘、肿瘤、营养不良、体质性消瘦、性早熟等，还有一些小毛病如痤疮、湿疹、神经性皮炎、食品过敏甚至精神性疾病等，都可以从营养角度进行干预和治疗；三是健康体检有疾病风险的人，如体质超重或不足、肝内脂肪沉积、血脂、血糖、尿酸、同型半胱氨酸等参数偏高等人；四是亚健康群体，经常在外应酬，平时吃快餐或吃得比较随便，加之经常熬夜，工作压力大而出现头昏、胸闷、困乏等不良生活方式的人群，可以请营养师开个营养处方进行调理。

营养治疗是疾病综合防治中的一个重要组成部分。营养师根据不同体质和不同疾病选择不同的支持方案，不同的人群又要根据其全身情况（如身高、体重、体力活动、疾病消耗、饮食习惯、胃肠道情况等）确定其营养需求量和营养供给的途径。故看营养门诊患者需要提供病历、各种辅助检查单和自己过去 3 天的饮食日记。营养医师会评估你的营养状况，并在不改变你原有饮食习惯的基础上，根据体质和病情需要帮助你调整饮食方案。现在有的医院还配备有代谢车和人体成分分析仪，可精确测定你每天的热量消耗和体内脂肪、肌肉含量，使营养治疗更加全面和精确。

（19）看男科要注意些什么。据了解,40% 的男性患有不同程度的男科疾病。虽然男科疾病不危及生命，但严重影响男性健康和夫妻生活质量。目前，男科疾病以性功能障碍、男性不育和前列腺疾病为主，专业性很强，技术要求高。看男科要注意两个问题：一是消除病耻感。其实，看男科就像看消化科、呼吸科一样正常，大大方方，不要回避。二是找准正规的专科医院和专科医生，严防受骗上当。目前，社会上出现了一些良莠不齐的男科医院和男科门诊，一些不负责任的医院或医生，采取非正规手段坑骗患者。

（20）得了肿瘤如何就医。得知患了肿瘤,患者和家人都十分焦急,怎样选医院,怎样选医生,如何选择治疗方案,许多问题接踵而来。为了让患者能够及时、恰当、得到有效治疗，首先要了解就诊过程的基本常识和方法。

①选择医院。由于肿瘤疾病的复杂性，肿瘤患者最好选择专科医院就诊，但初诊患者完全没有必要找专科医院的名医。肿瘤患者初诊时的分期检查基本是固定的，完全可以在专科医院的普通门诊完成，明确大体病情后，病情复杂者再到相应专科会诊，这样可缩短候诊时间。如果病情相对简单，一两名医生即可完成诊治。由于疾病的诊断和治疗常常需要较长的时间,具有一定连续性,因此患者选好了医院和医生后，不宜随便更换。

②选择科室和医生。选择好医院以后，接下来该选科室和医生了，专科医院的专业划分较精细，一般来说，应根据原发肿瘤的部位选择相对应的专科医

生来看，然后再根据患者合适的不同治疗方式选择外科、内科或放疗科就诊。

肿瘤按原发部位分为头颈部、胸部、乳腺、消化道、泌尿系、血液系、骨与软组织、妇科等。不同类别的肿瘤治疗范围截然不同，所以，选对专科和医生是治疗成功的必要条件。

需要注意的是，对于已有远处转移的晚期肿瘤患者，应根据原发部位来选择相应科室，如肺癌肝转移患者应就诊于胸部肿瘤内科，而不是消化内科，胃癌锁骨上淋巴结转移的患者应就诊于消化内科而不是淋巴肿瘤科，乳腺癌骨转移的患者应就诊于乳腺肿瘤内科而不是骨肿瘤科。

患者就诊于相应科室后，门诊医生会根据肿瘤类型、分期及患者一般情况，将患者转入相应科室治疗，如外科、化疗科，对于不能耐受手术和化疗的患者则到就近综合性医院进行支持治疗。如果患者只需要以缓解症状为主的姑息治疗，那么可以去一些关怀医院、二级医院或社区医院。

③患疑难肿瘤怎么就诊。有些转移性肿瘤原发灶不明，部分肿瘤病情复杂，诊断十分困难，如临床罕见的肿瘤、多原发癌、神经内分泌肿瘤，或医生诊治意见有分歧，遇到这些情况，患者最好到高水平的专科医院咨询或多学科会诊，以获得专家的"第二意见"。多学科综合治疗对肿瘤患者来说是最理想的。

④代诊要注意什么？部分肿瘤患者身体较弱，有时家属代诊也是可以的。但是，代诊家属需要非常了解病人的病情和治疗情况，同时要对患者的治疗有一定的选择权。

要注意的是代诊家属除带好资料外，还可以为患者拍一张近期的照片，或者录一段活动视频，让医生直观地看到他的情况，这样对诊断和治疗都很有帮助。但需要制订具体治疗方案时，还是需要本人在场作必要检查等，这是必不可少的。

值得注意的是，在所有疾病中，癌症最易被误诊。在被诊断为癌症病人中，约5%是"假癌症"。因此，查出癌症时别慌，先到同一级或高级别医院做个复查。

（21）出现多系统症状要看风湿免疫科。 风湿免疫类疾病多达100多种，涉及身体各个器官，危害很大，所有由身体免疫系统异常引发的疾病，都可能属于风湿免疫类疾病。许多临床专科的疑难杂症，患者往往辗转多个专科看病而诊断不明，其实有可能是很普通的风湿病。

如同时或先后出现肌肉关节肿痛、皮疹、发热、蛋白尿、胸膜腔或心包积液、C反应蛋白升高等情况，尤其是关节肿痛，发热一个月以上，抗感染治疗无效时，就要到风湿免疫科去看病了。

有以下十大信号可能是风湿免疫科疾病：中老年男性突然大脚肢肿痛、肌痛肌无力；双手或双足遇冷或情绪改变时发白；哭泣时没眼泪、口腔干燥、腮腺肿大、口腔溃疡常年不愈；下背疼痛或交替性臀部疼痛，足跟痛或其他肌端部位疼痛，关节变形；浮肿、蛋白尿；贫血、血小板减少；不明原因长期发热；女性脸上长出蝴蝶斑、反复的眼炎、皮疹、皮肤破溃、牛皮癣与关节炎同时犯；血压不对称，摸不到脉搏，不明原因的动静脉血栓。

风湿免疫类疾病是一个病因尚不明确的系统性疾病，一般治疗时间较长。因此，患者需要长期随访、长期治疗，切不可擅自停药。为此，最好选定一个医生连续诊治，以获得长期针对性的指导。

（22）**打鼾要看睡眠科**。许多人把打鼾看成睡得香的表现，但如果在打鼾时突然出现呼吸暂停现象，则可能是得了睡眠呼吸暂停综合征。由睡眠呼吸暂停综合征可引发多种心脑血管疾病，因此患者和家属都应高度关注。

睡眠呼吸暂停综合征和睡眠时一般的打鼾是有区别的。如果家人观察到患者总张口呼吸，而且呼吸突然暂停时间超过10秒钟才恢复呼吸或一个小时内有5次呼吸暂停，且患者夜间常被憋醒，晨起后总觉头昏、白天嗜睡，记忆力进行性下降，很可能是得了睡眠呼吸暂停综合征。可引起慢性间歇性低氧、二氧化碳潴留，胸腔负压增加，在此基础上引发自主神经功能紊乱及炎症反应，血管内皮细胞损伤，血液呈高凝状态，从而诱发动脉粥样硬化，出现难治性高血压、冠心病和脑卒中等心脑血管疾病。

由此可见，睡眠呼吸暂停综合征是累及心脑血管的"上游性"疾病。因此，就需要尽早到医院睡眠科就诊，睡眠呼吸监测检查是诊断睡眠呼吸暂停综合征的金指标。重度睡眠呼吸暂停综合征要用简易无创呼吸机，把空气持续地送进气道，利用压力撑开咽腔，可改善睡眠中的呼吸阻塞状况。

（23）**胃食管反流患者看病"走错门"**。胃食管反流虽然是常见病，但其漏诊率很高，主要是患者看病经常走错门。临床资料现示，很多胃食管返流病患者是从呼吸、心血管、耳鼻喉科等科室转来的。

患者看病走错门是因为胃食管反流病症状不典型，很善于"伪装"。胃食管反流病主要症状是烧心和反流，但却很像咳嗽、胸痛、胸闷、咽喉不适等。患者往往按照惯性思维，就跑到呼吸科、心血管科、耳鼻喉科看病了。

胃食管反流病患者最常见的症状是久咳不愈、久治无效。这种病的咳嗽有两个特点：一是平躺后加剧，二是干咳无痰。不少病人到呼吸、心血管、耳鼻喉科等科室做了许多相关检查都查不出什么原因，而一旦到消化科确诊，用药一周左右就好转了。

出现这种患病率高就诊率低的情况主要原因是认知不足。其实大多数患者是有消化道症状或胃病史的，只是自己忽略或自行处理了。

（24）磁共振和 CT 怎样选择。

①磁共振和 CT。磁共振和 CT 是目前最常用的影像学检查方法。CT 检查说到底是 X 线检查，它可进行几乎全身各个脏器的扫描，而且速度快，几秒钟或十几秒钟时间就可进行某个脏器或全身的检查。但它对人体的辐射比较明显，而成人一年做一次检查还是安全的。

磁共振是利用磁场和无线电脉冲成像的，是一种较为安全的检查，适用于任何人群，包括儿童和孕妇。但磁共振扫描速度比 CT 慢，随着产品和技术上的变革，磁共振扫描速度会越来越快。

CT 和磁共振检查从功能看有重叠的地方，但又不能相互代替，这要根据病人的具体情况来选择。对于软组织病变、肿瘤等，磁共振检查的分辨力高于 CT。所以，一般神经系统（包括脑、脊髓）、腹部实质性脏器（如肝脏、胰腺、肾脏等）、乳腺、身体各部位的关节及全身的软组织等，磁共振检查有优势。而对于像肺、胃肠这样的空腔脏器和冠状动脉，CT 检查是首选。对疑为颅内出血性疾病，要尽早做 CT 检查，及时明确诊断。磁共振虽然也能诊断脑出血性疾病，但时间相对较长。若怀疑是急性脑梗死，应马上做磁共振。因为 CT 在发病前 12 小时之内难以发现病变，而磁共振在 30 分钟之内就能确定病变部位。

② PET-CT。PET-CT 的全称是正电子发射计算机断层显像，是一种无创性分子显像仪，它将 PET（功能代谢现象）和 CT（解剖结构现象）两种先进影像技术有机地结合在一起，同步取得人体生理代谢功能和解剖结构的信息，增加了检出的敏感性和特异性，为疾病"定位""定性""定量""定期"诊断提供了有力的技术保障，是目前最完美、最尖端的医学影像学检查产品。

PET-CT 在肿瘤诊断具有独特的优势：首先，肿瘤组织的重要特性之一就是生长迅速，代谢旺盛，尤其是葡萄糖酵解速率增高。因此，代谢现象是早期诊断恶性肿瘤最灵敏的方法之一，可发现无临床症状的早期肿瘤，可为肿瘤精确定位。其次，可帮助肿瘤病人进行临床分期：能一次性进行全身断层显像，除了发现肿瘤原发部位病变外，还可以帮助了解全身多个部位软组织器官及骨骼有无转移病变和复发。再则，可帮助对治疗效果和预后进行评估。

对于早期癌症的筛查选择更有针对性的检查方法效果更好。如胃肠道肿瘤用胃肠镜，原发性肝癌可用超声加上甲胎蛋白检测，盆腔部位肿瘤用超声检查，必要时对肝脏和盆腔还可以进一步做没有辐射的磁共振检查。

但PET-CT并非全能。目前的技术水平还不能将所有早期肿瘤病变一网打尽。如神经内分泌瘤、肾透明细胞癌及部分低度恶性肿瘤等，用PET-CT筛查就极易漏诊，导致假阴性。而对于炎症、结核等一些良性病变也可能出现假阳性的结果，这会给受检者增加额外的心理负担和后续检查费用。PET-CT的空间分辨力还不是很高，对小于5毫米的病灶，就显得力不从心。

PET-CT对人体的辐射损害备受关注。PET-CT对人体的损害剂量是普通X射线摄影的几十倍到几百倍。一般情况下，PET-CT的辐射剂量与一次腹部CT平扫加增强的剂量相当，对受检者是安全的。但孕妇及有育龄妇女应避免接受检查。

由于PET-CT对人体的辐射损害和检查费用昂贵，因此，作为健康体检应严格掌握适应证。有肿瘤家族病史，自身处于亚健康状态，如身体出现不明原因消瘦、疼痛等症状，肿瘤标记物持续增高，通过其他检查找不到原因，预示有潜在肿瘤发生的可能，可考虑PET-CT进行健康体检。除此之外，PET-CT作为常规体检是不合适的。

研究表明，全身PET-CT扫描伴随着大剂量的辐射和致癌风险。PET显像需要往体内注射具有放射性元素的药物。目前最常用的显像剂18F-FDG，就是含放射性氟元素的葡萄糖果类似物。PET-CT通过探测18F-FDG在体内放射性分布，寻找葡萄糖代谢的恶性肿瘤。若以60公斤体重为标准，则一次PET-CT扫描有效在6.34毫西弗至9.48毫西弗之间，对身体可以说是有害的。

我们对各种影像检查应该持一种平和的态度，既不排斥，也不迷信，需要做什么，什么时候做，都应该在医生指导下科学合理地进行。为了对症选择适合的方式，我们应该对各种常见的影像检查有所了解。

（25）怎样带孩子看病。带孩子看病的家长都盼望能尽快就诊，但是医生看病时间有限，如何在短时间内准时地向医生传递有用的信息，达到事半功倍的目的，这是家长应该了解的。

①14岁以下找儿科。我国划定，0～14岁的孩子看病应去儿科。成人科医生和儿科医生看孩子的病不一样，儿科医生会考虑孩子的生长发育、体质娇嫩和对药物十分敏感等特殊性，而成人科医生往往会把孩子看成是成人的缩影。儿科的检查、诊断、用药和成人有些不一样。只有特殊情况（如疑难病症）才找成人科医生会诊。

②说清楚年龄。看病时一定要向医生说清楚孩子的年龄，如几岁几个月，如果不足1个月，要告诉医生几天，甚至几小时、几分钟，这对医生判断病情很有帮助。3岁到学龄期的儿童最好要准确到月，年龄用周岁，因为不同年龄的病不一样。另外，家长最好能给医生提供孩子的体重，这对疾病的诊断和治疗都有帮助。

③准确讲述病情。首先要告诉医生发病时的主要症状，包括何时发病，多少天，几小时，有的疾病要精确到几分钟。如患儿抽筋，要说清楚抽筋时体温多少，服过什么退热药，服了多久后退热或发热不退。抽筋最严重的疾病是颅内感染，抽筋时间长了，颅内压会增高，形成脑疝，救治就困难，因此，抽筋时间要求很准确。同时，还要说清楚伴随症状，如有否咳嗽、呼吸急促、恶心呕吐等。

④带孩子看病最多2位家长。如今一家大多一个孩子，家长爱子心切，有个头痛脑热，家长就十分紧张。爷爷奶奶担心年轻的爸爸妈妈没经验，照顾不好孩子，来医院就非得跟着。更有甚者全家出动，七大姑八大姨都跟来，儿科诊区和输液室人满为患，喧闹嘈杂。在输液室里有些家长找不到座位，只能一手举着瓶，一手抱着孩子，站在过道里。这些情况在儿童医院和综合性医院的儿科诊区十分常见。

多名家长陪着看病，不仅影响就诊秩序，还不利于治疗、康复，还会增加交叉感染风险。因此，带孩子看病最好由2位家长陪着，一位负责照看，一位负责排队挂号、缴费、取药，以维护医院良好的就医环境。

⑤过度医疗家长有责。孩子生病最容易被过度医疗，其涉及因素很多，但家长期望值过高是重要原因。常有家长对医生说，你们是医生，我们什么医学知识都不懂，孩子就交给你们了，把病治好就行了。家长对健康过度追求，使医生听了这句话，觉得压力很大。为了规避风险，医生采取防御性医疗，便有了足够多的检查、足够多的治疗，其中很难避免过度医疗。比如小儿急性上呼

吸道感染，细菌感染不到 10%，病毒感染达 90% 以上。前者需要使用抗生素，而后者不需要。事实上，急性上呼吸道感染的患儿绝大多数使用了抗生素，这既有医生的无奈，也有医生的苦衷。

现在有很多人不怕看病花钱，特别是给孩子看病，更不怕花钱，有些人甚至觉得花的钱越多越踏实。所以就出现了小小的感冒就用贵药，用"好"药，还动不动就要求留院输液。

殊不知医学是一门科学，有它的局限性，还有许多未知领域有待探索和解决，况且疾病的转归有个过程。医生和家长都要遵循这个客观现实。

（26）**不明原因发热，要看感染科**。一般来说，发热超过 38.5℃，经住院常规检查一周以上仍然不能明确诊断的患者，则为不明原因发热。如果在普通门诊检查和治疗超过 2 ~ 3 周，体温仍然不退的患者，应该尽快到感染科就诊，做进一步详细检查，以明确诊断，进行有针对性的治疗。

由于发热的病因比较复杂，其中感染性疾病最为常见，其次是自身免疫性疾病和肿瘤等，因此诊断过程耗时较长，检查往往是分步进行的，有时还要重复进行，以获得确切的结果。有时为了尽快确诊，需要进行一些有创检查，如腰椎穿刺、骨髓穿刺、骨髓活检、超声或 CT 引导下穿刺活检，患者应遵照医生的诊疗意见，接受必要的检查。

发热待查是医疗上的一个难题，有时经过仔细了解病史和反复周密的检查，仍有 10% 的患者不能明确诊断，历经数月甚至数年摘不掉"发热待查"帽子的并不罕见。因此，患者要有耐心，不要误解医生长期不能确诊和提出各种重复或不寻常的检查与治疗意见。如在感染性疾病中，结核最为常见，肺结核比较容易诊断，但有些肺外结核，发热可能是唯一的临床表现，而目前临床上还没有理想的检查可确诊肺外结核。因此，医生不得不根据试验性抗结核治疗的疗效评估是否是肺外结核引起的发热。有时，患者可能产生"怎么拿我做试验"的误解，而实际上试验性抗结核治疗是诊断的一个手段，不是拿病人做试验。

还有药物过敏反应引起的发热，在临床上并不少见，也没有确诊的办法和手段，唯一的诊断线索是药物应用史和服药后体温不降反而上升等临床病史。因此，患者给医生提供详细的药物治疗史十分重要。

（27）**胸痛看哪个科？**多数胸痛病人都担心自己得了心脏病，就赶紧到心脏内科就诊。实际上，有上百种疾病可能引起胸痛，胸痛并不一定是心脏病，看病跑错门的并不少见。胸痛看哪个科，要根据胸痛部位、性质、严重程度和诱发因素等情况而定。

①看急诊科。胸痛剧烈，难以缓解，伴有濒死感、恐惧感，可能为急性心肌梗死；胸痛剧烈由胸前转向背后，或由上胸移至下胸部、腹部或下肢，可能是主动脉夹层；胸痛剧烈伴咯血、呼吸困难，可能为肺栓塞。这3种病的救治分秒必争，均需看急诊科。

②看心脏内科。心前区或胸骨后压榨性疼痛，常在劳累、紧张、受凉后发生，每次发作几分钟至十余分钟不等，可向颈部、咽喉、下颌、左肩、左臂内侧、上腹部放散，休息或含服硝酸甘油可以缓解。这大多是心肌缺血引起的高危心绞痛。胸痛随咳嗽、呼吸、体位的变化而变化，并伴发热、吸气时脉搏消失，可能是心包炎或心包积液。如果原患心脏瓣膜病（尤其是主动脉瓣疾病）心肌病，也可类似心肌缺血症状，需看心内科。

③看呼吸内科。胸痛伴咳嗽、气急、咯血，多为气管、支气管、肺（如炎症、结核、肿瘤）、胸膜（如自发性气胸）疾病，先去看呼吸内科。

④看消化科。胸痛伴上腹痛、恶心呕吐、胸骨后灼烧感，吞咽困难，血便、黑便，可能为食道、胃、肠道、胆道、胰腺疾病，要看消化内科或消化外科。

⑤看皮肤科。胸痛似在表面皮肤，呈针刺样、烧灼感甚至电击感，伴胸部皮肤红丘疹或疱疹，要考虑带状疱疹或带状疱疹后遗神经痛，要看皮肤科。有些患者在胸痛后1周才出现疱疹，在此之前极易误诊。

⑥看心理科。胸痛部位呈游走性、针刺样，疼痛与心绪有关，一般情况较好，经系列检查无明显异常发现，长期观察病情无明显变化，有些病人辗转多家医院和多位名医看病均难确诊。这些患者中更年期女性比较常见，多为心理性疾病，到心理科门诊比较合适。说不定经心理疏导和抗焦虑药物治疗胸痛就缓解了。这种情况心内科医生是经常遇到的。

特别要注意的是警惕高危性胸痛。急性心肌梗死、主动脉夹层、肺栓塞、张力性气胸这4种疾病引起的胸痛死亡率都很高，必须争分夺秒救治，要特别提高警惕。

（28）出现哪些症状看内分泌科。出现以下症状时应到内分泌科就诊：

①顽固性高血压（包含服用利尿剂在内的3种以上降压药，效果不好）；高血压伴低血钾，周期性下肢无力；阵发血压升高伴头痛、多汗、心慌，面色苍白、

四肢发凉等，可能患与肾上腺、肾脏等疾病相关的继发性高血压。

②口渴、多饮、多尿、消瘦可能患糖尿病。

③高胆固醇血症，肥胖、消瘦，尤其是短期内出现的肥胖或消瘦，可能患代谢性疾病。

④怕热、多汗、心慌、易怒、心悸、食欲亢进、大便次数增多或畏寒、皮肤干燥、少言寡语、腹胀便秘，可能存在甲状腺疾病。

⑤皮肤色素沉着、变淡，或紫纹，毛发增多或脱落。

⑥女性过早闭经、不明原因泌乳、不孕不育，男性阳痿、乳房发育，儿童性早熟。

⑦儿童身材小或身高超常伴肢端肥大；低智力、嗅觉丧失。

⑧突然发作的单个关节（尤其是在拇指或跖趾关节）红、肿、痛、热。

⑨青春期未启动，缺乏第二性征：男性没有胡须、腋毛、阴毛和喉结，发音、睾丸和阴茎像幼童；女性乳房、子宫、卵巢均没有发育。

⑩其他：视力减退、软弱无力、厌食、尿量增多、嗜睡、低体温、听力下降、眼球震颤等。

当出现上述症状时，不要自以为是"内分泌失调"，用保健品来调理，而应该到综合性医院的内分泌科就诊。

（29）出现哪些症状看肾内科。出现以下症状时应到肾内科就诊：

①血尿。血尿，包括体检发现的尿中红细胞增加（即显微镜血尿）以及肉眼可见的血尿。

②尿中泡沫增多，提示蛋白尿。

③水肿，尤其是双眼睑水肿或双下肢对称性水肿。

④血肌酐升高，提示肾功能有问题，这在任何情况下都要及时就诊，查找原因。

⑤尿频、尿急、尿痛，常提示存在尿路感染。

另外，血中非蛋白氮轻度升高在健康人中比较常见，因其影响因素较多，一般并不提示有肾脏疾病；患尿路结石、肾积水、肾囊肿、肾肿瘤、前列腺增生及肿瘤等建议到泌尿科就诊。

因腰痛到肾内科就诊的患者比较多，这是一种误解。一般来说，肾内科疾病很少出现明显腰痛，部分患者仅有腰部轻度不适症状，如出现明显腰痛（如肾结石在尿路移行），亦应到泌尿外科就诊。

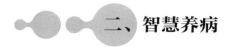

二、智慧养病

很多人在得了病之后首先想到的是"药到病除"。事实上，人体具有强大的抗病能力和自愈能力，只要注意调养和保持健康的生活方式，60% ~ 70% 的疾病都能自愈，辅以适当的治疗，80% ~ 90% 的慢性病可以保持稳定。得了病要讲究调整和适应，有时候对健康的过分关注，对疾病的过分积极并不是好事，可能是灾难。

1. 老年人要学会与肿瘤和平共处

近几年，由于老年人过度关注健康而发生的悲剧不断上演，如一位患肺癌已经 9 年的 79 岁老人，用传统医学等方法保守治疗后，除了有几声干咳外几乎没有症状，肺内的肿块每年长 1 ~ 2 毫米，却在别人劝导下去做了一次肺部微创手术。可悲的是，老人自己走进医院，就再也没有出来过。

资料显示，在 80 岁左右老年人的尸检中，有 1/4 的人身体内有肿瘤，但这些老年人生前都无与肿瘤有关的任何症状。他们的死亡，多是因其他疾病。换句话说，在老年人体内，出现肿瘤是十分自然的事。

多数上了年纪的老人所发生的肿瘤，是一种伴随着机体的衰老过程而难以避免的生理偏差，就像动脉硬化、骨质疏松一样。越到老年，细胞复制的次数越多，出现偏差的概率就越高。但另一方面，由于老年人代谢功能低下，免疫反应弱化，因而得了肿瘤症状也可能不明显，病情进展缓慢。这就给老年肿瘤患者留下一个与肿瘤"和平共处"的机会。

老年肿瘤患者过度关注自己的疾病，还容易被不实的广告所忽悠。谣言特别偏爱癌症。不良商家借着微信传谣忽悠了不少老年肿瘤患者。微信喜欢借肿瘤传谣，是因为肿瘤的一头连着对疾病的恐惧，一头连着环境污染和不良饮食习惯。不少渴望健康的老年肿瘤患者，听信谣言服用假冒的保健品或食品，结果往往是适得其反，因为这些保健品或食品干扰了机体与肿瘤的相对平衡。老年肿瘤患者要对类似微信的谣传要保持警惕，否则，可能中了圈套还浑然不觉。

2. 有些转移癌可暂时不治疗

过去恶性肿瘤的治疗目标是消灭肿瘤，随着对肿瘤认识的不断加深，现在肿瘤的治疗目标不再是一味强调消灭肿瘤，而是希望达到"带瘤生存""与瘤共存"这样一种平衡状态。

恶性肿瘤最显著的特点是侵袭和转移，而转移瘤的临床特点是症状比较轻。某些肿瘤具有生长较为缓慢的特点，即便出现多处转移，却没有任何症状。例如惰性淋巴瘤患者，病情发展缓慢，自然病程较长，中位生存期可达到 8 ~ 10 年。对于这些肿瘤，即使出现转移，也可暂不治疗，观察变化，一旦出现相关症状需要治疗时再进行合适的治疗。

3. 有些病别太当回事，不必刻意去追求完美

如慢性浅表性胃炎，只是功能性消化不良，因此不需要治疗，若有不适，注意饮食调节或服些益生菌就可缓解。又如宫颈糜烂，这是一个失误的医学名词，现在国外医学已不用这个词，改称"宫颈柱状上皮移位"，是属于正常生理现象，不需要治疗。再如乳腺增生，10 个成年女性 8 个有这个病，对健康无任何影响，也不必刻意去治疗。

同样，对有些病症不必介意。如咳嗽，是属于人体一种保护性反应，它能及时清除气管和支气管的痰液和病原体，有利于保持呼吸道通畅和疾病的康复。止咳过于心切，可能导致抗生素滥用，引发耐药，导致副反应。因为大部分呼吸道感染是由病毒引起的，而抗生素只对细菌有效。同时，痰液储留在气道内不仅加重咳嗽和气喘等症状，而且使炎症难以消退。其实，咳嗽平均需要17、18 天才能治愈，多饮水，喝点菊花茶，注意休息，一般 2 周左右咳嗽就可缓解。

又如腹泻。很多人一腹泻，就想尽快止泻，以为只要不拉肚子就没事。实际上，对感染性腹泻来说，排便是人体的一种保护机制，通过腹泻可以将细菌、病毒及其产生的毒素排出人体，减少对人体的损害。而不恰当的止泻可能会加重感染和中毒症状。因此，除非功能性腹泻，一般不要轻易用止泻药，可先自我调理，饮些淡盐水（最好加点钾盐）。比较严重的腹泻则要及时就医治疗。

4. 治病有时要丢卒保车

一位患隐睾症的 4 岁儿童，本应在 2 岁以前做手术将睾丸下降到阴囊。医生在术前告诉家长，如果手术中确认睾丸发育太差，即使放到阴囊里也不可能再增大，建议手术切除，否则会影响到另一侧睾丸。手术时医生发现睾丸只有米粒大小，按照标准应该切除。但家长一下子翻了脸，"只要有睾丸就不能切，要尽量放到里面，可能还会长大"，不愿意切除这个微小的睾丸。医生无奈，只好把这个要用放大镜才能看清楚的睾丸放进阴囊里。其实，不切除这个睾丸会影响到另一侧睾丸的发育，从而将丧失全部生理功能。

有人可能认为反正有个东西放到里面就好，却不知道长此以往另一侧睾丸就难免受害，等到后悔时就来不及了。事实上，医生在为患者制订治疗方案时，都会综合考虑方案的实施，并制订细则，尽量做到最佳。

有些人治病缺乏哲理和智慧，什么都想要，往往什么都得不到，只有学会放弃，才有可能获得。

5. 发烧不一定要用退热药

人的大脑有个体温调节中枢，不断发出指令调节机体的产热和散热，把体温维持在 36.2℃ ~ 37.2℃的狭窄范围内，以保持人体健康。

细菌、病毒等生物体生前或死后会产生外源性致热源，它们侵入后，人体内白细胞就产生一堆细胞因子攻击它们。这些细胞因子也会引起发烧。大脑受到这些细胞因子刺激以后，就像打了兴奋剂一样，体温就升高了，机体会调动身体中的免疫系统，把外来的病原体消灭掉，灭掉不了的也让其生长不好（细菌、病毒等生物体生长的适宜温度一般在 35℃ ~ 37℃）。所以，在一定程度上发烧是有好处的，它可以让身体不借助外来药物的作用，就能把体内的病原体清除了。

由此可见，无论外源性或内源性致热源引起的发热，只要体温在 38.5℃以下，一般不要用退热药。杭州一位儿科医生的孩子，患上呼吸道感染，体温持续 39℃左右，不用退热药，多饮水，加强护理，上呼吸道感染 1 周就好了。发烧虽然能带来一些益处，但发烧时间过长或体温太高对机体无疑是有害的，尤其是儿童由于脑功能还不完善，甚至可能出现高热惊厥。这些情况应及时就医，寻求医生帮助。

6. 隐性黄疸不必介意

健康体检或临床检验时不少人发现在肝功能化验项中胆红素（包括直接胆红素、间接胆红素和两者相加的总胆红素）偏高，担心自己得了肝病。黄疸分为显性黄疸和隐性两种。显性黄疸是胆红素升高伴有皮肤、黏膜、巩膜黄染和尿色深黄等症状；隐性黄疸是胆红素升高超过了一定的正常值，但没有皮肤、黏膜、巩膜黄染和尿色深黄等症状。健康体检化验报告中的胆红素轻度升高多是非病理性的隐性黄疸，由饮酒、运动、劳累、暴饮暴食等多种因素引起的，一般不必介意。但如果胆红素比正常值升高 1 倍以上则需定期复查，升高 2 倍以上，即使无临床症状也必需看医生查明原因。

由于体检和临床化验中隐性黄疸比较多见，因此，在肝功能化验之前要节制饮食（特别是高蛋白食物），不饮酒，避免劳累和剧烈运动等，以求得检验结果相对准确。

7. 尿路结石通过饮食来调整

尿路结石大多数是草酸钙结石。草酸钙结石除内源性因素外，与饮食有很大关系。

在日常饮食中草酸钙含量最高的蔬菜是竹笋，南方地区常年可以吃到竹笋，尤其是春夏季节，更是人们餐桌上的常备蔬菜，而竹笋含有大量的草酸钙，是草酸钙结石患者首先需要节食甚至禁食的食物之一。其次为茶叶、菠菜和多叶的蔬菜也富含草酸钙。各种类型的糖特别是半乳糖、乳糖、果糖和蔗糖，均可以转化为内源性草酸钙结石，高蛋白饮食也会使尿中草酸浓度升高。

经检查确定为草酸钙结石的患者，通过饮食调整并多饮水，同时加服维生素 B_6 等，可以获得良好效果。

8. 体弱多病更长寿

美国人寿保险公司对数百名年逾百岁的老人调查显示：体弱多病者往往是长寿者，而那些平素显得健康，与医院较少打交道的人却常常出人意料地过早离开人世。

这个调查报告的结论，乍看似乎不可理喻，但只要仔细观察，这种现象在我们身边并不少见，原因很简单。

首先，大多体弱多病者蕴含求生存欲望所赋予的一种本能，因自知有病，常能珍惜和保养自己的身体，生活起居很有规律，食品多样化，只吃七八分饱，特别是能坚持体能锻炼，他们对生活比较知足，与人相处比较随和，不争强好胜。同时，懂得与疾病和平共处。这样，虽体弱多病但是大病暴病以及意外事故很少发生。长期调理得当的体弱者，往往比那些恃"壮"而忽视自我保健的人更长寿。而自觉没病的人却容易麻痹大意，以致忽略了各种危险信号。

其次，体弱多病者在同疾病斗争的过程中，每拼搏一次都可能为自己身体争得一笔宝贵的财富。研究证明，经常反复感冒的人比不常感冒的人往往少得癌症。感冒能刺激人体免疫系统产生较多的干扰素，它是一种防癌、抗癌的重要物质；感冒还能激活某种免疫细胞，使之对癌细胞的攻击时刻处于"戒备"状态。同理，感冒患者在抵御其他疾病时也会产生这些效应。

得了病，三分治七分养。养病是一门艺术，自我养生是维护健康、保持旺盛生命力最有效方式。生活中，精神与信念支撑着人生，只要不自悲，那么，你一样可以与健康同行。

9. 有些心电图异常不必介意

（1）**窦性心动过缓和窦性心动过速**。窦性心动过缓是指静息状态时心率小于 60 次 / 分。其实，只要心率不小于 50 次 / 分，或 24 小时动态心电图监测心率不小于 40 次 / 分，就不会对身体健康有负面影响。一般地说，心跳慢的人比心跳快的人寿命要长。动物中蚊子的心率 600 次 / 分，寿命只有 1 周，而乌龟的心率 6 次 / 分，据说可活千年。

沿用的窦性心动过速是指静息状时心率不小于 100 次 / 分，这种状态在一定时期内对健康并无妨碍。但由于正常人的静息心率一般在 70 ~ 80 次 / 分，如果长时期窦性心动过速，则可能对健康不利。

许多人不知道什么叫窦性心率，以为窦性心率是一种病态心率。其实这是误解。心脏的传导系统中有一个叫窦房结的组织，窦房结是通过生物电来启动心跳的"司令部"，凡是从这个司令部里发出的命令（电冲动）来启动心跳都是属于生理性的，是正常的。

（2）**异位心律**。凡是没有"司令部"的指令，下属组织（心房、心室等传导系统）抢先发出的命令（电冲动）都是一种不听指挥的"造反行为"，心电图学称为异位心律。

异位心律多表现为早搏。正常心脏跳动是规则的，时间间隔基本相同，如果在均匀的心跳中，突然提前出现一次跳动，之后停顿一下，就像是跳舞时音乐乱了节奏，出现这种情况就是早搏。根据异位起搏点的部位不同可分为窦性早搏、房性早搏、房室连接性早搏和室性早搏四种，其中以室性最为常见，房性次之，再次是房室连接性，而窦性早搏最为罕见。

人群中早搏发生率很高，除了患心脏病的人以外，正常人在劳累、精神压力大、睡眠不足、吸烟、酗酒、喝咖啡和浓茶时也可能出现。

有些早搏完全没有症状，仅在体检做心电图时被发现。早搏的次数和感觉强弱也没有关系，有的人上万次也没有不适，有的人只有几十次，却能明显感觉到。早搏的常见症状有以下几种：①心前区撞击感，好像有东西突然顶撞胸部一样；②心脏停跳感，类似乘电梯时快速的失重感；③瞬间或阵发性心悸；④严重早搏者可表现为全身无力和头晕，这是由于早搏频繁使心排血量减少所致，这种早搏需要就医治疗。

早搏对人体健康有没有影响和要不要治疗，主要看有没有器质性心脏病及其他相关疾病（如甲亢）。如果是健康体检查出来的，本人无任何不适感，不影响日常生活，往往是因为情绪激动、精神紧张、过度疲劳、饮浓茶或咖啡等所诱发，此时无论是儿童、青少年或中老年人均无需特殊治疗，只要消除诱发因素，早搏即可减少或消失。而心理负担过重，过分关注或过度治疗都可能使偶发的早搏转变为频发性早搏，应引起注意。

但患器质性心脏病，如冠心病、肺心病、风心病、心肌炎或甲亢性心脏病时，容易发生早搏，特别是伴有心力衰竭时更容易发生。此时应在医生指导下治疗，如服用抗心律失常药物或接受导管消融治疗。

（3）年轻女性 ST-T 改变不一定是心肌缺血。心电图试验是初筛早期冠心病最方便的无创手段。但是年轻女性心电图 ST-T 改变不一定是心肌缺血的表现。因为女性在月经期及排卵期雌激素水平及交感神经张力变化会引起心电图 ST-T 轻度异常改变。由于雌激素对女性心血管有很好的保护作用，女性发生冠心病的平均年龄要比男性晚 10 年。因此，女性在绝经期前，如果没有高危因素，患冠心病的可能非常小，心电图 ST-T 异常可能是一种假象，不必过多关注。

10. 肾功能不全可在家里做腹膜透析

患肾功能不全特别是发展到尿毒症阶段的患者，人们脑子里的印象是必须作血液透析（血透），把血洗干净，才能维持生命。其实，还有一种方式，患者根本不用躺在病床上，甚至不用去医院，那就是腹膜透析（膜透）。

血透是把血液从人体引出来，通过机器的过滤，把去除了毒素和多余水分的血再输到患者身体，相当于机器代替肾脏干活。近年来，科学家们发现，其实人体自带一个强大的过滤膜——腹膜。腹膜覆盖在腹腔的内壁、脏器的表面上，看似不大的肚子，里面的腹膜如果展开，有好几平方米。这个膜有个特点，就是小分子的物质如水分、肌酐、尿素、电解质等可以通过，而大分子物质如蛋白质很少通过。利用这个特点，把配好的透析液灌到患者腹腔里，液体里的成分会和人体血液里的成分进行自由交换。因为物质都有从高浓度向低浓度跑的特性，血液里高浓度的毒素和多余的水分会跑到透析液里，透析液里高浓度的有益成分则会进入血液，而血液中的大分子物质如蛋白质不会流失，这就是腹膜透析的原理。

肾功能不全患者，只要达到或接近尿毒症阶段，即血肌酐浓度不小于700μmol/L，就可以做膜透。膜透对环境的要求不是特别严格，家里有个相对清洁的房间就可以做。在透析液留置过程中，患者无需躺着，可以进行日常活动，只要不剧烈活动，上班、家务、上学都不受影响。只要做好日常护理和每3个月一次随访，发生感染等并发症的概率不高。另外，腹膜的操作手法不复杂，患者经过简单培训，都有可能自助完成。

不过，膜透毕竟是一个比较缓和的血液净化手段，随着病情的发展，尿毒症加重，患者最终还是要通过血透来维持生命。

一般来说，肾功能不全是一个缓慢的渐进过程。先做膜透，能将血透推迟3～5年，临床实践证明，膜透最长可维持16年。膜透简单易学、操作方便，对医疗条件的依赖程度低，尤其对于目前还没有条件进行血透的肾功能不全患者，无疑是保护残存肾功能和延长生命最有效的方法。

三、智慧用药

　　任何药物进入人体后都会产生这样那样的影响，可能治病，也可能致病。基于人体致病因素的多样性和身体状况的复杂性，药物对人体的有益作用，即治病的针对性，是极窄的。药用好了能治病救人，用不好轻则拖延病情，重则雪上加霜，甚至造成药物损害。

　　医生和患者，是属于两个不同世界的。通常来说，医师更注重药物的积极效果，患者更注重治疗的感受和药物的副作用。医生是药物的施行者，患者是药物的体验者。因此，只有医患互动、珠联璧合，智慧用药，我们现有的许多有效药物所带来的好处才能体现出来。

　　我们把临床用药和医药咨询中遇到的常识性问题和药物治疗时患者依从性不够好等情况，从医学和药学的角度作一简略的阐述和讨论，试图帮助患者能够智慧用药，以期对提高药物疗效和减少药物副反应有所裨益。

　　在日常生活中，我们每个人都会生病，生了病就要到医院求医寻药或到药店买药。而药品是把双刃剑，既能治病也能致病，无论是中成药或化学药，口服药或注射药，外用药或内服药，处方药或非处方药，国产药或进口药，药物只要用于人体，就存在疗效和风险问题。许多真实的故事告诉我们，"自己的健康，自己做主"，用药一定要避免一些错误的认知和做法。

　　曾有一位飞行员咳嗽得很厉害，吃了好多药都无法缓解症状，于是医生给他开了 2 颗可待因片（从罂粟属植物中分离出来的一种天然阿片类生物碱），并嘱咐其管理好药品。飞行员回到家里发现自己半岁的儿子也在咳嗽，他想：自己是特殊人群，吃的药肯定是好的，儿子肯定也能吃。于是他本着"小儿减半"的原则给儿子灌进去半片药。不料半小时后，儿子不治身亡。这个事例说明，好药不等于适合的药，对某些人来说是好药，而对另外一些人来说就可能是毒药。儿童不是缩小版的成人，家长吃过的好药不一定能减量给小孩吃。

　　人的机体本身就有自愈能力和平衡功能，任何药物，只能起个纠偏的作用，也就是说，药物在人体已经恢复平衡后，它就失去功能了。因此，有病一定要智慧用药，避免一些错误的认知和做法，趋利避害，以达到疗效好且风险小的目的。

据世界卫生组织统计，全球有一半患者不会用药；美国疾病预防控制中心最新发布报告，每年至少有 200 万人感染耐药菌，2.3 万人因此死亡；中国聋哑儿童中有 20% 是因为不恰当应用抗生素导致的，曾登上央视春晚舞台的《千手观音》，21 名残疾人演员中有 18 名是因为 2 岁前使用抗生素不当导致；2013 年 10 月，国家药监局对 45 万份问卷进行统计后发现，九成居民用错药，半数人不仔细阅读药品说明书和不懂用药方法，付出的代价是惨痛的，设法促进患者智慧用药是当务之急。

调查资料提示，用药不当主要表现在以下几个方面：一是缺乏药品基本知识，很多人把抗生素当"常备药"，感冒、腹泻时随意用，不但无效，而且增加耐药菌株和带来不良反应。一半人不知道 OTC 是什么，不知道非处方药分甲乙两类。二是不仔细读药品说明书，不知道药品不良反应，或者对药品不良反应轻视或过度害怕。调查表明，52.9% 的人不知道加替沙星可造成血糖异常和肾功能不全，52.32% 的人不知道孕妇可否用抗生素，50.43% 的人不知道服药的正确时间，如睡前服、顿服、一天三次、空腹服的正确时间。三是对服药方法缺少了解，58.88% 的网友不了解酒对药品的影响，50.94% 的人不知道用牛奶送服药是错的。四是忽视儿童用药的特殊性等。

人们常说"是药三分毒"，这是一句富有哲理的警句，生病用药不仅要考虑疗效，安全应该是首先要考虑的问题。

1. 认识药物的不良反应

药物的不良反应是指合格药物在正常用法用量下出现的与用药目的无关的或意外的反应。

世界上还没有一种药只有疗效，没有毒性，因此，通常人们是在生病时才会去用药治疗。这就是在疾病的危害和药品不良反应之间"两害相权取其轻"，特别是在癌症已经发展到中晚期才使用的一些药物，实际上是"以毒攻毒"。

无数实例说明，药物不良反应的发生，除了药品生产、医生处方和药师指导等因素之外，很重要的是与患者用药常识、药物毒副反应的观察、警觉等密切相关。

据世界卫生组织报道，全球每年有 1/3 的患者不是死于疾病本身，而是药物副作用所致。在我国，住院患者的药物的不良反应发生率为 10% ~ 20%，其中因药物不良反应而住院的为 0.3% ~ 5%，因药物不良反应而死亡的为 0.24% ~ 2.9%。

我国发生药物不良反应最多的是抗感染药物，其中首推头孢类抗生素，其次为西林类（如阿莫西林、哌拉西林等）和沙星类（如左氧氟沙星、加替沙星等）。

药物的不良反应与给药方式有关，半数以上为静脉用药产生的。药物的不良反应在各年龄段中以老人及儿童为多。

药物的不良反应有以下几种类型：

（1）**副反应**。指药物在治疗剂量下和治疗作用同时产生的与治疗目的无关的作用。这是与治疗作用同时发生的药物固有的作用，可能给病人带来不适或痛苦，但一般较轻，大多是可以恢复的功能性变化。

为什么使用同一种药物，有的人有副反应，有些人没有副反应？有的人反应轻，有些人反应重？这影响的因素有很多，如：与用药的方式、用药的剂量有关，与患者的身体状况和病理状况有关，还与遗传因素有关，由于个体的差异，可以出现不一样的药效和不一样的副反应。

（2）**毒性反应**。指药物剂量过大或用药时间过长而引起的机体损害，一般是可以预知的。毒性反应主要表现为对神经、消化、血液、循环系统及肝肾等系统或脏器的损害，重时可危及生命。毒性反应可因剂量过大而立即发生，称为急性毒性；也可因长期使用而逐渐发生，称为慢性毒性。药物的毒性反应与副作用不同，因其危害性较大，故应严格掌握药物用量及疗程，并定期作相关检查。

（3）**过敏反应**。是指只发生在少数因遗传差异而具有过敏体质的人身上的一种病理性反应，临床表现有皮疹、发热、哮喘、溶血性贫血等，严重时可引起休克，如青霉素过敏反应。还有些人对药物特别敏感，应用小剂量即可产生较强的作用，称为高敏性，如有的人吸入空气中含有青霉素的粉尘也会发生过敏。

众所周知，使用青霉素前必须做皮试，只有皮试阴性的病人才能注射该药物，皮试阳性病人如果注射该药物，可能会出现过敏反应，严重时甚至威胁生命。临床上青霉素皮试阴性的病人，注射时却发生过敏反应是极少的。但值得注意的是有些患者做青霉素皮试前，都服用过一些含有抗过敏作用的感冒药，抗感冒药，可使青霉素皮试呈假阴性。

目前，临床上常用的抗感冒药，如速效伤风胶囊、泰诺感冒片、白加黑（黑片）、新康泰克胶囊、快克、氨咖黄敏胶囊等，里面都含有抗过敏作用的药物成分，如马来酸氯苯那敏、氯雷他定或苯海拉明。这些抗过敏药物在体内能抑制致敏物质的释放，从而使对青霉素过敏的患者，在皮试时出现假阴性。而当注射大剂量青霉素时，这些抗过敏药物又不足以彻底对抗致敏物质，从而引发了过敏反应。因此，感冒合并细菌感染的病人在合用感冒药和青霉素时要特别注意。如果需要这两种药物合用，应在服用感冒药之前先做青霉素皮试。正在服用抗过敏药物或服用含抗过敏药物的感冒药的病人，不宜做药物过敏试验，以免出现假阴性。如果需要，必须停药3～5天后，再做药物过敏试验，这样才能确保皮试的可靠性。

①药物的光过敏：有的人用药后暴露于阳光中会产生光过敏性皮炎。光过敏性皮炎分为光毒性反应和光变态反应两类。光毒性反应发病较急，病变主要在表皮，表现为皮肤暴露部位发生日晒斑或皮炎症状，有红斑、水肿甚至水泡，并有刺痛感，此种炎症多为一过性；光变态反应性皮炎主要在真皮，发病较慢，病程较长，可反复发作。

可引起光敏反应的药物主要有：抗生素类中的喹诺酮（如环丙沙星、氧氟沙星、司帕沙星等）、氨基糖苷类（庆大霉素等）、磺胺类（磺胺嘧啶等，常在服药一周左右发病）、四环素类（米诺环素、强力霉素等）、抗真菌药（灰黄霉素、酮康唑、伊曲康唑等）、抗结核药、磺酰脲类降糖药（如格列本脲）、心血管药物（如卡托普利）、利尿剂（如氢氯噻嗪）、吩噻嗪类（如氯丙嗪）、非甾体类抗炎药（如布洛芬）、治疗白癜风的药（甲氧沙林等）、皮肤病外用药（维甲酸软膏等）、口服避孕药等。许多抗肿瘤药有光过敏剂（柔红霉素、甲氨蝶呤、长春碱等）。光过敏的患者，大多数症状比较轻，有时甚至难以察觉。如果患者皮肤出现红斑或麻刺感时，应立即躲避阳光，并用冷水湿敷发热红肿处，停用可产生光过敏的药物，在医生和药师指导下局部或全身使用糖皮质激素或口服抗组织胺类药物对症治疗。

②对用过的药过敏：有些人对以前常用的药发生过敏感到奇怪，为什么以前吃同样的药没有出现过敏反应，而这次却过敏了？这一方面是由于某些药物经过一次或多次使用后可在体内产生抗原或半抗原，下次再用该药时就过出现

过敏；另一方面是由于药物化学成分和制造工艺复杂、辅料繁多（有人对辅料过敏），同种药品不同厂家、不同的制造工艺、不同的剂型，甚至不同的批次都可能引起过敏反应。因此，用青霉素类药物时，如果更换了其他品牌或批号的同类药，以及停药3天以上，也要做皮肤过敏试验。

还要注意的是，虽然药物的毒副反应可以通过减少用量来减轻，但是药物的过敏反应与用量之间没有直接的关系。

（4）**继发反应**。是指药物发挥治疗作用所引起的不良后果，又称治疗矛盾。如长期服用广谱抗生素后，肠内一些敏感细菌被抑制或杀灭，使肠道内菌群的共生平衡状态遭到破坏，使一些不敏感的细菌如耐药葡萄球菌和霉菌大量繁殖，而引起葡萄球菌性肠炎或霉菌性肠炎。

（5）**停药反应**。长期应用某些药物，突然停药使原有疾病症状加速重现或加剧的现象称为停药反应或反跳现象。例如长期应用β阻滞剂治疗高血压或心绞痛，一旦突然停药会出现血压升高或心绞痛发作。类似情况还见于安定类药物和肾上腺皮质激素类药物等。遇此情况往往需要重新开始治疗，这类药物停药时应逐渐减量后停药。

（6）**特异质反应**。是指少数特异质病人对某些药物产生作用性质可能与常人不同的损害性反应。如：①华法林耐受，华法林耐受患者可在常规剂量药物治疗期间出现血管栓塞症而引起严重后果；②卟啉尿，也称紫质尿，即排出的尿暴露于日光下可变成暗棕色，有这种遗传因素的患者在使用磺胺、苯妥英钠、激素、氯喹和灰黄霉素等药物时，可出现尿色深黄、巩膜黄染、剧烈腹痛、呕吐等症状；③恶性高热是麻醉时出现的一种合并症，如氟烷、环丙烷等以及肌松剂琥珀酰胆碱等应用时偶可诱发突然高热（可达42℃），常伴心律失常，死亡率很高。

（7）**后遗效应**。是指停药后原血药浓度已降至有效浓度以下时而残留的药物效应。如服用安定类镇静药后，次晨仍有困倦、乏力等后遗作用，又如停用有些抗菌药物后其后遗效应尚可维持3天左右。

（8）**依赖性**。是指病人连续使用某些药物以后产生一种不想停用的渴求现象。根据它们使人体产生的身体或心理方面的依赖和危害程度可分为两类，即生理依赖性和心理依赖性。

①生理依赖性，即成瘾性。是指反复使用某些药物以后造成的一种身体适

应状态。其特点是一旦中断用药，即可出现强烈的戒断综合征，如不安、剧烈疼痛、严重失眠等，并可变得身不由己，甚至为索取药物不顾一切。

长期服用安定类药物可能会造成病人对药物的依赖性，一旦停药会出现戒断症状：有的人少服一次就难受，并出现记忆力减退、精神萎靡或异常兴奋的现象；而且停药 1 ~ 3 天后，还可能出现一些精神和躯体症状，如失眠加重、焦虑、易激惹、肌肉抽搐、头痛、食欲减退、胃肠功能失调等；长期服用安定类药还可引起慢性中毒，表现为倦怠乏力、消瘦、失眠、面色苍白、焦虑不安、情绪低落及记忆力减退等。

因此，长期服用安定类药物要注意：一是能短期或间断使用的不要长期服用；二是能小剂量使用的不要大剂量服用；三是如必须长期服用最好在 2 ~ 3 个月后换另外一种。

总之，使用安定类药物一定要遵循医嘱，慢性病患者除一般的失眠症外最好请精神科医生开安定类药物处方。

值得注意的是滥用感冒药也会成瘾，因为有些感冒药里面含有咖啡因成分，能够作用于大脑，增加多巴胺的含量。大脑内多巴胺的含量增加，可缓解疲劳，改善精神状态，形成快感。由于能减轻感冒时的不快感并增加镇痛作用，故咖啡因多用于感冒药中。如果服药半个月以上，就可能产生药物依赖性，必须加以注意。

②心理依赖性，也称精神依赖性或习惯性。是指用某些药物以后可产生快乐满足的感觉，并在精神上形成周期性不间断使用的欲望。其特点是一旦中断使用，可产生身体多种不舒服的感觉。产生这种生理或心理依赖性的药物有麻醉药品，如阿片类制剂；精神药品，如镇静催眠药和抗焦虑药等。其他包括烟草、酒精等。

复方甘草片是常用的镇咳化痰药，其含有阿片粉、甘草流浸膏等成分。其中阿片粉属麻醉药品，虽然含量很少，但长期服用亦可成瘾。连续使用时间越长，依赖性越大。复方甘草片一般连续用药不要超过 3 ~ 5 天。有的人可能出现以下感觉：开始服用时会感到不太舒服，甚至发生恶心、呕吐、便秘；继续大量使用会感到十分松弛和舒服，逐步对其产生渴望感；进一步大量使用，即可发展为非用不可的强迫感，滥用者会千方百计寻求药物。如果此时停药，使用者会出现打呵欠、出冷汗、流鼻涕、竖汗毛等症状，多数人 2 ~ 3 天可达到顶峰，但缓解却很慢，需经过 3 ~ 6 个月才恢复正常。

复方甘草片的同类药品复方甘草合剂也含有从阿片中提取物可待因，也应慎用。

（9）**致畸、致突变**。致畸是指药物影响胚胎正常发育而引起畸胎。胎儿在最初 3 个月内，胚胎发育分化很快，最易受到药物的影响，故在怀孕的前 3 个月内，尽量不要用药为宜。药物造成 DNA 或染色体损伤，可使正常细胞突变转化为癌细胞。

（10）**药物热**。药物热是因为使用某种或多种药物后，直接或间接引起发热，是机体对药物的一种特异反应。药物热既与所用药物有关，也与服药者的体质有关。

怎样识别药物热？许多疾病都有发热症状，因此很多情况下，与疾病导致的发热很容易混淆。但药物热还是有据可循，根据下列表现可以判断：首次用药后 6 ~ 10 天左右开始发热，体温 38℃左右，最高可达 40℃；发热与身体一般情况呈分离现象，即虽然体温很高但患者的一般情况（如精神状态、食欲等）比较好；采取各种退热措施（如服用退热药）疗效不明显，而停用致敏药物后，即使不采取措施，体温也可自然下降；与应用某种药物有必然联系。药物热在用药后新出现发热，而感染性疾病是在用药前出现发热，发热与应用某些药物有必然联系，如果是过敏体质，在应用某些药物后，出现发热现象，则药物热的可能性更大。

可引起药物热的常用药物有抗过敏药（马来酸氯苯那敏、苯海拉明等）；抗生素（青霉素、氨苄青霉素、头孢霉素、链霉素、氯霉素、万古霉素、灰黄霉素等）；解热镇痛药（阿司匹林、吲哚美辛、布洛芬等）、磺胺类、奎宁、苯妥英钠、中药注射液等。

当怀疑自己是药物热时，必须及时就医，进行全面细致的检查，以便排除疾病引起的发热。确诊为药物热后才能停药。

药物热通常难以预测。对于过敏体质者，在就医时要主动告诉医生自己的药物过敏史，以供医生参考。

（11）**基因检测、个体化用药，减少副反应**。临床上同样疾病同类患者药物疗效和副反应却相差甚远的情况比比皆是，然而对那些疗效差副反应大的患者，大家都有一个无奈的理由——个体差异。如今，基因组学的发展帮我们找到了主要根源——基因差异。现在，药物基因组学理论为基础的个体化药物治疗可以实现量体裁衣式的个体化给药来提高疗效，防止毒副反应。即通过检测某些特定基因，首先可以避免某些药物致死致残的严重不良反应。通过基因检测可以帮助我们了解所用的药物到底是慢代谢、快代谢，依此来调整药量和疗程，做到精准选药，无论是患者、医生、医药机构均可从中受益。个体化用药是未来的必然趋势，现在，我国有些三甲医院已经开展药物基因学测定项目。

2. 用药的基本常识

（1）看懂药品说明书。 曾经有一位男护士值了一夜班，早上回到家吃了一根没洗净的黄瓜，随后发生了腹泻。他自己吃了复方苯乙哌啶，虽然腹泻止住了，但也被留在体内的病菌夺走了生命。

腹泻有许多种，包括感染性腹泻、炎症性肠炎、消化性腹泻、应激性腹泻、菌群失调性腹泻、功能性腹泻等。复方苯乙哌啶的药品说明书上已经表明只能用于功能性腹泻，不能用于感染性腹泻。因为止泻药会把致病菌留在体内，使肠道内的细菌性炎症扩散加重。因此，在没有及时应用抗生素的情况下随意用止泻药是十分危险的。如果这位男护士在用药前看懂了药品说明书可能就不会发生这样的悲剧了。

目前我国公众安全合理用药知识不足，使用药品行为习惯存在一些安全隐患。调查显示，服药前会仔细阅读药品说明书的人为52%，能够仔细阅读不良反应及注意事项的占36%。

药品说明书是指导医患合理用药并具有法律效能的文件，说明书中有些内容如药理学方面的条文患者是不太看得懂的，但患者在用药前一定要仔细阅读药品说明书，其重要性不亚于遵守医生的医嘱，因为药品的用法十分复杂。病人用药除了遵照医嘱、看药品外包装的标签外，还需要详细了解药品的不良反应、禁忌证、注意事项及药品贮存条件等，然后再遵照医嘱应用，安全用药才能有保障。

阅读药品说明书首先要读好药品标签。药盒上的标签是药品说明书中摘要标识部份的内容。标签上的内容包括药品的批准文号、药品名称、主要成分、适应证、药品规格、用法用量、生产日期、有效期等，都是病人服药前应该核对的部分。例如，药名对不对、是否对症、有没有过期、用法用量等，了解清楚以后，就不会拿错药、买错药和用错药。但仅看药品标签还不够，还需要仔细阅读药品说明书。

药品标签的药名通常可用商品名、通用名和化学名来表示。

药品说明书是医师、药师和病人用药的法定依据，其内容包含了药品安全性、有效性等重要科学数据、结论和信息，用以指导病人安全、合理使用药品。病人用药前首先要看清适应证，对症下药。适应证是指该药品所直接对应的疾病。自主选药，适应证是特别重要的。要仔细核对自己的症状和说明书描述的是不是一样。在购买处方药时，必须事先经过医生诊断患什么病，依照处方买药。而购买非处方药时，要根据说明书标明的适应证，对照自己的症状选药，必要时请药师指导。药品说明书中的不良反应、禁忌证、注意事项、孕妇及哺乳期妇女用药、儿童用药、老年用药、药物相互作用、药物过量等栏目，非常醒目，是病人必须重点阅读的。

说明书上"禁用"是指会使某些病人引起严重不良反应或中毒，故禁止使用，如吗啡可抑制呼吸中枢，故哮喘和肺心病患者不能用；阿司匹林肠溶片标明"胃十二指肠溃疡禁用"，如果这些病人用了，可能发生消化道出血；"忌用"，是指某些药物对某些个体差异较大的病人可能出现严重不良反应，故没有足够把握，应避免使用；"慎用"则是对某些特殊的人群如小儿、老人、孕妇、肝肾功能不全或某些特定的患者提出的用药警告。

药品说明书上的"不良反应"是指服用正常剂量的药物以后可能出现有害的或与用药目的无关的反应。药品的不良反应可分为 A 型和 B 型两种。其中 A 型与用药剂量有关，剂量越大，反应越强烈；B 型与用药剂量无关，但难以预测，虽然发生率较低，但死亡率较高。一般来说，老药的安全性比较好，因为它经过了多年的时间考验，而新药的安全性需经时间和临床实践去进一步验证。值得注意的是，对没有详细列出不良反应的药品要慎用。

其实，很多药品，包括许多常用药，都可能出现或多或少、或轻或重的不良反应，如维生素 C 吃多了会引起草酸盐肾结石；过量服用维生素 D 可发生维生素 D 中毒、血压升高、血钙升高和肾结石；中药甘草吃多了也会引起高血压或水肿等。

如果符合说明书上"禁用"或"忌用"的情况，就无论如何不能吃这种药，如果符合"慎用"的情况，则要遵循医嘱。

　　许多人认为，药品说明书上标注的不良反应越多，该药品就越不安全，其实这是一个认识上的误区。一般原研药和西药说明书的内容和罗列的不良反应都比较多，这是基于新药上市前经过动物实验、严格的临床试验和上市后临床不良反应监测得出的科学结论，这是一种科学严谨、认真负责的态度，让病人拥有知情权，了解用药后可能产生的不良反应，从而能提早进行防范，而一些仿制药和中成药的说明书就比较简单，很少写明药物的毒副反应，容易误导患者以为这些药品的毒副作用小。其实，没有足够的临床证据支持，并不等于不存在毒副反应。

　　还有不少人认为，只要遵守医嘱，看不看药品说明书并不重要。事实上，药品说明书担负着保障安全用药的职责，不仅医师用药和药师指导病人用药要遵循药品说明书，病人也要仔细看清读懂。有些病人不看说明书，是因为担心看不懂药品说明书，其实，说明书（特别是非处方药的药品说明书）的基本内容病人是看得懂的，只要慢慢看、多看几遍，或咨询医师或药师，阅读说明书的能力就会提高。

　　怎样看懂药品单位？药品说明书上的计量单位有克（g）、毫克（mg）、微克（μg）、毫升（ml）、国际单位（IU）等。其换算很简单：1 克 =1000 毫克，1 毫克 =1000 微克；1 升 =1000 毫升，如每天 0.5 克与每天 500 毫克的含义是相同的。然而，一部分抗生素、激素、维生素及抗毒素等生化制剂，由于其化学结构不恒定，因此只依靠生物试验鉴定的方法与标准品比较，从而来测定其生物效价，以示其作用和效能的强弱。具有一定生物效价"单位"（U），经由国际协商的标准单位叫做"国际单位"（IU），以此作为上述的计量单位。

　　怎样看进口药标签？我国进口药用量较大，尤其是抗癌药品。由于国情的差异，各国药品的有效期、失效期和生产日期等表示就各不相同。常见的进口药有效期表示有：Expiration Date，Use before，表示失效期；Storage Life（贮存期限）、Stability（稳定期）、Validity（有效期）。年月日多用阿拉伯数字表示，年份排在最后，月份常用英文缩写字母表示，1 ～ 12 月依次是 Jan.，Feb.，Mar.，Apr.，May.，Jun.，July.，Aug.，Sep.，Oct.，Nov.，Dec.。如 Expiry Date：Oct. 2010，表示 2010 年 10 月为失效期，该药可使用到 2010 年 9 月 30 日。

　　进口药品失效期的表达有以下几种：失效期、贮存期、稳定期、从制造日起的某年内有效、在某年某月以前使用等。一般地说，欧洲各国的药品失效期是按月、日、年顺序排列；俄罗斯药品使用罗马数字代表月份，如 V.2013 表示 2013 年 5 月；日本、中国则按年、月、日顺序排列。

还要注意的是，药品开启后保质期就会缩短，中老年人常备的"救命药"硝酸甘油，一旦开启后有效期就不再是 1 年或 2 年了，而只有 3 ~ 6 个月，同样，眼药水无菌要求高，30 天内用不完最好弃用，同时还要在 2 ~ 8℃冷藏条件下保存。

需要说明的是，有时医生用药与药品说明书不符或超越了说明书的范畴，这是由于特殊病人或特殊病情的需要，或是因为经临床观察，药品的功能或毒副反应等有所改变。比如他汀类降脂药物，其适应证已扩展到许多心脑血管疾病、动脉粥样硬化、糖尿病等，但在早年药品说明书中并未提到这些适应证。因此，当医嘱与药品说明书不符或超越药品说明书范畴用药时，一般应循医嘱执行。但如果发现医嘱与说明书差异太大，甚至出现相反适应证，那就得提高警惕，需要及时与医生交流沟通。

（2）儿童药品说明书更要仔细阅读。儿童用药属于特殊人群用药，如环丙沙星等喹诺酮类药物禁用于 18 岁以下的患者（可能会引起关节病变）。国家颁布的药品说明书的新规定要求，除中药、天然药物以外，其他所有药品说明书必须在儿童用药项中注明主要包括儿童由于生长发育的关系而对于药品在药理、毒理等方面与成人的差别，并写明可否应用本品及用药注意事项。未进行该项实验且无可靠参考文献的，应当在该项下予以说明。

而目前许多药品说明书的"儿童用药"项中写的是"暂无儿童用药资料""儿童用药的安全性和有效性尚未确定""儿童用药酌减""遵照医嘱"等模糊词句。这些不科学的词句，使儿童用药的安全性打了折扣。遇到这种情况时用药更要慎重，须仔细咨询医师或药师后方可应用。

另有许多药品说明书在"儿童用药"项后详细注明了儿童使用的年龄限制注意事项，应用时须严格按照规定执行。若为特制的儿童用药，还会详细列出不同年龄段儿童的具体用法和用量，注意年龄是"月"还是"岁"。有的则标注不同年龄段的公斤（体重）用量，特别要看清楚是每"日"还是每"次"，在用量明白以后，还要看清楚规格，如区分克（g）、毫克（mg）、毫升（ml）等等。

（3）了解处方药和非处方药。OTC 是指非处方药，是 Over the counter 的简称，翻译成中文就是"可以在柜台前购买"的药物。此类药物与必须凭执业医师处方才可以调配、购买和使用的处方药不同，非处方药不需要凭医师开具的处方，可以自行判断、购买和使用。非处方药具有安全性较高、疗效确切、便于自我使用、用药期间不需要监测、便于贮存、不易成瘾、不良反应较低等特点。

处方药与非处方药并不是药品性质的属性，而是管理上的界定。非处方药是为了方便公众用药，在保证用药安全的前提下，经国家卫生行政部门规定或审定后，不需要医师或其他医疗专业人员开写处方即可购买的药品，一般公众凭自我判断，按照药品标签及使用说明就可自行使用。这些药物大都用于多发病常见病的自行诊治，如感冒、咳嗽、消化不良、头痛、发热等。

目前非处方药分为两类：甲类药，标识为红底白字，甲类药临床使用时间较短，安全性较低，只能在具有配备执业药师的医院、药店销售；乙类药，标识的绿底白字，可以在超市、宾馆等地方销售。许多患者以为非处方药就完全安全，生病后不去医院，自己去药店或网上购药治病，这是有很大风险的，即使乙类非处方药也最好在医生或药师指导下用药，使用一定疗程后，如果症状未缓解或消失应及时就医。

要注意的是处方药和非处方药身份是可以互换的，处方药可以改成非处方药，反之亦然。一般情况下，所有上市的药品都是处方药，如果上市后再评价证实安全有效，则有可能改为非处方药。例如氨酚氯雷伪麻缓释片，于2005年获准上市销售，2011年转为非处方药。反之，非处方药在临床应用过程中如出现某些危险因素，如以前是非处方药的安眠药，因出现患者不妥使用或有意过量服用导致自杀的情况，后来改为处方药。

另外，在选药时还会遇到处方药和非处方药的"双跨"问题。众所周知，我国非处方药多是从处方药转换而来的，有些处方药有众多适应证，其中有些适应证是适宜于患者自我判断的小病小恙，可自我药疗。因此，有时患者会遇到相同药品既是处方药又是非处方药的"双跨"现象，似乎不可理解和难以选择。

原来，一种药品在申报处方药品时有多种适应证，需要在医生指导下服用，但其中有的适合患者自我判断和自我治疗，在限适应证、限剂量、限规格、限疗程的规定下，将此部分作为"OTC"，而患者难以判断的部分仍作处方药。

据悉，目前我国公布的4400多种非处方药品中，具有"双跨"身份的有1000多种，占非处方药的1/4还要多。患者选择这类药品时应掌握一个原则：

轻微的小毛病，可自我诊断的疾病，患者可自行选择 OTC 药物，而大病必须找医生，即使使用的同样是 OTC 药物，但此时是被作为处方药使用的。特别是老人、婴幼儿、孕妇及肝肾功能不全等特殊人群用药，最好咨询医师或药师。

怎样自我判断疾病？患者通过阅读大众医学书刊，获得有关药品和自我保健知识，逐渐具备了对自身症状进行自我判断的能力。一般来说，病人自行选择非处方药需要对自己所患疾病或不适症状有一定了解，并对非处方药有一定认识，或具有基本的药品常识，所患病症必须为常见病，而且症状较轻，而不是急症、重症。用药期间不需要专业医疗人员监护，也不需要经常调整剂量。一般认为，病人可以自我药疗的适应证主要包括三个方面：一是病人可以自我判断的病症，如常见的感冒、消化不良、咳嗽等；二是经由医生确诊过，当疾病再发时，可以依据以往经验，自己作出判断的可控性疾病，如痛风等；三是经医生确诊后，可控的慢性病，如高血压病等。如果患者无法自行判断自己的病情，或对非处方药标签和说明书不理解，病因不明，则不要自行选用非处方药治疗。如果服药后不见效，可以通过咨询医药人员，以确定自身症状是否适于自我药疗，以免贻误治疗。如果用药后病情有加重迹象，应立即去医院诊治。

OTC 药物自我药疗的轻症主要是指：发热（38℃以下）、疼痛（轻中度）、非突发性疼痛（如关节痛、颈肩痛、肌肉痛、牙痛、头痛等）、感冒、咳嗽、咯痰、失眠、烦躁不安、晕动病、慢性胃炎、消化不良、胃酸过多、腹胀、便秘、轻度腹泻、痔疮、冻疮、痤疮、疖、痱子、皮肤瘙痒、皮肤癣、鸡眼、复发性口腔溃疡、牙龈炎、口臭、结膜炎、慢性咽炎、手足多汗、麦粒肿、软组织挫伤、过敏性鼻炎、痛经、阴道炎、缺铁性贫血、营养补充、戒烟、避孕等。但要注意的是有些疾病发病时症状比较轻，以后可能逐渐加重，如许多感染性疾病和内科疾病病初多表现为低热。

买 OTC 药物要注意以下几点：

一是选择厂家，查看药品包装。同样的药品不同厂家生产的质量是不同的，要尽量选择信誉好的和知名度大的药厂。外包装尽量要完好无损，更要查看生产日期和有效期，尽量避免买到距有效期 6 个月内的药品。

二是认清药名，防止重复用药。大部分 OTC 药物都有很多个生产厂家，同一种药只有一个通用名，但不同厂家就有不同的商品名，选购时要看清楚，不要重复用药。还有的是成分相同或作用相同的，也不要重复，譬如复方感冒药白加黑的成分有对乙酰氨基酚、伪麻黄碱、右美沙酚和苯海拉明（夜片），而泰诺的成分是对乙酰氨基酚、伪麻黄碱、右美沙酚和扑尔敏。两种药的作用是一样的，而同时服用扑尔敏和苯海拉明会加重头昏、嗜睡的不良反应。

三是使用 OTC 药物特别要防范不良反应。首先要知道自己对某种药物有无过敏；其次要观察有无不良反应。一旦出现皮疹、红斑、瘙痒、头晕、乏力等症状，或出现高热、气喘、呕吐、腹痛加重、少尿等异常情况时，就应立即停药就医。如果在用药 3 ～ 7 天后，病情无好转或甚至加重，也应及时去医院诊治，以免耽误病情。

（4）**用药姿势**。药，大家都吃过或用过，但如果用药方法不当，不但疗效受影响，而且还会出现或加重毒副反应，所以用药时要注意以下几个细节：

①口服药：大多数药是需要站着吃的，让药物从口腔顺着食道到胃肠道吸收，然后发挥效能。但并非所有的口服药都要直立给药，如舌下含服迅速起效的硝酸甘油等血管扩张剂，站立时含服就可能因血压骤降而引起头晕，所以要采取半卧位；服用胃黏膜保护剂如达喜、硫糖铝等，在胃体后侧壁溃疡时，要采取左侧卧位；服用镇静催眠药，如安定类药物，服用后应立即躺下，以免发生意外。再如有的药物的碱性或是酸性，具有很强的刺激性，如果躺着服用这些药片、药丸，药物在食道壁上溶化或停留时间过长，就可能引起食道发炎，严重的甚至引发溃疡，正确的服药方法是站着服药，多喝几口水，服药后不要马上躺下，最好站立或走动几分钟，使药物完全进入胃里。

②滴鼻剂：鼻炎、过敏患者可能会用到一些滴鼻剂，不少人都采取仰头的方法给药，但由于鼻腔和咽喉是相通的，所以在滴药时最好找到一个角度，让药液顺着鼻孔慢慢流下，避免直接进入咽喉，还要注意滴药前把鼻腔清洗干净，滴药后轻轻按住鼻翼两侧，保持 3 ～ 5 分钟。

③滴眼药水：仰卧，头后部垫一个软枕，左手食指和拇指分别轻轻分开上下眼睑，右手持药瓶将药滴入，然后闭眼 1 ～ 2 分钟，切忌用力闭眼，以防将药液挤出。

④耳朵上药：由于耳道狭窄，在给耳朵用药时不太方便，可请别人帮助，将头部侧放，用药的耳朵向上，先用洗液洗净积脓，再滴入滴耳液。每次滴 3 ～ 5 滴，然后轻轻揉一下外耳。

⑤咽喉喷雾剂：咽喉疾病往往会用到喷雾剂，这时最好配合深吸一口气的

动作，能够让药液更好地附着在喉咙上。使用前将喷雾剂摇匀，然后舌头抵下颚，在喷入药粉时深吸气，然后屏住呼吸约十秒，用鼻子呼出。

（5）选择最佳时间服药。 人体的生理变化具有周期性，在生物钟的调节下，人体的基础代谢、体温变化、激素分泌等功能都有周期性，如肝脏合成胆固醇的时间多在夜间，胃酸、激素的分泌也有昼夜规律等。因此，服用药物也应选择适宜的时间，从而顺应人体生物节律的变化，增强药物疗效，减少药品不良反应。服药时间应该根据不同疾病和不同药物选择不同的时间，很多药物如果使用时间不当很可能导致药效减弱甚至出现副反应而造成不良后果。那么，常用药物何时服用最合适呢？下面就介绍一下几类常用药物的推荐用药时间。

①空腹服：指的是饭前 1 小时和饭后 2 小时服用。对有些药之所以有这样的要求，是因为食物会显著影响药物吸收，降低疗效。如治疗哮喘和风湿性关节炎的糖皮质激素药物选择在清晨服用可减少药物副反应；有些驱虫药，如氯硝柳胺、鹤草粉等应在清晨未进食前的 30 ～ 60 分钟服用。

②餐前服：是指进食前 30 分钟服。如胃黏膜保护药，餐前服用药物能附着于胃壁，形成一层保护屏障，起到保护胃黏膜的作用，如胃必治、胃舒平、达喜等；促胃动力药，如吗丁啉、莫沙必利等，餐前半小时服用，使进餐时正值血药浓度达到高峰时，药效发挥最强；活性炭等吸附性药物在饭前服用，便于发挥吸附胃肠道气体的作用；抗生素，空腹时药物不易被稀释，达到峰值快，疗效好；某些用于降低餐后高血糖的降糖药，餐前半小时服用，能防止餐后血糖过高。

③餐时服：如助消化的药，淀粉酶、胃蛋白酶等在餐前片刻或餐后立即服用能避免被胃酸中的酸破坏，并可与食物混合在一起以更好地起到帮助消化的作用；某些起效较快、用于降餐后血糖的降血糖药，如阿卡波糖就需要随第一口饭吞服，以减少对胃肠道的刺激，格列美脲宜每日第一次就餐时服；抗关节炎药，如氯诺昔康、美洛昔康、奥沙普嗪，与饭同服可减少损伤胃黏膜导致胃出血；治疗胆结石和胆囊炎药，如熊脱氧胆酸于早晚进餐时服用，可减少胆汁的分泌，有利于结石中胆固醇的溶解。

④餐后服：是指进食后 15 ～ 30 分钟服。对胃黏膜刺激性大的药如阿司匹林、消炎痛、对乙酰氨基酚、吲哚美辛、布洛芬、乳酶生、心得安等药物应在餐后 15 ～ 30 分钟服用，以减少刺激和影响食欲；维生素 B_1、维生素 B_{12}、氢氯噻嗪、螺内酯（安体舒通）等，餐后服用可使生物利用度增加；一般未特别强调餐前

或餐后服用的药物，均可餐后半小时服用。

⑤宜睡前服的药：如哮喘多在夜间发作，平喘药最好在睡前 15 ～ 30 分钟服用；抗过敏药在睡前半小时服用，能使嗜睡的副反应对生活的影响降低很多；胃酸在睡前有一个分泌高峰期，因此胃溃疡药最好在睡前加服一次；因为肝脏合成胆固醇主要在夜间，所以他汀类调脂药用于降低胆固醇时宜在晚上服药；钙剂宜在晚上服。

⑥顿服：可不是说每顿饭后服药，而是指把一天的用药量一次性服下。

⑦一天一次服的药：考虑到时辰治疗学和降低药物不良反应，有些药物在特定时间服用可提高疗效。大部分药品说明书上没有表明具体时间，如果处方上没有标明服药时间，就要咨询医师或药师。

⑧一天 2 次：并非指早晚各 1 次或早餐和晚餐前后各 1 次，而是每隔 12 小时服药 1 次。

⑨一天 3 次：一般人认为一天 3 次是指一天 3 餐饭前或饭后口服，其实这是不对的，如果只在白天三餐前后服药会使药物在白天体内有较高的血药浓度，甚至会造成药物中毒，而在晚上一夜不服药，血药浓度必然下降，影响治疗效果。一天 3 次的正确理解应当是每隔 8 小时服药 1 次，这样由于间隔时间相同，可以使体内血药浓度在一天 24 小时之内保持比较平稳，既不易引起药物不良反应，也可以取得较好的疗效。当然，为了减少夜间服药带来的不便，可把夜间的 8 小时适度延长。当然也有些特殊情况，如口服降糖药物，其药效与进食密切相关，这些药物有的要求饭前服，有的要求饭后服，有的要求吃第一口饭时服，这里的饭显然指的是白天的一日三餐。

（6）**胃病用药有讲究**。众所周知，胃和肺一样，是人体与外界环境接触最密切的两个脏器，因而也就更易受到各种环境因素的侵害。在我们胃壁上，有一层在医学上称之为"黏膜"的内衬。它可以使胃壁变得耐摩擦，并能分泌帮助消化的物质，各种外界因素如食物过冷、过热、粗糙及烟酒都会损伤这层"衬里"，而多种药物、细菌、病毒和射线等则更会使其功能受到损害，进而导致病变，如消化道出血、溃疡、糜烂，甚至肿瘤。

胃病患者常用的胃黏膜保护剂是能显著增强胃黏膜防御修复系统的药物。此类药物可将其下有害物质隔开，就像涂上一层防锈漆，给黏膜以更好的保护，并有抗幽门螺杆菌的作用。

那么，如何服用胃药才能科学、合理地治疗胃肠疾病呢？

抑制胃酸的药与铋剂分开吃。奥美拉唑、泮托拉唑、雷贝拉唑等质子泵抑制剂，口服能迅速降低胃内酸度，提高抗生素对幽门螺杆菌的杀菌效果，临床多用于胃溃疡的治疗。铋剂则需要在胃酸的作用下，以铋盐的形式沉积于胃黏膜，保护溃疡面，并发挥抗幽门螺杆菌的作用。因此，两药不宜同时口服（临床上这两种药同时服用十分常见），如必须同时应用时，应错开服药时间，以免影响疗效。

抗生素和胃黏膜保护剂分开服。肠道感染或急性胃肠炎常表现为腹痛、腹泻，抗生素常用为肠道感染的口服用药，由于胃肠道的症状常同时存在，经常将抗生素与胃黏膜保护剂合用，然而，胃黏膜保护剂可影响抗生素的吸收，使血药浓度下降，故应分开服用。

用胃药时还要注意的是胃黏膜保护剂与其他药物同用时，宜先服其它药物，后服胃黏膜保护剂，因为后者可能吸附部分药物而影响疗效。含铋剂的药物可使大便变为灰黑色，铝、镁制剂可使大便颜色变浅，乃至发白，不必恐慌。

另外，服胃药时不宜喝太多水。服用治疗胃溃疡的药物如过量饮水可导致药物在胃表面的保护膜变薄，失去原有的治疗作用。这类药物包括思密达、麦滋林颗粒、尿囊素铝等。服用这类治疗胃溃疡的药物一般只需用一大口水将药物送到胃内即可，服后半小时内不要再喝水。30分钟后，保护膜基本稳定或已达到药物作用时间了，才可以正常地进食和饮水。

而有些药物服后宜多饮水，如抗痛风药、促尿结石排泄药、磺胺类抗菌药物，在服后应多饮水。

还有些药物会产生相互作用，如甲硝唑可增强华法林的抗凝作用而导致出血，奥美拉唑可降低氯吡格雷的疗效而导致心血管事件的发生，红霉素可增加特非那定心脏毒性的发生等。

（7）药物剂型与其用法。临床上比较常用药物剂型有以下几种：

①普通片：是将药物和辅料（如淀粉、糊精）混匀压制而成，这类药片生产成本低，质量比较稳定，如各种维生素片、吗丁啉片等，绝大多数的普通片可以掰开或研碎服用。

②肠溶衣片：是指在胃内完整而在肠内崩解或溶解和吸收的包衣片剂，一方面是为了防止对胃的刺激，另一方面是这类药物在肠道的 pH 环境下比较容易

吸收，如阿司匹林肠溶片等。

③口含片：舌上舌下要分清，舌下给药是把药物放在舌下，让其自然溶解，通过舌下丰富的毛细血管吸收而迅速起效，不但避免了胃肠刺激，而且起效迅速。因为药物经口服用，既要通过"海关"——包括胃肠和肝脏，又要支付"关税"——进入体循环的实际药量减少，药效也会降低。这个过程药理学上称为"首过效应"。口服药要交"关税"很重，例如硝酸甘油，高达92%，也就是说，口服此药，真正能发挥效应的部分只有全药的8%。一般来说，口含片只要用药方法正确，仅需30～60秒钟即可起效，2～10分钟内缓解症状，成为继动静脉注射后直接将药物送入血液循环快速起效的另一给药方法。因此，舌下给药的方法最适用于抢救急症病人，如心绞痛发作时舌下含服硝酸甘油、消心痛、速效救心丸、复方丹参滴丸；重度高血压（血压超过200/110毫米汞柱）时，舌下含卡托普利片或尼群地平片2分钟后血压便开始下降；还有些疾病如胆、肾、肠绞痛、胃肠痉挛性腹痛、顽固性呃逆等也可以采用硝苯地平片舌下含服的方法。

舌下给药的方法是否得当对药物的疗效影响很大，正确的方法是：患者取半卧位，仰起头部，下颌抬起，张口用舌尖舔上牙床，将碾碎或掰开的药物分别放在舌下的舌系带两侧凹窝内，然后舌尖放下，舔在下牙龈内侧，张口深呼吸10～50次即可。舌下含服时不宜喝水，否则，药效降低，起效慢。

舌上给药，是将药片含在口腔或颊部，让其溶解，不要咀嚼，在药物溶解后的半小时内不能吃东西，不能喝水或吸烟。舌上含片如润喉片、草珊瑚含片等，有局部消炎、杀菌收敛和止痛作用，多用于治疗口腔及咽喉疾病。

④泡腾片：这种药片一旦进入水中即刻冒出大量气泡，上下翻滚，使药物成分迅速分解成微小颗粒，更易被人体吸收，药效明显，如维生素C泡腾片。

要注意的是，泡腾片必须在温水里溶化，服药后半小时内不要喝茶。泡腾片也不能直接放入口中吞服，否则会引起口腔不适或呕吐甚至窒息。

⑤分散片：与泡腾片相似，也能在水中迅速溶解，但不会产生气泡。分散片在20℃左右的水中，3分钟内就能完全分解，明显提高了药物的吸收度，从而缩短了药物的作用时间。它常用于难溶但要快速起效的药物。需要注意的是，分散片吸湿性强，容易潮解，如药片胀大了，说明已经变质，就不能再服用了。

⑥控缓释剂。控释片有一层坚硬的外壳，消化液只能在其上面打个洞，缓

释片进入胃肠后，它会缓慢地一件件脱去外衣。这两种剂型都是让里面的药物缓慢、均匀、恒量地释放出来，由于这些药物有多次脉冲释药系统，可避免血药峰浓度过高的不良反应及避免血药浓度持续时间过短，药效短暂而影响疗效，控缓释片可以免于频繁服药，可以从每24小时用药3～4次，减至1～2次，不仅提高了长期作用的疗效，方便了病人，而且避免了药物的中毒浓度和无效浓度，尤其适合于需长期治疗的慢性病患者，如降压药中的苯那普利、苯磺酸氨氯地平等。

需要注意的是，控缓释片一般不能把药碾碎或掰开服，否则，会因药物快速释放，血药浓度突然升高而导致不良反应，高血压患者用控缓释剂会出现血压过低、晕厥，甚至引起休克。随着研发技术的提升，现在有些控释片可以掰开吃，如临床使用较多的硝苯地平控释片，表面就有一道划痕，患者可以遵照医嘱掰开吃。

此外，要提醒的是，有些药物并非控缓释剂，但起效时间和持续时间比较长，患者不要以为药物疗效差或停服药物后即失去作用。如有些抗抑郁药（如百忧解）起效时间长达1～2周，停药后药效也会持续相当长的一段时间，如常用的抗心律失常药胺碘酮长期服药其半衰期可长达50天，停药半年后在体内还可被检测到。

还有一种情况也须引起注意，临床上由于小儿药物剂量规格的缺乏，常将一片完整的药掰碎成几份给患儿吃，如果药物本身就是粉剂压片而成的则不会有什么问题，但如果药物是完整的糖衣片，将药物切分成数份服用则导致糖衣片失去其控释作用，使药物的起效时间和血药浓度发生改变，因此在服药时要注意保护糖衣片包膜的完整性。红霉素是一种碱性抗生素，在胃内的酸性条件下不稳定，在肠内弱碱性条件下比较稳定，故制成肠溶片供口服，如果把红霉素剪开服用，就破坏了包衣的完整性，使内层药粉在胃内即被释放出来，而被胃酸破坏。

⑦吸入制剂：药物由支气管吸入而达肺部，通过血液循环使药物分布到全身。最常用的吸入制剂如治疗哮喘病的气雾剂、控制心绞痛的亚硝酸异戊酯等。患者因气雾吸入方法不当而影响药物疗效是临床上经常会遇到的。如果吸入方法不当，则会导致大部分在接触口腔及咽喉壁后咽下而失活，仅少量到达支气管，只有喷雾时配合张口深吸气，才能使药物传入较深的细支气管和肺泡而达到治

疗目的。

⑧中成药：与西药一样，中（成）药无论对慢性病或急性病都有一定的疗效，同时，中成药也有一定的毒副作用。一直以来，许多人认为中药没有毒副作用或其毒副作用比西药小，因而盲目崇拜，有的人甚至把中药当成保健品长期吃，市场上的一些中药也常以"无毒副作用"为卖点。

"是药三分毒"是中医的理论，古人对中药的毒性问题已经非常重视。几千年前的《神农本草经》就已经将药品根据毒性分为上、中、下三档次，上品"主养命"，毒性很小，可常服，如大枣、枸杞、甘草等，下品"主治病"毒性较大，作用比较强，是不可久服的品种。中医药在几千年的积累中形成了一整套风险管理体系，强调中药的正确使用，让毒为医所用，而避免其对机体的伤害。

⑨关注中西药合用的不良反应。

我国中医、西医、中西医结合并存，形成中西合璧的医学模式。许多医生和患者认为中药药性温和，西药起效迅速，两药互补，增强疗效。但很少考虑中西药联用既可使其作用减弱，也可能出现严重不良反应。

据调查，我国各家医院中，中西药合用占总处方量的 25% ~ 40%。西医用中（成）药，中医用西药均十分普遍，中西医结合医生则两药合用更为常见。涵盖了内、外、妇、儿、五官、皮肤、急诊、中医、全科、专科等科室。

目前临床观察到的中西药合用不良反应的问题只是冰山一角。虽然中西药合用有一定的增效和减轻不良反应和毒性等作用，但因中西药联合应用时其药物代谢和相互作用等相关知识，医师和药师也了解不多，因此，中西药合用应密切观察其不良反应。能以中药或西药治疗的疾病尽量用单种药物治疗，因为任何治疗疾病方法和手段安全总是第一位的。

⑩靶向制剂：亦称靶向药物系统，是通过载体使药物选择性地浓集于病变部位的给药系统，病变部位常形象称为靶部位，它可以是靶组织、靶器官，也可以是靶细胞或内脏的某靶点。靶向制剂不仅要求药物到达病变部位，而且要求具有一定浓度的药物在这些靶部位滞留一定的时间，以便发挥药效，成功的靶向制剂应具备定位、浓集、控释及无毒可生物降解等四个要素。第四代靶向制剂是指药物通过载体有选择性地作用于体内某个部位，如抗癌药物，在杀灭癌细胞的同时也会杀灭正常细胞，将药物制成靶向制剂，就可以提高药效、降低毒性，提高药物安全性、有效性、可靠性。

3. 患者使用药物时应注意以下几点

（1）**依从性**。依从性是指在疾病诊治期间患者要严格执行医生的嘱咐。一般来说，如果病人服用了所开药物的至少 80%，就认为其对药物依从。患者用药期间不遵守医嘱或擅自改变医嘱服药是影响药品疗效和发生副反应的关键性因素，因此造成的伤害事件经常发生。

通常，医嘱主要包含药物名称、剂量、用药方法和注意事项等，而最重要的是要观察药物不良反应。如若病人擅自改变医嘱，违背医生的指令，不仅影响治疗，而且会滋生无法预料和更为严重的问题，如高血压病人血压控制不好，有可能是药物剂量不足，但更可能需要调整降压药的类型，用几种不同机制的降压药联合治疗才能有效控制血压，如果病人擅自加大单药剂量，不仅降压效果差，而且有可能出现不良反应。

还有些患者对医生不信任或急于求成，前一个医生开的药吃了几天觉得没有效果，就换个医生重新配药来吃，或是看西医的同时也看中医，两边都不说。在医生不明患者用药史的情况下，中药和西药混着吃都是有问题的。中西药合用其相互作用机制不明，既可能产生协同作用，也可能加重毒副反应，因此，中西药合用前请咨询药师或医师。

其实，用药越简单越好，如果一种药能治好这种病，一般就别用两种，这样可以降低不同药物间配伍不当而发生的风险。而作用相似的药物配合使用要特别注意某些成份重复而超过规定剂量，比如在用感冒药时要预先查看药品成份表，如果不同药品说明书上有几种成份重复，如许多感冒药中均含有对乙酰氨基酚，千万不要重复服用，以免出汗过度，甚至虚脱。

病人对药物依从性差的主要原因是：病人对药物治疗能带来的益处缺乏信心；担忧药物不良反应或成瘾；对疾病了解不深入，不能清楚认识到疾病的严重性；不好的医患关系等。

另外，许多人认为，保健品不是药品，不需要在医生指导下服用。其实不然，服用保健品并非总是有益无害，保健品在某些程度上和药品相似，用对了健身，用错了致病。如目前市场上销售火爆的铁皮枫斗晶，其主要成分是石斛多糖、石斛碱、石斛胺、石斛酚，是含有大量类雌激素的滋阴类保健品（也包括蜂蜜），比较适合于雌激素下降的更年期女性服用，1997 年美国一项临床实验显示，长期大量服用雌激素，会增加妇女心脑血管疾病及乳腺癌的风险。因此，食用保健品，不论是滋阴类的还是其他作用的，都应该先咨询医生，根据自身所需，在医生指导下，有针对性地，适量进行补足，不可随意服用保健品。

遵守医嘱是最大限度地避免或降低药物不良反应的最重要保证，因此，病人不可擅自更改医嘱，更不要轻易对医生的医嘱说"不"。无数事实已经证明，吃药有风险，但违背医嘱，擅改医嘱乱吃药或自行停药的风险有时更大。如糖尿病患者血糖可能忽然升高，严重时可导致酮症酸中毒；高血压病人血压突然升高引起脑出血；支架植入术后的冠心病患者突然停用波立维可导致血栓形成；还有他汀类调脂药，是一类不仅能有效治疗血脂异常，还能稳定动脉内粥样斑块，从而大大降低死亡率的药物，如果用得不得其所，也能使患者处于危险境地，如出现本来可以避免的心肌梗死。

（2）耐受性。耐受性指连续用药后药效降低，必须增加药物剂量方可保持原有药物效应，而停药后机体对药物反应性可逐渐恢复到原有水平。在短时间内多次用药后立即发生者称快速耐受性，长期使用某些药物后，病原体或肿瘤细胞对药物的敏感性降低，称为耐药性。如治疗感染性疾病时，因长期或反复使用某种抗菌药物，细菌就可能对它甚至对某一类抗菌药物产生耐药性。

多数治疗慢性病的药物需要长期服用，为了避免产生耐药性，需要过一段时间换一种药。如抗过敏药，有些患者长时间使用同一种抗过敏药后药效就会下降，因此，服抗过敏药1～4周，要观察自身症状，如果发现药效下降，应及时就诊，在医生指导下及时增加药量或换用其他抗过敏药。研究显示，有些过敏性鼻炎患者服药2周后更换抗过敏药物品种，比持续用同一种药物效果要好。

（3）看病不要点名要药。有些患者自己点名要药，有的要进口药，有的要贵重药，以为用进口药或贵重药效果就好。其实，药物的疗效，不能简单地归结为药物价格的高低，更不能自认为"内行"而点名要药，要相信医生在综合分析病情后会有一个比较合理的治疗方案。

（4）忘记自己是否吃药怎么办。同时患有高血压、冠心病、糖尿病等慢性疾病的老年人都有一个困惑：病情需要他们按时服药，但又因为年纪大了，人变得十分健忘。那么，漏服药了怎么办？有没有什么办法可以尽量避免漏服药物的发生？

在疾病治疗期间，如果你确认漏服了药品，当时自己随意补服，可能因血药浓度骤升而引起药物中毒。是否需要补服漏吃的药，需要根据漏服药品的具体情况而定。一般认为，漏服药品如果在两次用药时间间隔一半以内的，可以按量补服，下次服药再按原时间间隔；如果漏服药的时间间隔超过用药时间间隔一半以上，一般不需要再补服。

①漏服普通药：大多数药物如抗生素、感冒药、维生素等，如果应该在上午 8 时和下午 4 时服的，上午 10 时才想起来补服，那么下午的用药时间可以顺延到 6 时。如果漏服药的时间还没有到正常用药间隔时间的一半，可以按原量补服一次；如果漏服药品时间已超过用药间隔时间的一半以上，就没有必要补服了，下次正常用药。

②漏服降压药：多数人日间血压有两个高峰，即上午 6 ~ 10 时，下午 4 ~ 8 时，夜间血压较低。降压药最好在上午 6 时、下午 4 时服，一般不能在睡前服。如果忘了吃药，就需要看是短效药还是长效药。漏服短效药常常会使血压迅速升高，因此，白天漏服，如漏服时间大于两次用药间隔的一半，须立即补服，并适时推迟下次服药时间；夜间如果血压有较大波动，则应补服一次。但不能把两次的剂量合并在一起一次服用，以免导致血压骤降，诱发晕厥或脑梗死。长效药由于半衰期较长，每天只需用一次，即使漏服，在 24 小时内血液中的药物还能维持一定浓度，有一定的降压效能，但如果漏服时间太长，导致血压升幅较大，则应加服一次短效降压药，同时继续服用长效药。

③漏服降糖药：漏服降糖药，一般应及时补服，但也要看具体情况，如本应在餐前口服的磺脲类药物（如达美康），吃完饭才想起来还没吃药，此时应立即补服，但如果已到了快吃下顿饭时才想起来，如果补服或和下顿饭前的药物一起服，有可能引起低血糖，这时可在餐前先查血糖，如果血糖较高，可临时增加原来的用药剂量，并把药后进餐的时间适当后延一些，在半小时内进餐。

忘记服药后补服，是马后炮，不仅对药物的疗效有影响，而且可能增加药物的毒副作用。不管如何科学补救，不漏服药才是最重要的。

为了帮助老人们记起有无服过药，可以试用以下几种方法：一是使用分药盒，适合于需要长期服药的慢性病患者。分药盒里面有七个格，分别为星期一到星期日，每格可有 3 个小格子，分为早、中、晚，每个小格可存放一次服药的剂量，记不清是否服药，看看这次小格里的药是否在就清楚了。这个分药盒，平时可以把它放在显眼的地方，外出时也可以放在兜里随身携带，以便督促自己按时服药。药盒宜选择轻质材料制作且密封性好的，以便于携带与防止药品潮解。二是制作用药台历，把药名、服药次数和时间都备注在上面，每吃完一次就在相应的位置上打一个勾。台历也最好放在显眼的地方，以时时提醒自己按时服药。三是手机或闹钟提醒，提前把药品剂量和服药时间等输入手机备忘录中或设定闹钟铃声，提醒自己按时吃药；当然还有身边的家属和职场同事等提醒。

（5）**心理效应**。即病人对药物所产生的心理效应。心理因素不但影响药物的疗效，而且也与药物的不良反应有关。相信某种药物，则疗效可能就会相应增加，甚至无药物活性的安慰剂也有一定的药效；相反，不相信某种药物时，即使该药有重要的药理活性，疗效也可能不明显。影响心理效应的因素有病人的文化素养、疾病性质、人格特征及医护人员的语言、行为、态度等。

患者自身的情绪变化也可以影响药物疗效。医学研究发现，消极的情绪会影响下丘脑-垂体-肾上腺素皮质轴的分泌功能，进而影响内分泌、免疫功能，削弱人体的抗病力，药物的效应自然就降低了。而乐观积极的情绪可激活内分泌潜在的免疫功能，使免疫细胞功能增强，为治疗奠定良好的基础，使用药后效果更好。特别是某些与精神因素有关联的疾病，比如心脑血管疾病、精神心理性疾病、胃炎、胃肠道功能紊乱、神经衰弱、头痛、女性更年期综合征等，心理作用对药效影响更大。

临床医生有时甚至会用安慰剂来治疗疾病。安慰剂是一种不含药物成分、无药物效应、外形似药品的制剂，安慰剂用于那些崇拜医生、渴求治疗的病人，能在心理上产生良好的积极效应。例如安慰剂治疗头痛、心绞痛等疾病，有效率可高达35%～45%。但安慰剂一般多用于新药临床试验中作阴性对照，以便排除新药是否真的有效，临床医生对慢性疼痛的病人，如证实有安慰剂效应，也可在药物治疗间歇期给予安慰剂。

（6）**偏方可信不可信**。"偏方"是一个充满神秘色彩的概念，人们长时间对此在信与不信之间徘徊。到底什么是"偏方"？真正的"偏方"是指在一定区域内形成，对特定人群有效的方子。"偏方"在我国已有几千年历史，它是中医治病的一部分，但绝非治病的主流，故称为"偏方"。

不可否认，某些"偏方"对日常生活、保健、养生和少数慢性病有一定益处，也有个别"偏方"经过漫长的时间洗礼，由"偏"转"正"，被药企开发成药品走上了主流。但近年来随手拈来或纯属杜撰的"偏方"，以保健、美容和治疗慢性病、疑难杂症、恶性肿瘤为主题，在书籍、报刊、网络和广播电视节目里均有涉及，这些"偏方"在商业炒作下成了"骗方"。现在，几乎每天有人因轻信"偏方"而发病、病情加重甚或致命，特别是不少接受姑息治疗的恶性肿瘤患者，由于求医心切，哪里有治疗肿瘤的"秘方"就往哪里跑，不惜花大钱，长途奔波求医寻药，结果都是劳民伤财，事与愿违。其实，当前肿瘤方面的偏方书籍，里面均是个案记录，却未见一个病理诊断报告和具体治疗过程，科学性无从谈起。

生了病要到正规医院治疗，现代医学对大多数疾病已经有了很好的治疗方法，以冠心病来说，已有许多安全有效的药物和方法能控制症状、稳定病情，患者不要轻信偏方而耽误治疗，导致病情恶化。

（7）服药过量怎么办。擅自调整药量、记错药量、记错服药时间和用法的患者是比较常见的。一般来说，常用药如抗生素、感冒药口服药安全性比较高，过量服用（如一次吃掉一天的剂量）从理论上说问题不会很大，但由于药物的个体差异很大，应密切观察。有几种常用药过量服用则需特别注意。

①降压药：过量服用会导致低血压，轻者头晕，重者休克，尤其是老年高血压患者，由于血管舒缩功能差，低血压不能及时得到自我调整，导致脑供血不足甚至脑梗死，合并冠心病患者可引发心绞痛。因此，过量服用降压药后，药物反应轻者平卧休息，适量饮水，并观察血压动态变化，决定何时继续服药，症状严重者应急诊就医。

②降糖药：有些患者想尽快控制病情，以为加大药量会好得快一些，便擅自加量，比较多见的是胰岛素量与摄入热量不匹配而导致低血糖。其实，低血糖比高血糖风险大，轻者头晕、出虚汗，重者可晕厥甚至致命。降糖药过量，应立即加主食或糖块、面包等，并及时监测血糖，根据血糖情况决定是否暂停一次还是调整药量。糖尿病患者糖果、饼干等食品应随身携带。

特别要注意的是，糖尿病儿童对胰岛素非常敏感，基本上所有糖尿病患儿都有过低血糖的经历，且由于其对低血糖的感知能力比较差，发生低血糖难以察觉，因此要加强临床观察和血糖的监察。

③精神类疾病的药物过量：常用的有安定类、抗焦虑药、抗抑郁药等，此类药物过量服用，常累及精神、神经、心血管、呼吸等多个系统，因此，有症状者即到医院诊治为宜。

（8）**老年人怎样合理用药**。老年人由于体质、体力、免疫力减退及神经内分泌活动能力等生理性衰退，机体对药物的吸收、分布、排泄和解毒能力的改变，使老年人对药物的敏感性发生改变，而耐受性降低。同时，老年人常常共患多种疾病，用药的种类繁多，很容易发生药物相互作用，导致药物副作用和毒性反应增加，调查显示。80岁以上老年患者的药物不良反应率为24%，而41～51岁的病人仅11.8%。由此可见，在充分认识老年人生理、心理、病理及药物代谢规律的基础上合理用药，精炼用药，以减少不良反应，对老年患者尤其重要。

老年患者用药要遵循以下几点：

第一选用尽可能少的药物：调查显示，我国65岁以上的老年人有25%同时服用4～6种药。老年人因基础疾病多、用药多，还有些老年人在多家医院由多位医生看病，同样一类药物因为商品名不同而重复用药，因而用药不当带来的问题也比其他年龄的人群要多。

一般老年患者得的多是慢性病，用药以缓解症状、减轻痛苦为目的，且往往需要长期用药，因此，要尽量选择不良反应少和毒性作用低的药物。若需联合用药，则要尽量精炼，最好不要超过5种，否则，药物相互作用发生的几率会大大增加，而导致不良反应发生率明显增加。2～5种药合用，不良反应发生率为4%；6～10种药同时用不良反应升至50%～60%；10～15种药品为60%～80%；15种以上可达80%～100%。专科医生各看各的疾病互不协商，互不通气，最后落到病人身上就可能出现重复用药、矛盾用药、超量用药、多余用药，有时可能停用后药物还会出现后遗反应，也应加以注意。

第二使用最低有效剂量：老年人需要长期用药，应由小剂量开始逐渐加大，以求找到最合适的靶剂量，逐渐确定有效剂量后再行长期维持。例如治疗心脏病高血压的美托洛乐就宜从小剂量开始逐渐加量至最合适的剂量，并要求剂量个体化。老年人用药一般采用成年人的1\2～1\3或3\4的剂量，最好是剂量个体化，例如老年人治疗失眠症的常用药地西泮（安定）的半衰期延长与年龄呈正相关，其毒性反应率也相应增加。地西泮在20岁的青年人体内的半衰期为20小时，80岁的老人约为90小时，其毒性反应也相应从1.9%升至7.1%～39%，故老年人服用地西泮的量应当减半。

第三给药方式、药物剂型、用药时间要简便明了，尽量使用只需一天服用一次的长效、缓释或控释制剂，易于接受和执行。对视力、听力、记忆力和理解能力比较差的老年患者必须给予指导和帮助。

第四用药不能急于求成：许多老年人在患病初期，都抱有希望尽早治愈的急切心理，跑了不少医院。一旦短期内收不到治疗效果，他们常常放弃医生给出的治疗方案，另觅他途，更换医生、更换药品，或者偏听偏信，根据别人的用药经验进行治疗。其实，同一种病别人用着效果好的药不一定适合自己，选择药物不要能轻易根据别人的推荐，如果自己正在用的药物效果不好或者出现了不良反应，应咨询医生后再作调整。

还有些老年人由于治病心切，擅自增加用药剂量，认为这样可以好得快一些。可是，药物的剂量加大，对肝肾的负担也会随之增加。如阿司匹林等非甾体类抗炎药有明显的"天花板效应"，即剂量增加至一定程度后，再增加药量，其镇痛效果并不能得到相应的增强，而不良反应和毒副作用却有明显增加。疾病的好转需要一个过程，盲目增加剂量，不但无益，反而有害。另一种情况是老年人对药物的不良反应有一定了解，担心产生依赖性和副作用，便擅自减少用药剂量，还认为症状减轻就可以停药。以高血压病治疗为例，目前多使用长效降压药，这种药一般要吃到 7 天甚至 4 ~ 6 周才能看到效果。所以刚吃一两天效果不明显，并不说明这种药物无效。

还有些老人听信小广告的虚假宣传，寄希望于所谓的祖传秘方、灵丹妙药和最新高科技，再加上老年人耳根软，容易成为被忽悠的对象，赔了钱财，又延误了治疗时机。

第五注意个体差异：由于先天（遗传性）或后天（获得性）因素的影响，不同个体之间的生理特征存在着差异，用药后的反应也不相同。有些人可能对药物很敏感（一般老年人对药物的敏感性都比较高），使用正常剂量就发生过敏反应，出现头晕、皮疹等症状。有些人对药物的敏感性低，用药后起效时间要久一些。这就像喝酒一样，有人能喝半斤，而有些人喝二两就会头晕，每个人对药物敏感的程度也是一样。

我国法律禁止处方药在大众媒体上做广告，所以在电视报纸上进行宣传的不是保健品就是非处方药。如果碰到报纸、杂志或小广告上的药品宣传，在购买之前应该问一问，是正规药品吗？是非处方药吗？至于"包治""不用服药就能治愈""不见效不收钱"等不靠谱的说法，更是不可轻信。

（9）如何能买到"价廉物美"的药品。

人们在买药时，当确定药品种类以后，要在保证安全性和有效性的前提下购买药物。在药店买药基本上没有什么讨价还价的余地，稍不注意就有可能多花不少钱。中老年人是药店的常客，要买到"价廉物美"的药品，须注意以下几点：

第一，尽量购买国家颁布的基本药物。国家颁布的基本药物能满足常见病、多发病的需要，其名录可在网上查询。但是一些生产厂家常常在基本药物中加入一些其他药物，并冠以具有诱惑力的商品名，其身价便倍增，购买者只能从说明书上认识其中的基本药物，且所加药物不一定符合每个病人的病情。因此，病人可按病情选购基本药物使用，这样可以节省不少钱。

第二，尽可能购买国产药。其实，现在的国产药，只要是国家知名的正规企业生产的产品，其质量和药效并不比进口药差，而价格要便宜得多，如泰利必妥滴眼液，其成分是氧氟沙星，若为日本进口的，每支30元，同样成分的国产氧氟沙星滴眼液，每支售价2.5元。只要稍加注意，就会发现类似的情况并不少见，因此，选购药品时可以考虑国产药品。

第三，标明化学名的药品可以优先购买。目前，许多药品既有化学名又有商品名，只标明化学名的药物一般价格都比较便宜，如降糖药二甲双胍片（正规化学名）每盒48片售价20多元，而美迪康（商品药名）每盒20片售价34元，两者所含成分及每片含量均相同，但售价相差很大。因此，买药时，要看清药品的有效成分的化学名称，以免被广告所忽悠。

4. 药物与饮食的关系

（1）饮

①酒：酒对药物作用的影响是极为广泛和复杂的，因此，必须引起医者和患者的高度重视，在应用某些药物期间如果饮酒，可引起药物在体内吸收、代谢、排泄发生改变，还可直接增强某些药物的毒性而引起药源性疾病。

②戒酒硫样反应（也叫双硫仑样反应）：戒酒硫样反应，实质是体内乙醇代谢的中间产物乙醛蓄积引起的中毒反应，表现为用药后5～10分钟出现面部发热、面色猩红、头部血管剧烈搏动或搏动性头痛，严重者心肺功能失调、精神错乱、休克，剧烈反应可致呼吸抑制、心肌梗死、甚至死亡（有些不明原因饮酒后猝

死可能与此病有关）。

可引起戒酒硫样反应的常用药物有：头孢菌素类（如头孢噻肟、头孢哌酮、头孢西丁等）、甲硝唑、呋喃唑酮、氯霉素、灰黄霉素、优降糖、甲糖宁（D860）、某些抗凝剂等。所以，应用上述药物期间，应避免饮酒和使用含乙醇的药物。还应注意，肝内与乙醇相关的酶一旦被抑制常需 4～5 天才能恢复，故停服上述药物 4～5 天内饮酒，同样会发生戒酒硫样反应。

如果发生戒酒硫样反应，应去医院就诊，发生严重戒酒硫样反应，应立即急诊抢救。

③乙醇对肝脏的药酶有激活或抑制的双相作用。少量多次饮酒，乙醇会促进肝药酶的活性，可使苯妥英钠、安乃近、华法林等药代谢加快，药效降低，而长期大量饮酒可致肝脏药酶活性降低，药物浓度升高，增加上述药物毒副反应；胰岛素依赖型的糖尿病患者，大量饮酒会引起严重低血糖和不可逆的神经损害，甚至引起昏迷而死亡，故应用降糖药期间须禁止饮酒；乙醇有扩张血管的作用，在应用血管扩张剂亚硝酸盐类药物（如消心痛）时饮酒，会导致血压过度下降而晕厥；乙醇可增强解热镇痛药（如扑息痛）对胃肠道黏膜的刺激作用，用药期间大量饮酒，会引起消化道出血，甚至肝坏死及急性肾功能衰竭；乙醇能增强肝病患者的药物肝毒性，尤其是应用利福平、异烟肼、氯丙嗪、苯妥英钠等药物时，如果大量饮酒，会加重肝损害或肝坏死。患者在用药期间，尤其是应用上述药物时，一定要戒酒，以免引起严重不良后果。

（2）食

近年来，食物对药物作用的影响越来越引起人们的关注。大量临床资料表明，用药期间如果饮食不当，会降低药效或增强毒性反应，有些毒性反应是相当严重的。如葡萄干会使降血脂的他汀类药物浓度增加 3～4 倍，而过多摄入蛋白质食物会影响抗过敏药物的疗效。

①杂粮：现今大家流行吃杂粮以降脂、降糖、减体重和调理肠道，但杂粮与药物同服有时会影响某些药物的吸收。如富含膳食纤维的杂粮如豆类、燕麦、玉米、红薯等在胃肠道有很强的吸附能力，会把抗生素药物如阿莫西林等封闭住，导致其在胃肠道不能充分释放而导致药物浓度下降，影响药物疗效。因此，服用抗生素时应尽量避免食用富含膳食纤维的杂粮。又如高粱、玉米、大麦等杂粮中含有磷酸、植酸，可以和钙剂或铁剂中的金属离子结合形成沉淀，阻碍

药物的吸收，从而降低疗效，长期将两者共同服用，还有形成结石的危险。因此，最好不要将杂粮和铁剂、钙剂一起吃，在食用杂粮40分钟后再服用铁剂或钙剂，可以避免这种相互作用。

其实，膳食纤维影响药物的吸收远不只这些药物，有报道称杂粮能够降低某些降脂药和抗精神病药物的疗效。因此，当你服用药物时，要咨询医师和药师是否可以搭配杂粮一起吃，让杂粮和药物共同为健康加分。

②服用异烟肼、呋喃唑酮等药物期间，如果食用含酪氨量高的食物和饮料，如腊肉、腌鱼、香肠、腐乳、巧克力、动物肝脏、酵母制品、咖啡因、啤酒、葡萄酒等会有致命危险（如脑出血甚至死亡，少数患者出现血压突然升高、剧烈头痛及致命性高血压危象）。

③服用异烟肼、异烟腙类药物（均为常用抗痨药）时，如食用含组胺高的食物，尤其是鱼（其含组胺成分不易通过烹调破坏），会引起组胺中毒。国内曾报道277例结核病患者，在服用异烟肼同时，因食用鲅鱼、鲐鱼、沙丁鱼等鱼类引起组胺中毒反应。其中毒反应多发生在吃鱼后30～60分钟，主要临床表现为头昏、头痛、恶心、呕吐、心慌、皮肤潮红、瞳孔散大，少数严重者可有哮喘、血压下降和呼吸困难等。目前人们对此缺乏认识，不少患者因未能及时处理或处理不当而死于呼吸衰竭。

④抗痛风药：服用秋水仙碱、别嘌醇及丙磺舒等抗痛风药时，因不限制高嘌呤食物（鱼、豆类、啤酒、蟹黄及动物肝、肾等）、高脂肪（阻碍尿酸排泄）食物和饮酒而引起痛风发作者占43.2%。

⑤氨茶碱：高蛋白饮食可加速氨茶碱在肝内的代谢，疗效降低，而高碳水化合物也可降低氨茶碱的代谢。因此，在用该药期间，应注意食物中的蛋白质和碳水化合物的量不宜改变过大，以免使其作用发生较大改变。影响治疗或发生中毒反应。

⑥地塞米松等糖皮质激素药物可促进体内糖原生成和加速蛋白质分解，还有潴钠排钾作用，长期大量应用此类药物时宜注意采用低糖、高蛋白、低盐和高钾饮食，否则，会增加其严重不良反应。

（3）服药饮水问题

服药最好用白开水，温度以40℃～50℃为宜，量约200～250毫升，因为水有润滑和保护食道的作用，同时能加速药物在胃肠道的溶解，促使吸收，加速排泄，减少毒副反应。

有些药物不宜用热水冲服，如口服活疫苗和胃蛋白酶，因其对热不稳定。

绝大多数口服药物不宜用牛奶、果汁、可乐等饮料同服，因为牛奶中的蛋白质、钙离子以及果汁中的大量酸性物质容易和药物的某些成分发生反应，不但使疗效降低而且影响药物吸收。

此外，吃药时吸烟，药物毒性会增大。吸烟有害健康可谓人人皆知，但会影响药效，许多人可能还不知道。随着保健意识的提高，人们在吃药期间会注意不喝酒、不喝咖啡，但是却常常忽略了戒烟。近年来，大量研究证明，吸烟不仅危害健康，而且会降低药效，甚至贻误病情。

研究表明，吸烟影响药效的主要原因有两种：一是香烟中含有的尼古丁在进入人体后，会对肝脏中的代谢酶系统产生影响，使药物过程加快或延缓，导致血液中药物有效浓度降低或增加，不能发挥出应有的作用或是使得药物副作用增加。二是吸烟使药物外周血管收缩，血压升高和代谢变慢，致使药物吸收减少，并且这种影响程度还不轻。据调查，吸烟后半小时内服药者，药物有效成分能达到血液的只有 1.2% ~ 1.8%，而半小时后服药的则可达 2.0% ~ 2.4%。研究亦证实，吸烟后胰岛素吸收平均降低 13%，而吸烟后胰岛素最初 30 分钟降低最多，高达 30%。吸烟的糖尿病患者比不吸烟者需要增加 15% ~ 20% 的胰岛素，而过多者需增加 30%。

吸烟对药效的影响不容忽视。在此，提醒吸烟的患者，在吸烟后半小时内最好不要服用任何药物，以免影响药物疗效。

5. 孕期如何用药

人们都知道，怀有宝宝的准妈妈最好不要使用药品，因为药品可能会对胎儿的生长发育造成不良影响。但孕妇和常人一样，同样会生病，生了病究竟能不能用药？如何用药？应该注意些什么？这是一个十分纠结的问题。

答案是明确的，孕妇是可以用药的，只是必须科学用药。

（1）孕妇是可以用药的

目前有些孕妇生了病硬挺着，不敢用药，怕用了药会影响胎儿的生长发育，甚至会造成胎儿畸形、流产等。其实，这是一个误区，她们把"孕期不能乱用药"的科普知识误解为"孕期不能用药"。其实，孕妇是可以用药的，这已被国内外的大量临床资料所证实，只是要尽量小心，必须在专科的医师或药师指导下使用。

孕妇是许多药物慎用或禁用的特殊人群，这主要与孕妇处于特殊时期有关。孕期胎儿生长所需要的营养物质都是通过脐带从母体中获得的，在母婴之间虽然有一层胎盘屏障加以"过滤"，但有一些药物，孕妇服用后，血中含有的药物成分依然能够透过胎盘屏障进入到胎儿体内，此时药物就可能对胎儿造成不利影响，如流产、胎儿畸形，甚至导致胎儿死亡。然而，在十月怀胎期间，谁也不能保证不生病，而且有些孕妇本身就患有一些慢性病，如胃病、甲状腺疾病，或是由妊娠合并了高血压、糖尿病等，这些疾病都是要用药物治疗和控制的，但是有一些孕妇却因"孕妇不能用药"而放弃了正规治疗，使一些原本可以用药物早期治愈或控制的疾病，却因失去了治疗的最佳时机而拖成大病、重病，甚至因此影响到腹中胎儿的健康成长。

目前，根据药物对胎儿危险性进行安全等级的分类，主要是依据美国 FDA 的分类，将它们分为 ABCDX 五级，A 级表示已在人类中进行过病例对照研究，证实对胎儿无危害，是最安全的，如抗甲状腺素的甲状腺片；B 级表示动物实验对胎儿无危害，但尚无人类的研究，但动物实验结果可能对胎儿有不良作用，如抗感染药物中的青霉素、头孢唑啉、头孢曲松、大观霉素、克林霉素、乙胺丁醇、甲硝唑等，降压药中的硫酸镁，降糖药中的胰岛素，激素类中的泼尼松，以及消炎痛等；C 级不能排除危险性，动物实验可能对胎儿有害（致畸或致死），但在人类尚无资料说明问题，如抗感染药物中的庆大、妥布、螺旋、氯、环丙沙星、异烟肼等，降压药中的尼莫地平，解热镇痛药中的阿司匹林，治疗哮喘的氨茶碱、麻黄素、舒喘灵，激素类中的地塞米松，以及肝素、狂犬疫苗等；D 级有危害人类胎儿的明确证据，但治疗孕妇疾病的效益明显超过药物的危害，有时仍需要使用，如孕妇病情严重，应用其他安全药物无效时，因利大于弊可以应用，如降压药中的卡托普利，利尿剂中的双氢氯塞嗪等；X 级表示已经证明对胎儿的孕期危险弊大于利，可致畸或产生严重的不良作用。我们应根据疾病及其严重程度的不同，以及利大于弊的原则，选用合适的药物。

（2）孕期要科学用药

判断妊娠早期对胎儿究竟有无影响，记住怀孕的时间非常重要。根据药物对胎儿的影响大小可分为 3 个阶段：

妊娠 2 周内，一般来说，这段时间服的药物对胚胎的影响要么是"全"，要么是"无"。"全"表示因受药物影响，导致胚胎早期死亡流产，"无"则表示胚胎并没有受药物影响，可以继续正常发育。所以在一般情况下，妊娠2周内服过药物的孕妇，除了明确限制在怀孕时不能服用的药物以外，一般可以继续妊娠，但一定要做好定期的产前监测。

妊娠2～12周左右，是胚胎、胎儿各个器官处于高度分化、迅速发育的阶段，这是药物的致畸期，这个阶段如果孕妇误服了药物，药物就可能通过胚胎到达胎儿体内，或通过羊水被胎儿吸收，药物毒性干扰了胚胎、胎儿组织和细胞的正常分化，造成胎儿某一部分组织或器官发生畸形。因此，在胎儿对药物反应最敏感的时期如果需要药物治疗，医生会根据孕妇的病情选择相对安全的药物。

妊娠12周以后，药物对胎儿的致畸作用明显减弱，但由于胎儿肝脏对药物的解毒功能和肾脏对药物的排泄功能尚未完善，从妊娠3个月至妊娠末期，药物对胎儿的影响主要涉及的是肝脏－泌尿系统的问题。在这个阶段如果因病需药物治疗，所使用的药物标有孕妇"慎用"的字眼，要注意的是孕妇在用药期间必须遵循医嘱，并定期监测。但对于明确标有"禁用"字眼的药物，孕妇则应避免使用。

总之，孕妇应尽量少用、慎用药物，因为至今还没有认定哪一种药物对孕妇是绝对安全的。但当病情需要药物治疗时不能固执地拒绝使用任何药物。孕妇只有用相对安全的药物来治疗疾病，才能保证母婴的健康，安全地度过整个孕期。

6. 正确对待他汀类药物的"肝毒性"

许多资料证实，他汀类药物（阿托伐他汀、瑞舒伐他汀、辛伐他汀等），不仅能调整血脂异常，而且对动脉粥样硬化斑块有一定的抑制、稳定和逆转作用，因此他汀类药物（他汀）已广泛应用于防治由动脉粥样硬化引起的冠心病、脑卒中、肢体动脉血栓症、糖尿病等许多疾病。由于他汀类药物对心脑血管等疾病，无论在一级预防（防发病）、二级预防（防并发症）、三级预防（防疾病加重）中均有显著效果，因而已成为全球处方量最大的药物之一。

然而，有些病人受"养生大师"、"肝病专家"、媒体（小报广告）和街头巷尾的传言的影响，他汀类药物对肝脏损害的风险被无限放大，使接受他汀治疗的患者格外担心药物性肝损伤。

事实上，他汀是目前唯一能防治动脉粥样硬化的药物，停用他汀对心脑血管病患者，尤其是高危病人，其后果是十分严重的，甚至是致命的。出现冠心病并发或再发心肌梗死、冠状动脉支架再植入、缺血性中风复发等现象并非少见，使心脑血管病等患者痛失治疗最佳时机而使致残和死亡风险明显增加。

目前认为，所有他汀都可能引发肝酶升高。在所有接受他汀治疗的患者中，约 1% ~ 2% 出现肝酶水平升高超过正常值上限 3 倍，停药后肝酶水平即可下降。单一的轻中度肝酶升高并不反映药物真实的"毒性"，肝转氨酶的升高仅代表肝细胞内酶的释放，并不是评价肝功能的明确指标。同时使用的某些药物和大量饮酒等均可导致肝酶升高。非酒精性脂肪肝患者可安全应用他汀。

鉴于我国约有 2000 万人患有慢性乙型肝炎，因此，他汀类药物的肝脏安全性仍然值得医患关注。建议开始他汀治疗前，应检查肝酶，治疗 3 个月内和半年时应复查肝酶，如无问题后无需复查。如果肝酶升高不到正常上限的 3 倍，不要停用他汀类治疗。轻度的肝酶升高小于正常值上限 3 倍并不是治疗的禁忌证，患者可以继续服用他汀，部分患者升高的 ALT 可能会自行下降。

总之，他汀的肝脏不良反应发生率是很低的，轻度的肝酶升高并不表示肝脏损害，只有肝酶水平升高超过正常值上限 3 倍，才可能与肝功能受损相关，并应停药观察。

服用他汀期间肝酶升高，还有其他因素，如肝炎、饮酒、药物等。肝酶轻度升高还可能与饮食、运动、隐性疾病、检验标本和检验操作等许多因素相关，肝酶轻度升高就停药是不科学的、轻率的、盲目的。

他汀专家共识，既是临床医生治病用药的依据，也是患者应该了解的医学常识。

7. 警惕药物性耳聋

我国有 6000 万残疾人，听力语言障碍者就达 2000 余万，其中以儿童居多。资料显示，在聋哑学生中，有明确聋前用药史的占 33%，聋前用氨基糖苷类抗生素者 27%。由此可见，药物耳聋仍然是重要的致聋因素。

（1）已知可能引起耳聋的常见药物

①抗生素类。包括氨基糖苷类抗生素（如链霉素、庆大霉素等）、四环素类（如

四环素、金霉素、土霉素等）、糖肽类抗生素（如万古霉素、去甲万古霉素等）。

在我国，误用或滥用氨基糖苷类抗生素致聋，占国内药物致聋的首位，该类药物可导致新生儿先天性和后天性耳聋，还会导致成人耳聋。

②抗肿瘤药物。抗肿瘤药物中卡铂、顺铂、甲氨蝶呤、博来霉素、环磷酰胺等均可产生不可逆性耳聋及短暂或持久性耳鸣。这些药物引起的耳毒性部分是可逆的。

③非甾体类抗炎药。阿司匹林、吲哚美辛等，其耳毒性停药后可消失。

④利尿剂。如呋塞米、依他尼酸等，这类药物短期内停药，耳毒性是可逆的。但在肾功能不全患者或与氨基糖苷类抗生素合用时，非常容易产生耳毒性，可造成永久性耳聋。

⑤抗疟药。如奎宁、磷酸氯喹等，若长期大量应用可造成永久性耳聋。

⑥局部麻醉药。如普鲁卡因、利多卡因、丁卡因、可卡因等，这些药物可直接进入内耳而产生毒性作用。

（2）年龄与机体状况

幼儿、老年人与孕妇较常人有更高的耳毒性风险。大多数药物经肾脏排出，肾功能不全或用药过程中肾功能受到损害，药物的排泄延缓，使药物蓄积而发生耳毒性。

（3）药物性耳聋的其他因素

①遗传易感性，如有些患者对氨基糖苷类抗生素呈高敏反应，常见的就是"一针致聋"。

②与药物使用方法有关：给药途径，脊椎的椎管内给药最危险，其次是静脉和肌肉注射，口服氨基糖苷类抗生素一般不会产生耳毒性；与用药剂量有密切关系，包括用药总剂量和日剂量；用药时间，用药时间越长，日剂量越大，中毒可能性越大；联合用药，如果2种或2种以上的耳毒性药物同时使用，发生中毒的概率增高，如庆大霉素和呋塞米、庆大霉素和红霉素联合使用；孕妇用药，氨基糖苷类抗生素等耳毒性药物可经胎盘进入胎儿血循环，引起胎儿内耳损害，尤其是在妊娠头3个月的早期发生药物性耳聋更为明显。

（4）药物性耳聋的预防

对婴幼儿、老年人、孕妇和肝肾功能不全有遗传性家族病史患者应慎用或适当减少使用耳毒性药物。患者在使用耳毒性药物期间，应注意有无耳胀、耳鸣、眩晕、听力下降、手足或口唇麻木、平衡失调等症状。一旦发生应立即停药，并及时治疗。

我国因基因突变导致对药物敏感性增高，因此导致耳聋的患者普遍存在，这是后天性耳聋发生的重要原因。鉴于这一原因，可通过检测氨基糖苷类抗生素突变基因携带者和家系，通过绝对禁止接触该药来防止药物性耳聋。

8. 注意药物性肝损害

在药物的副反应和毒性反应中，肝脏是首当其冲的脏器。因为肝脏是人体最大的代谢器官，平时所吃的大多数药物都是经过肝脏和肾脏代谢的，当所用药物的剂量过大、时间过长时，或由于是特异体质人群，会造成药物及其代谢产物的蓄积，进而对肝脏造成直接的损害。我国药物性肝损害的发生率约为14/10万，其中12%患者需住院治疗，6%患者死亡。

临床上经常会遇到有些病人用药后肝酶轻度升高便以为是药物性肝损害自行停药而影响治疗。其实，只有特定指标升高至正常值上限2倍以上，才能视为药物性肝损害。

药物性肝损害主要有以下十类：

①抗生素类。四环素、红霉素、克拉霉素、阿奇霉素等大环内脂类抗生素。

②磺胺类。因可造成急性肝损害甚至肝坏死，现已少用，但有些特殊病例仍需使用，故尽量少用或不用。

③抗生素结核药。异烟肼、利福平、对氨基水杨酸等均可引发肝酶升高。

④抗癌药。环磷酰胺、光辉霉素、丝裂霉素、瘤可宁、6-巯基嘌呤等多种均可引起肝损害。

⑤镇静药。苯巴比妥、安定、利眠宁、氯丙嗪、苯妥英钠等亦可引起肝损害。

⑥抗血吸虫药。酒石酸锑钾，可引发肝酶升高甚至肝衰竭。

⑦治疗甲状腺功能亢进药。他巴唑、甲基硫氧嘧啶等亦可引起肝损害。

⑧解镇痛药。如消炎痛、扑热息痛、非那西汀、保泰松等均可引起肝损害。

⑨中药类。在日常生活中，人们接触的化学药、中草药及保健品已超过3万种，明确可以引起肝损害的药物超过1000种。研究显示，中药类所致药物性肝损害，已占临床的45%左右。中药草乌、川乌、附子、苍耳子、黄药子、关夏、青黛、槟榔、艾叶等是引起肝损害的常见药物。

⑩其他。有的减肥药和保健品可引起肝损害，由于其不良反应比较隐蔽，尤应引起人们的警惕。

药物性肝损害可以发生在以往没有肝病病史的健康人身上，或原来就有肝病的患者身上，可以发生在用药超量时，也可以发生在正常用量的情况下。临床上常表现为各种急慢性肝病，轻者表现为乏力、食欲不振、恶心等，重者极度疲惫、黄疸、肝功能各项指标明显异常，甚至发生肝衰竭而危及生命。

为了避免发生药物性肝损害，首先要遵循医嘱用药，同时应尽量避免使用会导致肝脏损伤的药物，如必须使用，应从小剂量开始，密切监测。同时要选择合适的剂量和疗程，并在使用期间检查肝功能，轻症自疗疾病要用非处方药。对使用易致肝损的药物，最好在用药之前预检肝功能指标，以备用药前后对比。同时要注意原有疾病用药可能诱发药物性肝损害，尤其是肝肾功能不良的患者，极易引起药物性肝损害。

9. 药驾也很可怕

近年来，大家对酒驾的危害已有了深入的认识，基本形成了酒驾不开车的共识，可有些药物对驾驶能力的危害却常被人们所忽视。国外一份有关致命性交通事故中用药情况的调查表明：在药后驾车的人群中，用抗抑郁镇静剂的事故率达 97%。而饮酒后驾车的事故率是 87%。国内一份资料显示，药后驾车事故占整个交通事故 10% 左右。

由于药驾的隐蔽性（驾车者不认知）和不像酒驾那样可以被监测，因而有些人驾车出了事也不会意识到药物是罪魁祸首，更不会想到药物对人体大脑的思维判断能力、神经纤维反射和传导速度只要延迟 0.2 秒钟就会祸从天降。其实药驾比酒驾更可怕。

以下常用药物的副作用，很容易给驾驶带来危险。

（1）**困倦、疲乏**。抗组织胺（抗过敏）药，扑尔敏、苯海拉明、异丙嗪、赛庚啶等服后容易出现头晕、困倦、疲惫等副反应，引起反应迟钝，如同疲劳驾驶，十分危险。许多复方感冒药也含此类成分。

镇静安眠药（安定类）、抗焦虑抑郁药（氟西丁、舍曲林、美利曲辛等）可引起嗜睡、头晕、手脚无力。

（2）**认不清方向**。胃药西米替丁和治疗胃肠痉挛的山莨菪碱（如 654-2，阿托品）可引起定向力障碍，也就是对自己所处的位置、地点、方向认知障碍。长期服用避孕药也可能出现此问题。开车分不清方向，发生事故的风险很高。

（3）**看不清红绿灯和路标。**服用解热镇痛药布洛芬、吲哚美辛，抗心绞痛药硝酸甘油，抗癫痫药苯妥英钠、卡马西平等药后会引起视觉模糊、复视、色觉障碍，看不清路标和红绿灯，造成误判。

（4）**意识模糊，把不住方向盘。**治疗高血压的药物和治疗糖尿病的药过量分别导致低血压和低血糖，均会引起意识障碍，因把不住方向盘而出事。高血压和糖尿病均为常见病，在治疗过程中低血压或低血糖时有发生，因此，这些患者驾车前最好能检测一下自己的血压（尤其是夏季）或血糖，以保证安全。

还有许多药会从其他方面影响驾驶。如治疗前列腺增生的特拉唑嗪可引起体位性低血压，心得安可引起晕厥等。大家在服药前应仔细阅读药品说明书，注意有否影响驾驶的成分，以免造成药驾。

如果服药期间需要开车，应在用药后休息 6 小时再开车，或者在医师指导下换用其他不影响驾驶的药物。

（5）**有些药物会被测出酒驾。**在制药工艺中，酒精（乙醇）作为溶剂有利于药效的发挥，药酒、口服液、糖浆（如感冒止咳糖浆、养阴清肺糖浆、人参蜂王浆等糖浆），以及酊类药品中都可能含有。"涉酒"药品还包括各类口服液，如环孢素 A 口服液、藿香正气水、十滴水等。

其实，药品说明书都会明确标注酒精含量。有人做过测试，喝下 10 毫升一瓶的藿香正气水后立即用酒精测试仪吹气检测，酒精浓度为 572 毫克 /100 毫升，远超过醉驾标准（大于 80 毫克 /100 毫升）；10 分钟后降为 35 毫克 /100 毫升，仍高于酒驾标准（大于 20 毫克 /100 毫升）；15 分钟后为 13 毫克 /100 毫升，基本正常。服药后测出的酒精浓度，虽未明显感觉异常，但是酒精会影响神经功能，威胁驾驶安全。

需要提醒的是，由于每个人对酒精代谢能力不同，平时不胜酒力的人酒精分解缓慢，如果服药量较多，有一定风险。

为了慎重起见，吃这些药后最好休息半小时以上再开车。多喝点水可加速酒精代谢。用藿香类制剂最好选胶囊或不含酒精的口服液。买药要看清酒精含量。

某糖尿病协会一项对 600 名 45 ~ 65 岁职业司机的调查中，有 35.2% 在过去一周至少曾用过一种药，六成出现嗜睡、注意力差等症状。协会将影响驾驶的药物个分成三级，提醒大家注意：

红灯：危险，一旦服用不宜开车——肌肉松弛剂、抗抑郁抗焦虑药、镇静安眠药、抗组织胺药。

黄灯：服用后开车应非常注意——可待因、感冒药、止痛药、降压药、降糖药。

绿灯：不影响驾驶能力——其他药物，服用前最好寻求医师指导。

10. 过度输液弊多利少

目前，一面是每年数十万例药品不良反应由输液引起，一面是医院输液室经常人患为满；一面是国外输液治疗不亚于一个小手术，非常慎重，一面是中国许多患者"输液成瘾"。

世界各国对静脉滴注控制十分严格，许多国家将输液治疗视为小手术。而我国门诊病人输液率已超过 30%，每 10 个门诊病人中至少有 3 个人是要输液治疗的；欧美国家住院病人静脉滴注率在 30% 左右，而我国住院病人静脉滴注率在 73% ~ 97% 之间，是名副其实的输液大国。这一方面是医生对静脉滴注的风险认识不足，另一方面患者急于治愈，追求快速疗效，主动要求。还有一些不良厂家为了追求高额利润，也推动了过度使用和不合理应用现象。

药学家提醒，不要轻易进行静脉滴注，因为其危害是长远的，甚至是危险的。其实，静脉输液的病人应该是"非如此才能达到治疗目的"的病人，如不能进食的病人、昏迷的病人、需要抢救的危重病人、正在做或刚刚做完手术的病人，以及需要药物立即起效的病人等。可现在有些病人动不动就要"挂盐水"，究其原因主要是患者及其家属对输液的危害不了解，误认为通过静脉给药好得快，甚至认为其副作用小。另外，近年来置管技术的普遍开展，使得静脉给药更快捷方便，病人很容易接受，这在客观上推动了静脉输液病人的增加。

静脉输液危害有以下几种：

①微血管堵塞：调查发现，任何质量好的注射剂都达不到"零微粒"标准。输液微粒是指注射液在生产和使用过程中，经各种途径污染的微小颗粒杂质，如随空气进入输液的尘埃粒子、切割安瓿产生的玻璃屑、穿刺胶塞造成的橡胶微粒、输液器具自带的微粒、生产过程中加入的活性炭颗粒以及药物结晶等。北京某医院检查"吊瓶"发现，在 1 毫升 20% 甘露醇药液中，可查出粒径 4 ~ 30 微米的微粒 598 个，在 1 毫升青霉素加入 50% 葡萄糖药液中可查出粒径 2 ~ 16

微米的微粒 542 个。1 毫升药液中含有这么多微粒，那 500 毫升药液中就会含有 20 万个微粒。

由于人体最小的毛细血管直径只有 4 ~ 7 微米，经常静脉输液会使药液中超过 4 微米微粒蓄积在心、肺、肾、肌肉、皮肤等毛细血管中，长此以往将会导致微血管堵塞、出血、静脉压增高、肺动脉高压、肺纤维化并致癌。同时，这些微粒还会引起局部组织供血障碍，导致缺氧、水肿、炎症、过敏，随输液进入人体中形成肉芽肿等。曾有学者对一个一生输过 40 升液体的尸体进行解剖，发现该尸体仅肺部就有 500 多个肉芽肿及大量微血管堵塞。

许多人只知道静脉输液可以治病，却不了解静脉输液时药液中的微粒引起微血管堵塞可以成为一种致病因子。由于这种致病因子存在一定的隐蔽性，因而这种潜在的微血管损害是静脉输液最大的危险因素，但往往不为人们所注意。

②不良反应多：人们总是以为静脉输液高效、省事，可是对静脉输液的安全性却了解不够。调查发现，95% 以上的人不知道滥用静脉输液的危害，药物不良反应统计资料显示，静脉注射导致的不良反应占 56.7%，其中死亡的人数 39 万以上，输液是公认的最危险的给药方式。

从药理学的角度看，输液和口服药物的最终治疗效果是完全一致的。事实上，静脉输液的风险远远高于口服、肌注等多种给药途径。药物口服后，在人体有一个吸收过程，发生不良反应几率小，皮下、肌肉注射的药物其吸收也要一段时间，即使发生不良反应也可以给急救创造时间条件。而静脉输液时药物不经过人体的天然屏障，直接进入血液循环，虽然效果更直接、更快，但发生过敏反应的几率也就更大、更快，不良反应当即爆发，而且更凶险。

过敏是一种最常见的药物不良反应。静脉输液中的药物、微粒或污染的微生物，都可能成为过敏源，严重的能引起过敏性休克甚至死亡。静脉使用的药物在生产、储存和使用等各个环节都可能携带致热物质而成为致热源，轻者发热在 38℃左右，停止数小时内可以恢复正常，重者病人寒颤和发热，严重者体温高达 40 ~ 41℃，并伴有恶心、呕吐、头痛等症状。

空气栓塞是空气未排尽，橡皮管连接不紧有漏缝或加压输液输血无人在旁看守时，可能发生的危险并发症。进入静脉的空气，首先被带到右心房，再进入右心室，病人会感到胸部明显不适，随即发生呼吸困难和严生紫绀。如空气量少，则被右心室压入肺动脉，并分散到肺小动脉内；空气量多可引起严重缺氧，导致立即死亡。

如果速度快、短时间内输入过多液体，使循环血量快速增加，心脏负荷过重，还可能引起肺水肿，病人突然呼吸困难、气促、咳嗽、咯泡沫痰，即急性左心衰竭。

③医源性感染：静脉输液穿透皮肤屏障，如果消毒不严、操作不规范、输液污染等，可引起交叉感染。调查发现，全世界每年数以百万计的病人遭受院内感染，并有数万人因此丧命。部分原因是操作过程中消毒不严，引起局部静脉炎症。长期输液浓度过高，输入刺激性较强的药物都可诱发或加重静脉炎症。

过多的静脉输液不仅耗费了大量医疗资源，而且增加了医务人员的执业风险和护理工作负荷，同时也增加了病人的经济负担。

国外很多大医院门诊没有输液室，而国内绝大多数医院都有门诊输液室，输液几乎成了老百姓的就医习惯，有些病人一看病就坚决要求输液，输抗生素、输"补药"。就医观念的不正确，是目前国内抗生素、糖皮质激素和"补药"滥用的原因之一。

临床上，一般在以下 4 种情况下才需要输液。

一是消化功能差，无法口服时。如患有吞咽困难、胃肠道出血或梗阻性疾病、意识不清不能口服药物时，需要静脉给药或进行肠外营养。

二是重急危病症，口服药不能缓解时。如急性心肌梗死、急性脑血管疾病、急性呼吸衰竭、急性心力衰竭、休克等急性和危重病症，需要药物立即起效时；呕吐、腹泻、出血较多，需要紧急补液时；正在做或者刚刚做完手术等病人。以上患者才需在医生指导下静脉输液。

三是药物可能伤害组织、血管时。某些治疗肿瘤的化疗药，如果直接口服，可能损害血管，甚至引起组织坏死。这时可能需要通过锁骨下静脉穿刺或置入中心静脉导管的方法进行静脉输液。

四是某些皮肤病伴有严重渗出，或症状由其他内因引起，外用药难以达到相应效果时，才需要静脉输液。

医药专家长期以来坚持用药的原则是：能吃药的不打针，能打针的不输液。公众应该理性认识到，静脉输液和口服药物的最终效果是完全一致的，如果病人胃肠功能正常，不要随意要求静脉输液。在所有输液治疗中，至少有一半是没有必要的。为了自己的健康，能不输液就不输液。

11. 正确对待药物不良反应

近年来，随着保健意识、自我保护和维权意识的提高，公众对药物不良反应的认识已有了长足的进步，但也存在一些模糊认识，以致影响临床合理用药和药物的治疗效应。

一般来说，药物安全性是相对的而不是绝对的。世界卫生组织明确指出：一定人群使用后，"利大于弊"的药物就是安全药物。"一定人群"即大多数人群，而不是所有人群用药后都是安全的，肯定有少数人用药后是不安全的。如抗肿瘤药，"利大于弊"，意即一个药既不全是利，也不全是弊，只要利大于弊的药品就是安全的。半个多世纪以来，因青霉素过敏反应而死亡的少说也有上百人，但它迄今仍是临床应用的常用药物，挽救了成千上万的生命。由此可见，安全用药，关键是合理使用。公众对待药品要遵循以上"一分为二"和"利大于弊"的原则，不必苛求药物绝对安全和完美无缺，否则将无药可用。

值得注意的是药品的利弊关系是在动态变化的。任何药物在其寿命周期内都要接受时间的考验，许多问题只能留在上市后逐步发现，及时解决。如当年治疗孕吐症的反应停，因用药几年后引发很多新生儿海豹短肢畸形的悲剧而被禁用，但近年来又被发现其在某些疾病治疗上有效，从而起死回生再为人类健康所用。其实，在新药上市以后，药品研制机构和药监部门会紧盯临床，实时跟踪，一旦出现弊大于利的态势，将及时采取修改说明书、撤市等措施把危害降到最低，确保用药安全。

另外，不要把药物的不良反应和药物不良事件相混淆。药物的不良反应是"天生"的，与产品的质量和医生行为无关，如药物的过敏反应，肿瘤药物的血液毒性和心脏毒性等，大多难以避免；而药物不良事件则系"后天"人为造成的，如质量不合格的伪劣、变质药品，用错药或药品使用不当等。亮菌甲素事件均非药物的不良反应，而是药物不良事件，是可以通过人为因素加以避免的。

12. 网购药品怎样辨真假

如今，不少人从网上购买药品来治疗疾病，由于现在假冒伪劣产品充斥网络，网购者必须具备辨别药品真假的能力，才能保证安全可靠。

（1）**核实网络药店的合法性。**合法的网络药店必须同时具备我国食品药品监督管理局批准的互联网药品交易服务资格证和互联网药品信息服务资格证，并且必须在网站主页上标注其证书编号，三者缺一就要怀疑其合法性了。但要注意的是，看到了证书编号还要查证官方网站首页中的"数据速查"栏目的"网上药店"，输入该网站药店名称或证书编号进行核查。

（2）**查药品批准文号**。我国规定药品包装上必须注明药品批准文号，即常见的国药准字号，而不是"健字号"或"消字号"。药品批准文号也可通过"数据速查"栏目的"国产药品"或"进口药品"，输入药品名或药品批准文号进行查询核实。

（3）**验收**。一查药品包裹上收货人姓名，避免收错包裹误服药品；二查药品名称、规格、数量和有效期，避免用错药或误服过期药品；三是查冷藏药品的贮存条件是否符合药品包装上的要求等。

药品是关乎生命健康的特殊商品，而今，电子商务发展的潮流已经吸引了更多的商家和消费者。现在，随便登陆一家获准药品交易的网站，就可以看到处方药的身影，甚至毒、麻、精（神）、放（疗）药品也有，保健品也是鱼目混珠。这些问题无疑为药品市场的监管出了一道难题，而消费者在选择药品时多数是处于信息不对称状态。所以，消费者网购药品要十分慎重，严格核对，以免贻误病情，影响健康。

13. 公众使用抗生素的十大误区

多数抗生素是处方药物，要凭医生的处方配置或购买，但如今网上药店、便民药店、家庭药箱、游医、商贩和收购过期药品者手中都能见到各种类型的抗生素。如今，没有医生处方和药师指导，随意选用抗生素治病的情况普遍存在。抗生素滥用的后果十分严重，而公众对抗生素的认知度低是一个重要原因。以下是使用抗生素常见的十大误区。

（1）**把抗生素当成万能药**。不少人一旦出现感冒发热、咳嗽咯痰、咽喉疼痛、呕吐腹泻、关节肿痛等不适，不问青红皂白，就赶紧服用抗生素。社会上发生了流行病，用抗生素来预防亦很常见，很多家庭药箱常年储备头孢类和喹诺酮类等抗生素，看病时还要求医生多开几天抗生素，以备不时之需。把抗生素当成万能药来治疗和预防疾病。而其中大多数疾病是非细菌感染性疾病，并无使用抗生素的指征。儿童是滥用抗生素导致不良反应的重灾区，感冒发热家长就习惯性地用抗生素来治疗，这对少儿娇嫩体质的伤害是潜在的和异乎寻常的。

那么，儿童感冒何时要用抗生素？感冒是一种自限性疾病，多数由病毒引起，采取控制体温、休息、清淡饮食和加强护理等措施，3～5天多可自愈，无须应用抗生素。但有以下情况可在医生指导下考虑应用抗生素：发热3天以上，体温不退或反而升高，伴剧烈咳嗽、咯痰等症状，尤其是出现呼吸急促，精神很差，可能是细菌引起的感冒或病毒合并细菌感染；发热1周以上，查血象白细胞总数和中性粒细胞百分比明显增高，或外周血C反应蛋白明显增快，是细菌感染的征象。但要注意开始发热24小时之内的血象常常不能反应真实情况，在发热24小时之后查血象就比较准确；第一次就诊白细胞总数和中性粒细胞百分比正常，提示病毒感染，但3天后如果体温持续不退，就需要重新复查血象。如果白细胞总数和中性粒细胞百分比明显增高，就需要抗生素治疗，因为患儿可能病毒感染合并细菌感染；合并化脓性扁桃体炎（扁桃体上有黄色分泌物，而不是由病毒引起的扁桃体炎症），也是需要抗生素治疗的。

（2）滥用抗生素使耐药菌疯长。把抗生素当成万能药的结果是细菌对抗生素产生耐药性，使许多患者死于耐药菌或超级细菌感染。为什么耐药问题会给公众健康带来如此严重的影响，主要有三个方面的原因。

一是耐药菌的繁殖和传播出乎人们想象。抗菌药杀死的是敏感菌，而耐药菌可能"幸存"下来并繁殖传播。细菌的耐药基因在繁殖期间可以相互传递，也就是说，只要出一个，其周围的细菌都可能迅速产生耐药性。更可怕的是，在病菌的世界里，一个小时内就能繁殖好几代，它们只需要一段不太长的时间，原本是少数病原菌身上的"异禀"就会演化为整个族群的共同新特性，大家转化为耐药菌或超级细菌。

另外，在畜牧养殖业中，抗生素的过度使用也可能引起细菌耐药，耐药菌通过食物和环境传播。据调查，我国有些地区，5类18种抗生素在千余名孩子中都能找到，有一个孩子的一份尿样中竟然检出6种抗生素，在有的孩子的尿样中还发现了临床上久已停用的抗生素。

二是手术风险增加。如今，剖腹产、髋关节置换术及肿瘤根治等无菌手术也常需要使用抗生素来预防和控制感染。随着耐药金黄色葡萄球菌（超级细菌）流行，伤口感染治疗失效，今后这些手术都可能变为高危医疗操作，有的患者将死于这些手术并发感染。

三是抗菌药研制滞后。对待细菌耐药只能用杀伤力更强大的药物来消灭耐药菌，虽然全球科研工作者不断努力，加大对新药开发的投入，努力寻找新的抗菌药。但至今收效甚微，新生抗菌药开发的速度远远跟不上耐药菌的繁殖和传播的步伐，今天一种新药问世，甚至不到几个月，就会出现耐药细菌，迫使人们不得不寻找新的抗菌药来替代其进行治疗，而一个新药从研制到上市至少需 10 年，投资 10 亿美元左右。医学专家不得不承认"细菌比人类更聪明"。看来，如果不能改变现状，人类感染性疾病灾难性流行在所难免。

（3）**感冒发热输液治疗**。资料显示，国人平均每人每年输了 8 瓶液，其中抗菌药占了 3 瓶。很多人以为输液治疗病好得快，感冒发热就要求医生用抗生素输液治疗。殊不知静脉输液其实是一种"小手术"，是最不安全的给药方式，存在小血管微粒性血栓、感染、静脉炎等风险，更要注意的是药物直接输入血管，一旦产生不良反应，一般都比较严重，甚至来不及抢救。口服药如果有不良反应可以洗胃，皮下肌肉注射的药物吸收需要一定的时间，这样都能给急救赢得一定的时间。其实，抗生素不能治疗感冒发热，除非出现并发症。

（4）**一种药不管用马上换另一种药**。抗生素发挥效能的前提是药物的血浓度达到有效水平和用药时间。因此，抗生素起效要有一个过程。如果疗效不明显，先要考虑用药时间和药量是否足够，一般抗生素治疗 72 小时（严重感染 48 小时）再作疗效评价。提早换药不光无助于病情的好转，而且会造成细菌对多种抗生素产生耐药。

（5）**见效停药或延长使用**。有些人在体温开始下降或症状有所减轻时就停用抗生素药；也有的患者病已治愈，为了"保险"，多用几天抗生素。其实，用抗生素有一定疗程，当症状缓解时，细菌感染可能只是被抑制，并未被消灭，见效停药不但治不好病，反而会因为残余的细菌作怪而使病情反复甚至加重。而延长疗程只能产生耐药性，并不能"保险"下次不得这种病。

抗生素到底用几天？抗生素发挥作用需要一定时间，既不可轻易停药又不能延长疗程。抗生素到底用几天可停药，这要根据病情而定，一般在体温恢复正常、症状消退后 3 ~ 4 天，但要以医嘱为准。患者在用药前后，向医师或药师咨询正确的用药方式、用药时间，症状改善是否可以停药，是否需要复查，什么时候复查等。

（6）**广谱抗生素比窄谱抗生素好**。许多人认为，广谱抗生素覆盖细菌种类多，本着"宁可错杀一千，不可漏掉一个"的原则，应该选用广谱抗生素，但实际上这样做是十分错误的。人体内的细菌也存在"生态平衡"，部分细菌在人体内存在是有益的，它们维持着各种生理功能。如果使用没有针对性较强的广谱抗生素，这种"通杀"的手段不仅会杀死病原菌，还消灭了有益菌群，使菌群失调，导致肠胃功能紊乱等问题。

另一方面，二重感染也与应用广谱抗生素密切相关。由于广谱抗生素广泛杀灭或抑制了敏感细菌，未被杀灭的菌种可趁机大量繁殖而导致机体二重感染，如合并霉菌感染等。二重感染较轻的如口腔霉菌、胃肠道感染（抗生素相关性腹泻），重者可发展为侵袭性霉菌性败血症从而在短时间内危及生命。

（7）**越高级的抗生素，效果越好**。不少人认为，越高级的抗生素，效果越好。比如三代头孢就一定比一代头孢好，这个概念是错误的。细菌分为两类，即革兰氏阳性菌和革兰氏阴性菌，一代头孢主要抗革兰氏阳性菌，三代头孢主要抗革兰氏阴性菌，其抗革兰氏阳性菌的效能比一代头孢弱，所以，如果是抗革兰氏阳性菌，那显然一代比三代好。抗生素并不是越高级好，只有合适的才是最好的。

还有人认为价格高的抗生素就是好药，有的人要求医生用好药、用贵药。其实，药品价格的高低与治疗效果没有必然的联系。所谓价格越高，药品越好的说法是完全没有科学依据的。如乙酰螺旋霉素与红霉素相比，价格要贵3倍以上，但就治疗作用而言，二者抗菌范围相似。

（8）**把抗生素当成消炎药**。从医学意义上说，炎症是指各种因素导致机体的一种防护性反应，如表现为红肿痛热的风湿性关节炎。消炎药是针对这些炎症的，比如常用的消炎痛、芬必得、扶他林等。这种炎症与细菌引起的炎症完全是两码事。炎症分为感染性炎症和非感染性炎症，抗生素是杀灭或抑制细菌生长的药物，是针对由细菌引起的炎症，对非感染性炎症是没有效果的，只能增加副反应。因此，不能把抗生素当成消炎药来用。

（9）**重复用药**。不看药品说明书，重复用药颇为常见。一药多名，同药异名，药物商品名混乱，使不少患者重复用药。抗生素类药物一药多名现象最为严重，同一个抗生素可能有20多个商品名字。以头孢曲松为例，因产地、药厂不同就有头孢三嗪、罗氏芬、菌必治、菌得治等多种商品名字。其实一种药品只有一个化学名，但一种化学名的药品因不同的生产厂家为突出自己的品牌，就会给药品取不同的名字，这样就造成了不少药物成分相同却有着不同的名字，非常容易造成重复用药。就诊时如果不把曾经用过的药名准确提供给医生，就很容易造成重复用药。因此，用药时一定要仔细辨别，看清药品的成分（化学名），如果对用过药的情况不清楚，就诊时可带上以往吃药的药盒。

（10）**抗生素与饮食禁忌**。除了头孢菌素类抗生素能阻碍酒精代谢，与酒精合用会出现双硫仑样反应外，还要注意用头孢菌素类抗生素时吃海鲜产生的组胺过敏反应。

海产品的蛋白质进入人体后分解成多种氨基酸，其中一部分转变成组胺，组胺经肝脏分解代谢由肾脏排出。头孢菌素类抗生素可抑制组胺在肝脏代谢灭活，从而导致组胺在体内大量蓄积。

组胺是一种强烈的致敏物质，能扩张血管、使血液外渗，产生胸痛、心悸、血压下降、呼吸抑制等一系列严重过敏反应。过敏反应多在头孢菌素类抗生素使用期间吃海鲜后 5 ~ 10 分钟出现，最快的 2 分钟，最慢的 4 小时，持续反应时间为半小时至数小时。过敏反应的程度与与用药剂量和食用海产品的多少成正比。故在用头孢菌素类药物期间应避免摄入大量鱼类、贝壳类等食品。

值得注意的是，许多组胺过敏患者被误认为食物中毒或急性胃肠炎。

四环素类、喹诺酮类（如氧氟沙星、环丙沙星等）药物会与牛乳或其他乳制品中的钙离子发生螯合，影响药物吸收和疗效，不宜合用。

总之，公众使用抗生素要遵循"四不"：不随意买药，多数抗生素是处方药，一定要凭处方购药；不自行选药，抗生素用来对付细菌，选择哪种药物，需专业医师做出判断，不宜根据广告自行选药；不任意服药，每次用药，都要足量，即使使用家里储备的药也最好先到医院确诊后，再按照医嘱服用；不随便停药，一旦使用抗生素治疗，就要按时按量按疗程服药，以维持药物在体内的有效浓度，彻底消灭病菌。

最后，告诉你一个秘密：当你因为感冒就诊的时候，如果坐在你对面的医生不给你开抗生素，你很可能遇到一个真正负责的好医生。因为，对医生来说，开抗生素的医嘱是最简单的，如果不开抗生素对医生的要求就高了，需要医生仔细地询问病史，仔细查体，还要仔细向病人解释病情。国外的统计资料显示，在普通门诊，如果开抗生素平均每位患者就诊时间只有 1 ~ 2 分钟，而不开抗生素，就诊时间就要 20 分钟。

14. 激素——是天使还是魔鬼

肾上腺皮质激素，一般称为激素，由于其作用强大，对有些疾病的治疗价值是无可取代的，从而成为临床常用药物之一。其实，激素只是治疗疾病的一个工具，充分利用好激素可以造福患者，而滥用、错用将危害无穷。因此，激素必须规范化应用，配合医生掌握好适应证、剂量和疗程是用好激素的关键。同时，在激素治疗前应充分考虑到可能出现的诸多不良反应。服药时间应尽量选择在清晨8点以前，以与生理高峰分泌一致。病情允许情况下，尽可能选择小剂量、短疗程、中短剂型，以减少副反应。

激素的副作用很多，主要是诱发感染，因为激素有抑制机体免疫功能的作用，感染患者用了激素以后，感染菌株便大量繁殖，感染扩散，细菌耐药性增加，使抗生素治疗无能为力而导致严重后果。激素还有诱发胃肠应激性溃疡、消化道出血穿孔、血压升高、血糖升高、骨质疏松、肾上腺皮质功能低下、精神症状、满月脸、水牛背、向心性肥胖、伤口愈合延迟、皮肤变薄、痤疮、多毛、水肿、低血钾等副作用。需要注意的是，激素的副反应短期用药即可发生，几乎不可避免，如失眠、情绪不稳、食欲增加和体重增加等；迟发反应如皮肤萎缩、白内障、动脉粥样硬化、生长迟缓、脂肪肝、自发性骨折等；罕见不能预料的并发症如严重精神病、大脑假瘤、青光眼、胰腺炎等。

皮肤病治疗的药多是激素类外用药，是使用"讲究"最多的药，如果使用不当，不良反应也是最多的。如没有及时停药，可加重皮肤病症状，诱发感染，长期应用激素使皮肤干燥，皮肤老化、出现酒渣样或痤疮样损害，出现多毛、皮纹、色素减退或色素沉着等。

感染类皮肤病不能用激素类外用药治疗。因为激素抑制免疫功能可诱发或加重感染，故细菌、病毒和真菌性皮肤病不适用。皮肤结核、单纯疱疹、足癣、体癣、股癣等皮肤病不能用激素。有人对渣鼻、痤疮等常见皮肤病患者自行涂抹激素类软膏，一开始因激素有抗炎和免疫抑制功能病情可以暂时得到掩盖，但一停药，病情很快加重，甚至形成越抹越坏，越坏越抹，形成"激素皮炎"。

其实，激素软膏只要短期合理使用，不会对人体造成伤害。目前，治疗湿疹和皮炎的首选药物还是激素软膏，且医嘱要求使用的时间都在1周之内。需要长期使用治疗的患者，为了避免药物不良反应的发生，可以用药5天，之后停2天，如此间断用药既可达到治疗目的，也能减轻药物不良反应。

雾化吸入激素是治疗支气管哮喘和慢性阻塞性肺病的重要药物，具有简单、实用、副作用小、疗效可靠等优点。但长期应用可使血糖升高，甚至诱发糖尿病，故用药期间需要监测血糖。患者应至少用药第 3 个月、第 6 个月和 1 年时各测一次血糖。特别是大剂量雾化吸入时，必须增加监测血糖频率，每 1 ~ 2 周查一次空腹血糖和餐后 2 小时血糖，每 3 个月中至少查一次糖化血红蛋白，以了解血糖变化情况。

激素用于治疗过敏性鼻炎的鼻喷激素目前还不能做到在鼻部完全代谢灭活，部分药物通过吞咽进入胃肠道再进入血液循环。因血药浓度很低，较难产生全身效应。但如果长期超剂量使用，也会产生全身性不良反应。

在正规医院，幼儿上呼吸道感染，体温超过 39℃时首先选择物理降温，或使用小剂量退热药，绝不会用激素来降温。只有患儿合并比较严重的并发症，如喉头水肿，造成呼吸或吞咽困难时，可在第一天适当用小剂量激素，主要起到联合抗过敏、抗炎、抗毒作用。但有个别基层医生滥用激素比较严重，幼儿上呼吸道感染，发热不退，抗生素＋激素（地塞米松等）静脉滴注，几个小时就"搞定"。按这位医生的话说，用了他的药体温想不退下来都难。抗生素＋激素的另外一个"用途"是用来预防抗生素的过敏反应，这可谓"一石三鸟"。不少农民朋友还都称这位医生用药得力。

这也难怪，农民朋友并不了解激素本身不是退热药，由于能抑制致热原的释放，降低体温中枢的敏感性，因而可取得立竿见影的退热效果，但同时也有暂时降温和容易反弹的特点，并不能从根本上退热。

轻易使用激素退热，会降低身体免疫功能，阻碍抗体形成，使致病菌趁机生长繁殖，引起二次感染。如上呼吸道感染合并细菌性肺炎，少数患儿演变成重症肺炎，这种病例在综合性医院儿科比较多见。

另外，儿童因为内分泌系统发育还不完善，使用激素强行退热，会使体温骤然下降并大量出汗而引起虚脱。上呼吸道感染是儿童常见病，如果经常滥用激素可抑制其生长发育，成年后个头小，还会发生骨质疏松，易骨折，股骨头无菌性缺血坏死；大剂量激素有时可致儿童惊厥或癫痫样发作。

要注意的是，激素应用避免突然停药。凡是连续使用治疗超过 5 ~ 7 天都不能突然停药，以免引起反跳性发热、肌痛、关节痛、乏力等症状，或造成原有疾病复发或病情转向恶化。这是由于长期或大剂量使用激素导致机体产生依赖，减量过快或突然停药就会造成肾上腺皮质功能不全，从而出现反跳现象。反跳严重者会出现低血压、休克等肾上腺皮质危象，必须及时抢救才能转危为安。

2013年，制售假药案首犯浙江金华农民倪海波在刑满释放后离家出走，6年后回家已成了一个会医治癌症的"神医"，还办起了中草药肿瘤研究所。药检部门从所查获的神药中，检出了激素类药物醋酸泼尼松。

激素类药物有精神兴奋作用，可使患者产生欣快感，同时有抗应激作用，有快速缓解病情的功效。但激素使机体抵御外来入侵和体内叛逆的细胞免疫体液免疫功能丧失殆尽，细菌、病毒等微生物与癌细胞便肆意生长繁衍，感染扩展，癌细胞转移播散。癌症治疗时间长，药物不良反应比较明显，患者情绪容易郁闷低落。如果吃到一种可使心情舒畅，又感觉病情明显好转的药物，患者和家属自然会产生感激心理，以为找到了神药。不法分子正是利用激素成分的药理特点作假，让患者尝到一用就灵的"甜头"后圈钱。

现在全国各地尤其是偏远地区的患者，不少患者服用含激素成分的假药（把激素掺在化学药、中药、草药、单方、秘方中）来治病的。如治疗支气管哮喘和阻塞性肺病（俗称"老慢支"）的平喘药，制药者通过邮寄卖到全国各地。患者用药以后气急症状虽然暂时有所平息，但由于剂量、疗程等问题，其副反应是不言而喻的，最严重的副反应是患者肺部细菌感染难以控制或合并真菌感染，这不仅给临床医师设置了治疗难题，而且直接影响着疾病的转归。又如治疗风湿病、颈腰腿痛、骨关节炎及自身免疫性疾病的假药中也大多含有激素。再如儿童感冒发热，将激素、抗生素、退热剂胶囊合用。许多患者只欣赏激素短暂缓解病情的效果，却不了解其长期严重的副作用。因此，患者对一些未经国家药检部门认可的偏方、秘方不可轻信，有病还是到有资质的医疗机构治疗为妥。

还有些制假者在化妆品中加入激素，短期内使用，对皮肤有美白效应，但长期使用无一例外地变成"花脸"。更有甚者把激素掺入保健品中，亚健康的人服了以后，精神倦怠、意志消沉、食欲不振等均会有所改善，但若长期使用，接下来的问题是不言而喻的。

激素是一种古老的药物，曾在多种疾病治疗中发挥了神奇的作用，但激素用得不好后患无穷，"天使"变"魔鬼"。只有严格掌握适应证，科学合理用药，医患共同努力，才会使这支古老的奇葩绽放异彩。

四、带病生存与狼共舞

医学科学的发展虽然日新月异，但现在还是有许多病都医不好，不信请看：高血压患者用了许多降压药，并经过不断调整，总算把血压降下来了，但是如果一旦停药，血压又上升了；糖尿病患者吃了降糖药，甚至打了胰岛素，血糖果然降下来了，但是一不用药，血糖又将升高。其实，许多病都是这样，冠心病放了"支架"，心肌缺血获得了改善，胸痛等症状也消失了，但并不等于冠心病已经治愈，因为心脏其他部位的冠状动脉还可能"再狭窄"……所以这些病被称为"慢性病"。而慢性病能治愈的是凤毛麟角，绝大多数慢性病患者是终身带病，终身治疗，终身与病为伴。而在富有挑战性的漫长岁月里，既不能与"病"为敌，又不能认"病"为"友"，而是必须在这个"灰色地带"里长期和平共处，"与狼共舞"。这就需要人们用理性和智慧来面对这一现实。

但许多人得了慢性病以后会产生不同程度的负面情绪，开始为急躁和抱怨，之后是焦虑和抑郁，后来，有些人转为疲惫和衰弱。我曾诊治过这样一位病人：中年男性，胸痛5天，不稳定型心绞痛入院，因其发病猝然，入院后总是抱怨："我的体质向来很棒，为什么会得这种病？是不是工作太忙的缘故？以后还能上班吗？我这个家怎么办！"希望医生"快刀斩乱麻"尽早把病治好。入院第5天，当心绞痛再次发作时，患者突然举起床边的凳子用力撞击地板来发泄情绪。不出所料，患者的过激行为导致病情加重，在冠脉植入支架，病情稳定后出院。出院9个月后患者第二次住院，主诉是持续性胸痛、气短、乏力和失眠。由于这些症状难以缓解，患者曾辗转到几家医院诊治，经CT血管造影示冠脉轻度狭窄，经相前检查均未发现明显异常，给予冠心病内科标准治疗。在以后的几年里患者反复住院，病情依旧，但见患者体形日渐消瘦，精神萎靡，不能上班，只好在家静养。后经心理咨询师疏导，并服了一些抗焦虑药物，患者对疾病的抱怨和疑虑消除了，病情很快好转，患者继续正常工作与生活。

只要稍微注意一下，身边类似这样的患者并不少见。

一项涉及5000人的社会调查显示，65.7%的人每天抱怨次数在1～5次，

23.8%的人每天抱怨6～10次。可以想象，慢性病患者抱怨几率会更高，抱怨生病、抱怨医生、抱怨家人、抱怨社会……整天把自己深陷于怨气之中。其实，这种负面情绪本身就是一种病态心理，是制造疾病或促使疾病产生并发症的重要因素。带病生存的人，抱怨就好像火上加油，对疾病的康复极为不利。

焦虑和抑郁也是慢性病患者常见的心理特征。由于疾病久治不愈，生活质量下降，慢性病患者在整个病程中普遍存在焦虑状态，尤其是长期遭受疾病的折磨而终日抱怨的人，可能由焦虑状态进展为焦虑症或抑郁症，甚或两病共存。这种心理障碍的患者，神经、内分泌等器官机能失调，抗病能力明显减低，因而加重了原有的躯体疾病，严重影响疾病的预后。

怎么对待疾病，小题大做者有之，过犹不及者有之，安之若素者有之。有时态度和理念直接影响疾病的预后。因此，学会和疾病相处才是聪明的患者。

无数事例证明，心理因素对慢性病的康复十分重要。医学的局限性，医生的无奈，如果加上患者在带病生存中心境低落，甚至掉进抑郁的黑洞，其结局往往是可悲的。林黛玉讨厌参汤和燕窝粥的程度，更甚于憎恶苦参、黄连，她多愁善感，怨天尤人，固然与其身世有关，更重要的是因为沉疴痼疾在内心留下了挥之不散的阴影。

对于疾病，大家都不陌生，每个人都会与它有染，不管你愿不愿意，它都会主动找上门来。大多的时候都是疾病选择你，而不是你去选择疾病，不管你情愿不情愿，都必须面对。得了慢性病，千万不能图快。马跑起来比骆驼快，但骆驼一生走过的路却是马的2倍，因为它活得更长，没有人见到过在漫漫沙漠里狂奔的骆驼，除非那头骆驼疯了。久病成医，治疗慢性病，最好的医生是自己。

五、做个好病人

关于好医生应该是怎么样的，已经有许多全面深入的研究。一个德艺并重的医生，基本上算得上是一个好医生。

在医生眼里，每个患者只有病是坏的，人都是好的。但在目前医患关系趋向日益严峻的形势下，对病人进行探索研究，填补好病人的理论缺口，探究怎样使患者向好病人的维度靠近，引导病人如何更好地就医，构建和谐医患关系，也是很有必要的。

医生对病人的期望，其实也是病人应该具备的自身素质，这在古今都存在。在医者眼中，病人一定要有好的心情，好心情甚至可以胜过良药，这样的病人才是好病人。

随着社会经济的发展，医患双方的互相期望都在不断增强，病者盼望好医生，医者期待好病人。医学领域具有专业性、风险性、未知性的特点，难免在市场冲击的情况下，出现矛盾与纠纷。如今，医疗纠纷、暴力维权不断发生，在这种背景下，培养好医生的同时，也面临如何培养好病人的问题。对病人作出引导，使其合理就医，这是政府、医院以及社会共同的责任。同时，病人自身也有责任做出努力，相信医学，相信医生，而不是抱着猜疑、戒备的心态跨进医院大门。好病人对自身疾病要有理性的看法，提高对疾病的认知，就医期望应有合理的限度，同时还要能正确认识生命的价值，正确看待生老病死的自然法则，甚至能平静对待生命的终结。

此外，如何做个好病人还有几个方面值得倡导。

1. 病人的道德责任

社会上每个不同的个体都有其相应的个体道德责任。当前，医疗领域亟须人与人之间的约束和道德践行，但社会管理者、医院管理者和社会群体往往偏向于强调医护人员在构建医患关系中的道德责任，对于患者则以人道主义、仁爱的名义弱化其在医患关系中的道德责任。从法律上讲，医患关系是一种契约关系，从道德层面上讲，是一种信托关系，每个人在社会关系中都是一个道德个体，生了病虽然社会角色发生了转变，但并不意味着患者不用承担相应的道德责任与道德义务。所以患者在就医过程中，并不是一个"自由人"，与医者一样，同样要扮演好就医过程中的道德角色。

2. 病人的健康责任

在现代社会，病人有义务改变不健康行为（如吸烟、嗜酒、贪食、不运动等），使自己不再成为病人，尤其是不成为患"不治之症"的病人。就诊时，病人有义务诚实说明病情，提供病史（个人史、家族史、职业史等）和治疗情况，不应隐瞒相关信息，否则会影响疾病的诊断与治疗。同时，要增强社会责任感，避免自身疾病给周围人带来不良影响。例如，患传染病的患者，应了解疾病的传播途径，采取相应的措施，遵守卫生防疫相关规定，防止疾病的进一步传播，避免自身遭遇在别人身上再次发生。

3. 尊重医务人员与理解医学事业

在人际交往中，人们都希望得到对方的理解与尊重，但前提是要学会理解与尊重别人。在医患关系中，双方的目标是一致的，是与疾病抗争中同一战壕的战友，共同的目标是战胜疾病，因此医患双方都应该更理性，患者也要提高对医学的认知水平。医学本身是一个充满未知、意外和高风险的学科，有着很强的经验性，患者应提高对基本医疗的认知水平，在就医时对自己的疾病要有一个合理的期望值。医学的专业性决定了医患双方信息的不对称，建立良好的医患关系，有利于医患之间的沟通和减少患者对医生的顾虑和猜疑。患方要积极配合医务人员，与医务人员密切合作，认真履行医生的意见，改变相应的生活和饮食习惯，以利于控制病情，这是对自己负责，也是对医务人员应尽的义务，医者为病人付出的辛劳，病人应该以合作来回报。另外，病人在同意治疗后有义务遵循医嘱，不能遵循医嘱应该有合适的理由。

4. 提高认知水平

这里的认知包括两个方面：一是对自己疾病的认知，二是对当前医疗环境的认知。患者首先应意识到疾病的属性，每个人都会得病，而疾病是可以预防、好转、治愈和转化的。同时，病人要有风险意识，因疾病复杂多样，且易受自身生理、心理、免疫及社会、环境、医疗条件等影响，就是说，在不同的患者或同一患者的不同时期疾病的转归和结局是不同的，所以并不能保证只要到医院就能把病治好。同时还应认识到，医疗机构依然是为患者治疗疾病和捍卫人们健康的重要场所，在当前社会转型和市场体制下，尽管医疗领域存在着一些弊端，但这不是主流，患者只有在总体上认识这一点，才能对医务人员和医疗机构有一个信任的基础，才能树立一种理性的求医态度，最终才有利于医患关系走向缓和与改善疾病的预后。

从临床角度看，一些疑难杂症治疗成功的案例，往往是医患之间相互信赖、共同努力的结果，如果医生没有承担风险的外部支持环境，不愿尝试治疗，患者将失去维持生命的机会，处于更加危险的境地。

5. 面对医疗纠纷的理性维权

医学事业有不完善性，医疗风险无处不在。疾病的多变性、患者自身差异性以及医疗过程中各种外界因素，致使风险本身就是医疗的一部分，医疗纠纷难以避免，患者应正视医疗风险与纠纷，理性冷静地对待。医患关系属于一种法律上的契约关系，当医疗机构存在过错或过失时，患者应通过合法途径向医方寻求赔偿或补偿，而不能置国家法律法规于不顾，采取非理性或是暴力途径加以解决。

频发的暴力伤医事件，会使从业者心理状态发生很大的改变，医者可能出于过度保护自己的角度，在业务活动中不敢冒风险、检查大包围、开中庸处方、做太平手术，只要病人或家属稍有不悦，小病也往上级医院转送在请求会诊，最终受害的还是患者。

总之，患方在求医过程中，要提高自身的道德意识，加强道德修养和道德践行，力求使自己成为一个好病人。在疾病面前，医患双方应当互相信任、理解和支持，而不是互相戒备、猜疑和对抗。否则，在对抗疾病这场战争中，我们都将是输者，没有赢家。

六、生前预嘱，尊严离世

安乐死在我国古已有之。据史料记载，我国在 2000 多年前民间已有"送终"的习俗。即对"衰老"或自然疗法（如植物药）治疗难以奏效的病人，病人和家人除予以生活照料外并不再给以过多的干预，让病者安祥地走完人生最后一段路程，亲朋好友日夜守护在床旁直至病人"断气"。那时，"断气"是人们判断生命终止的标志。守护的亲朋好友如能够看到病者呼出的最后一口气（一般呈叹息样），称为"送终"，始感到慰藉，否则成为人生的一件憾事。这种传承了几千年的乡规民约，并未引起社会的非议。

此外，民间还有"婚丧喜事"的说法，即老年人死亡与年轻人结婚都是喜事，不是吗？老年人尤其是高龄老人死后办丧事也像办喜事一样敲锣、打鼓、放鞭炮。人们已经明白，生老病死是不可抗拒的自然规律。

自然人，生得自然，活得自然，病得自然，医得自然，死得自然，死得有尊严。

现代人，生得现代（剖宫产），活得现代（洋快餐、网络），病得现代（生活方式病），医得现代（高科技医疗设备、电子仪器、新药层出不穷），死得现代（濒死时置静脉输液管、导尿管、心导管、气管导管、引流管；呼吸机、起搏器、除颤器；头面部载氧气面罩、四肢缚监护电极，指端套血氧监测仪；抗生素、肾上腺素、激素……），但死得不够有尊严。

世界工业革命以后，由于环境的变迁，疾病谱也发生了变化，人们从自然医学（望、闻、问、切、植物药）转变为享受高科技的医疗技术、器械、化学药品的现代医学的同时，对生命也变得更加珍惜和关爱，对死亡的理念也变得更加现代。

生、老、病、死是人生的四部曲。每位重危病人经过现代医学的拯救，无非是 3 种命运：康复出院、死亡离去或成为"活死人"。当死亡不可避免地降临时，是有尊严地离开人世还是像被修理的机器一样，浑身带着各种管道，在医院里耗尽生命？其实后者是从"短时间不可能生存"变成了"长时间不能死去"，导致患者"被活着"。

近几十年来延缓死亡的医疗技术不断发展，在很多急性病人的抢救过程中发挥了重要作用，因而使有些人误认为死亡就是机器关停时间，只要机器不关人就死不了。而医疗奇迹的不断出现更助长了这种生与死的开关理念。但是，一旦进入生物学死亡，生命毕竟是不可逆转的。

传统的医学伦理告诉我们，医生的全部职能就是救治，但没有提示如果无救治希望时应该怎么处理，这是医学上的一道难题。虽然从医学电子监护仪的各种信息中显示病人已由临床死亡转为生物学死亡，但医者还是不停地对死者胸部作"轮番轰炸"（心脏按压，每分钟 100 次）。虽然医者已气喘吁吁，汗流浃背，疲惫不堪，但长者还是不下"停战令"，发出的指令是不惜一切代价抢救，企图以"持续战争"来击退死神，延长生命。

医院里还会经常看到这样的场景：尽管很多治疗和手术无医学价值，不可能真正地挽救生命，但迫于一种强有大的道德舆论压力，家人还是选择不放弃治疗，期望创造生命奇迹。

其实，我国医院里的"亚安乐死"并不少见。如对临终状态患者，只留置维持生命体征的导管、氧气和药液，不再作心肺复苏等特殊医疗处理，此时，医者和家属也都默认让病人安祥地回归自然；又如为了使晚期癌症患者无痛，要不断加大止痛药的剂量，而目前常用麻醉性止痛药如吗啡、杜冷丁的抑制大脑和呼吸作用，均可能加速患者死亡。鱼和熊掌不能兼得，当生命已走到尽头时，首先应解除患者身心痛苦和不适，使其安然尊严地离去。

早年，韩国某医院对晚期癌症患者早已实施了"镇静疗法"。该医院肿瘤中心的临终关怀科室，对病人一旦不能进行病因治疗，生命时间不超过 2 个月的病人都会建议转临终关怀科治疗。当病人出现强烈的疼痛、烦躁、谵妄、幻觉时，就需要对病人进行较强烈的镇静治疗，根据病人早先的意愿和家人的意见，即使有严重呼吸系统疾病的患者也可施行"镇静疗法"，以减少痛苦，让病人有尊严、安祥地走完人生最后一段路程。他们认为，止痛剂对晚期癌症患者没有绝对禁忌证。

我国对安乐死还没有立法，因而使得有些协助安乐死的人获刑或受到社会责难。医者因协助病人安乐死获刑或责难也时有所闻。

许多国家设立了临终关怀医院，我国第一所中国儿童临终关怀医院是由英国护士金玲创办的。金玲 1950 年出生于英国，8 岁时看的《六福客栈》改变了她的命运。电影讲述了一位英国女佣到中国传教的故事。在抗日战争爆发后，女主人带领 100 多名孤儿翻山越岭，徒步转往西安的安全地带——"儿童之家"。《六福客栈》的故事情节深深感动了她。2009 年，从事护士工作 35 年的金玲退休后和其丈夫经过考察和回国筹款后，"蝴蝶之家"——儿童临终关怀中心在湖南长沙诞生了。自 2010 年 4 月成立以来，在 32 名身患重症的弃儿中，近 10 名孩子奇迹般地好转或康复。有 19 名孩子在金玲的陪护下平静地离开了人间。金玲说，这些逝去的孩子就像一只只蝴蝶，在中国有化蝶的故事，而蝴蝶象征着重生，她希望每一个生命都能像蝴蝶那样得到升华。一个英国人，不远万里来到中国，无私地对中国弃儿做人文关怀，真可谓英国的白求恩式天使。

我国也有不少热心从事临终关怀事业、创建临终关怀服务机构的先导者。黄卫平就是其中的一个。黄卫平是汶川地震的志愿者，在汶川 2 个多月的志愿者经历和与上海市肿瘤医院综合科成文武主任接触后，他感悟到心理援助和人文关怀不仅是遭遇躯体和精神双重创伤的灾难地区人群的需要，而且病人也十分需要，尤其是晚期癌症患者。从此，黄卫平执着地创办了上海首家专门从事志愿服务的非营利组织"手牵手生命关爱发展中心"。目前，该中心已培育了 200 多名志愿服务者，先后服务了近 200 位临终病人，使他们从悲伤中走出来，平静而有尊严地走完人生最后一站路。

目前我国临终关怀医疗机构有上百家，床位不足万张，但每年需要临终关怀的人有几十万，供需差距很大。在人口密集地区尤其如此，如上海市每年约有 3500 名癌症病人离世，但医疗机构现有的临终关怀床位只有几百张。

优死的理念在我国人群中几乎是空白，年轻时，总觉得离年老和死亡十分遥远，中年时期，忙于生计和事业，往往来不及考虑死亡，当人生将走到生命尽头时，常常无所适从。

西方一位哲人说过，我们每个人都是面对死亡在生活，每一天都更加接近死亡，死亡是一个不愿提起却不得不面对的问题。

世界著名的苹果公司掌门人、科技巨人乔布斯 2003 年患胰腺癌，顽强地与死神抗争 8 年。乔布斯对死亡十分坦然，"记住你即将死去"，这是乔布斯一生中最重要的箴言。2005 年他在斯坦福大学演讲，首次直面死亡这个沉重的话题。乔布斯在演讲中表示："死亡帮我们指明了生命中重要的选择，因为几乎所有的事情包括所有的荣誉、所有的骄傲、所有对难堪和失败的恐惧，这些在死亡面前都会消失"，"没有人想死，即使那些想上天堂的人，也想活着上天堂。但是死亡是我们共有的目的地，没有人逃得过。因为死亡简直就是生命中最棒的发明，是生命变化的媒介，送走老人们，给新生代留下空间"。

葡萄牙的人骨教堂让人看淡人生。葡萄牙古城埃武拉有一座人骨教堂，教堂内从墙壁到柱子都由5000多块人骨垒筑而成，墙是用上肢骨嵌在水泥中，分别有两种排法，肢骨插入墙体或横镶在墙上，尚有许多颅骨不规则嵌镶其中。而柱为四方形，柱面由肢骨横向垒成，柱边则用颅骨纵向排列，并用骷髅头点缀柱子与天花板的衔接处。

其实，在欧洲这样的人骨教堂有好几处，如捷克人骨教堂、罗马人骨教堂等。

令人胆战心惊的是在埃武拉人骨教堂入口的横梁上，刻着一条标语："我们的尸骨在此等待你们的尸骨。"站在这里，不免使人觉得人生短暂，看淡生死。

不过，如果条件不成熟的话，安乐死很容易被滥用。我国目前没有为安乐死立法，也可能与此有关。

人的一生犹如赶路，背负行囊，马不停蹄，从起点到终点，从生到死，既匆忙又短暂。当生命将要画上句号的时候，如何死得有尊严，是每个人必须面对的问题。

有一项调查表明，即便在生命的最后一站，100%的病人都希望得到医护人员的人文关怀及人性化的治疗和护理；93%的病人希望得到亲人的关心和理解；90%的病人对躯体形象较为重视，对维护尊严要求强烈；82.2%的病人希望得到社会及亲人的支持和选择无痛苦死亡；78.5%的病人要求尽量减少经济开支及得到舒适的环境。

1976年8月，美国加州通过了自然死亡法案，允许不使用生命系统延长不可治愈患者的临终过程，也就是允许患者依照自己的意愿自然死亡。不久，美国各州相继制定同类法律。生前预嘱作为这项法律的配套文件应运而生。

1990年，世界卫生组织提出安宁缓和医疗三原则：重视生命并认为死亡是一种正常过程；既不加速也不延缓死亡；提供解除痛苦等不适的方法。

1997年，新加坡实施《预先医疗指示法令》，允许病人在神志清醒时选择自己在临终状态时要和不要什么的医疗措施。

2004年，香港特区政府以非立法方式推行生前预嘱的建议。

2005年，法国通过了给予没有希望治愈或于垂死阶段的病人选择死亡权利的法令。

目前，法国、德国、瑞士、瑞典、奥地利、丹麦、匈牙利、挪威、斯洛伐克、西班牙等国家都认为自然死亡是合法化的。

在我国，"生前预嘱"可获得法律和社会的认可。

怎样告别美好人生？这是每个人和每个家庭都要经历的过程。生前预嘱就是在清醒时就签署有法律效力的预嘱，一旦自己处于某种状态，可以放弃哪些治疗，如撤离生命支持系统。当然，最好是在你身体最健康、意识最清楚的时候，你就要作出一种表态。

目前，通俗易懂、填写方便的生前预嘱是一份表格化的文本，当事人对列出的内容进行选择，既可以说明自己不要什么，如临终时的心肺复苏术、气管插管、强心药等，也可以说明自己要什么，如请求躯体无痛、舒适、环境宁静等。此外，还列出十分细致的，可供选择的其他内容，如有家人陪伴、良好的个人护理、定期温水沐浴、保持身体清洁、理发、修胡子、剪指甲、刷牙、洗脚等等。使患者在最后的日子得到充分的尊重和无微不至的关怀，高贵而有尊严地结束生命。

七、老年人为什么容易误入保健品陷阱

人生步入老年以后，多数人已经不再从事社会活动，体力逐渐衰退，不少人还身患多种慢性病，加之子女没有时间照料，他们比一般人更加关注健康，愿意付出金钱、精力和时间往往超乎想象，只要对身体有好处，多贵的保健品他们都愿意买。

商家正是看到了老年人群的这种需求，便组织各种丰富多彩的活动，投入大量的感情。不少老年人都是感情上被俘虏后开始逐步掉入保健品陷阱，自觉自愿掏钱。

花钱买"健康"似乎成了老年人深信不疑的观念。不少老年人平时生活非常节俭，日子过得很清苦，在无意中参加了一次"专家讲座"后，就与保健品结下了不解之缘，深信保健品能够提高免疫力，保持健康，延年益寿，便不惜重金，每个月都要花上几千甚或上万元购买保健品回家。面对的这种疯狂购买保健品的行为，家人显得十分无奈，多次劝阻无济于事。家人劝多了，老人就声泪俱下，说孩子们没良心，辛苦把他们养大，花点钱买保健品还要受人管教。为什么老年人买保健品如此着魔？这要从老年人大脑生理性退化说起。

据调查，老年人占保健品受骗者的81%，之所以容易受骗与大脑衰退和生理需求等因素有关。

一是大脑老化。大脑功能随着年龄的增长而衰退，尤其是大脑的额叶老化较早。这一脑区负责思考、判断、控制等功能，退化会容易被骗子利用。

二是对新事物的接受能力减弱。老年人认知功能退化，难以接受新信息和新事物，快速发展的社会使其无所适从，层出不穷的骗术就会使信息闭塞的他们深陷其中而不知返。又由于老年人认知功能损害，思想僵化，判断力下降，因而对保健品的降血压、血脂、血糖、保护心脑、防癌等功能深信不疑。

三是与崇拜心理有关。老年人大多崇拜权威，对"顶级专家"既信任又顺从，把"顶级专家"的宣传当作事实。去之前还提醒自己别掏钱，但一到现场便经不住游说，在从众心理的趋势下跟着掏腰包。

四是渴望被尊重和关爱。步入老年以后，社会活动很少，尤其是独居、失独和半失能老人，得到亲人和社会的支持明显减少，情感无从依托。当骗子满面笑容地嘘寒问暖，"大爷大妈""干爹干妈"地叫着时，精神空虚的老人对其认同感大幅度增加，对骗局的抵抗力迅速下降，心甘情愿地掏钱给这些"比儿女更贴心"的骗子。

五是求生心切。老年人常患多种慢性病，生活质量比较低，治病心切，对死亡的恐惧十分强烈，并渴望提高自己的生活质量，特别关注养生保健，因而轻信骗子口中的"提高免疫力""防治肿瘤""有病治病，无病防病"等谎言，各种保健品、保健器材、保健用品，只要能够满足他们对健康的渴望，都可以掏钱往家搬。有的老年人家里甚至像个保健品商店。

当然，使老年人掉入健康陷阱的另外一个重要原因是形形色色的为老年人设置的保健品陷阱：

一是设置钓饵。"免费"体检、"免费"聚餐、"免费"旅游。把老年人吸引过去，营造轻松、快乐的环境，让老人们放松心理防线，再以"免费"体检来编制那些子虚乌有的"疾病"，血压、血糖、血脂等都有问题，如果不进行及时治疗，脑卒中、心肌梗死就为期不远了，后果会很严重。经过这一套"组合拳"下来，少有老人能够招架得住的。

二是"放长线钓大鱼"。在一些街头巷尾，经常会有一些老年人在排队做免费理疗。保健品销售商设置的康复中心、理疗中心，老年人躺在温暖的红外线床上做足底按摩和颈背部器械理疗，工作人员称理疗是免费的。此中心内陈列着红外线床、保健内衣、保健席子、保健被子和保健品药丸。在理疗过程中，销售人员不停地向老年人介绍红外线床和保健品，宣传其功效如何如何好。其实，这是一些保健器械销售商的招数，他们往往先给老年人免费试用，待时机到了，便利用老年人善良易轻信，情面拉不下的心理，使得他们最终以不菲的价格买回家。

三是"假借权威"。在路边或公共场所常常会遇到有人把广告传单塞到老年人的手里，称在某酒店免费听权威专家"健康讲座"，并有精美礼品赠送。进入酒店，"健康讲座"刚开始讲的是亚健康、慢性病、健康生活方式等有关防病知识，进入主题后讲的是一种能治百病的胶囊等保健品。每次听完讲座都能拿到一些精美礼品。其实，这些活动大都是一些不法商家假借"权威专家"名义搞的保健品推销会。

四是以亲情为诱饵。我国提前进入老龄社会，空巢、半空巢老人逐渐增多，这些老年人渴望亲近和交流，所以对那些可以互相交流的场合、具有家庭亲近的氛围非常享受。在保健品推广会上，一些中青年推销员磕着头认老年人为"干爹"或"干妈"，并称其推销的保健品有抗衰老、延年益寿作用，买了保健品，服后无效可退款。有时还会送张"购物卡"给老年人，称这实际上是反馈的少量现金。

针对老年人的上述特殊的身心需求和层出不穷的骗局，老年如何防骗，医学专家和心理学家提出以下几点：

首先要正确认识保健品。有些保健品对亚健康群体确有一定效用，但据中国保健品协会市场工作委员会调查，在中国保健品行业中，假货层出不穷。我国保健品行业存在不实宣传严重，铺天盖地的广告轰炸使很多消费者迷信保健品，相信保健品可以治百病。

其实，只有当身体状况或生活方式的特殊原因导致难以从食物中获得全面均衡的营养，才需适当补充一些营养成分，但应去正规药店购买最平常、最普通的产品，不要指望某些高档品牌的产品具有非凡效果，而且千万不要指望从中获得治病的功效。保健品不是药品，越是听起来完美无缺的，越有可能是假的。若要了解保健品知识，最好参加由正规医院组织的活动，谨慎参加保健品厂商的保健讲座。

老年人要努力学习和锻炼，延缓大脑衰老，保持良好的思考、判断、控制能力，同时学点心理学知识，了解自身的人性弱点，让骗子找不到可乘之机。

再则要融入社会，多交往，聊聊新事物，特别要跟儿女们多沟通，用真正的亲近代替骗子的"亲近"，以免不知不觉中坠入陷阱。

八、客观看待误诊，认真对待误诊

近年来，医患关系颇为紧张，医患矛盾日渐激化。虽然造成这个问题的因素很多，但大众对于医疗错误不了解是重要原因之一。理性对待医疗差错，有助于化解医患之间的矛盾和纠纷。

古今中外，医生在诊治疾病过程发生错误的历史记载及现今的调查资料都已经确凿地告诉人们，医疗错误不可避免。

2013年美国病人安全与医疗质量杂志分析，美国每年死于医疗事故的人数为21万～44万，已成为美国人第三大死因，仅次于心血管疾病和癌症，可见问题之严重。

长期以来，人们总是以为到医院看病不能出错，即使出错也是极个别的事。当然，对于每个具体病人来说只有对与错，也就是100%与0%。谁遇到误诊谁就是100%的出错。

大凡医生诊病发生误诊主要有四个原因：

一是医学的实践性。医学是一门经验科学，具有极强的实践性，任何名医都是从不断总结失误的经验教训中成长起来的。有经验的医生必须经历从年轻医生一步步走过来，医学院一位本科生学习5年只具备行医的基础知识，还需在临床上历练5～10年，亲自诊治一定数量的病例，靠一例例积累的经验，才能成长为独当一面的医生。在这个过程中必然会经历各种失误。因此，误诊误治是客观存在的，是谁都不可避免的。正面的经验和反面的教训对于医学科学的发展、医术水平的提高同样重要。可以说，名医是从不断失误中成长起来的。

二是疾病的复杂性。尽管医学不断发展，但人们对机体的奥妙和疾病的本质的认识尚十分肤浅，有许多疾病的发生、发展自始至终都比较隐匿，因而在临床上长期待诊、拟诊的情况大量存在，有的患者生前疾病诊断还难以确立，治疗方案也就如"瞎子摸象"。比如恶性肿瘤只看到转移病灶，即使尸检也找不到原发病灶。慢性病十有八九治不好，只能终生带病生存，主要原因也是病因诊断不明。

医学与其他科学不同，医学研究对象是人类自身，人体是不可以随意拆卸、随心取材，或做各种试验的。生命是神圣的，是至高无上的，医学正是为了维护这一权利，才成为发展缓慢的一种自然科学，以致现在有些小小的毛病也还弄不清楚。现实的情况是，对于人体，至今还有数不清的奥秘有待破解，比如在病毒性疾病（如肝炎、艾滋病、SARS）、癌症、衰老、阿尔茨海默氏病等疾病面前我们仍束手无策，对这些疾病的认识还远远没有到入门级别。

三是疾病的个体性。目前，许多自然现象，如地震、洪水等自然灾害预测尚且困难，何况发生在如此复杂和高度有机的人体体内的疾病了，所以，医生很难完全识别和控制病人体内的疾病演变过程。

我国著名医学家张孝骞有一句名言："疾病就像人的脸，没有哪两张是完全相同的。"病人的性别、年龄、出生地、成长经历、文化层次、个人修养、社会环境、心理素养等均不相同；疾病展示、自我表达、个体耐受、对治疗方法的接纳、药物的敏感性也均不相同。真是千差万别，瞬息万变。

由于疾病的个体差异，同一疾病在不同的人身上表现的症状与体征也会不同。因此，每诊治一个具体的病例都是一次从零开始的调查研究、分析、判断、总结和预测的过程，每位病人得的都是"新"疾病。可能对前一例来说是成功的经验，而对后一例可能就成为失误的教训。因此，医生每天工作都是如履薄冰，如临深渊，稍有不慎，就将造成千古恨。

四是医生临床疏忽或缺乏正确理念。无数事例说明，误诊给患者带来的后果常常是十分严重的。误诊一旦发生，对被误诊的患者个人及其家庭、造成误诊的医生和医院以及社会几个方面都将带来负面影响。误诊并不是理所当然的，临床实践表明，有些误诊是由于医生工作疏忽或思维定势造成的，通过医者的努力是可能减少或避免的。因此，医生和护士要坚守"人的生命只有一次，故医疗的错误一次也不能有"的信条，诊治每一个病人都要如履薄冰，如临深渊，每一次出错都有要认真找出原因，制定更严格、科学、可行的不再犯错的规范。医院要扎扎实实建立一个"做对事容易，做错事很难"的工作流程和安全理念。从误诊直接作用于患者本人看，误诊有 3 个不同的结局：

1.虽然误诊，但并没有在错误诊断的指导下实施任何措施，也没有给患者造成任何不良后果（精神和肉体的痛苦、缩短生命、死亡等），这种误诊也就被忽略了。

2. 由于误诊，接下来的治疗也就是错误的，给患者造成了不良后果（精神和肉体的痛苦、缩短寿命、死亡等），但没有被人发现，误诊被自然淹没了。

3. 误诊导致误治，给患者造成不良后果（精神和肉体的痛苦、缩短生命、残废、死亡等），并被发现，引起纠纷和更激烈的矛盾冲突。

如何客观看待误诊。"人非圣贤，孰能无过"，是人就会犯错误，犯错误是人的天性。科学无穷时，犯错无尽时。人类只要有追求，就可能犯错，医学也是这样。

医学的发展虽然日新月异，高科技的检测，可以把人体内部组织、结构分层显像而发现各部位的微小肿瘤；可以观察到细胞、分子结构；染色体、基因工程又将人体研究推上一个新的制高点；先进的医疗仪器和治疗手段挽救了无数垂危的生命。但这一切并没有根本改变医学的面貌，人们只能在不断实践、不断创新中前行，即使医学大师临床也有"摸象"之感。

对于大众来说，需要了解一些自己身体的基本常识，生了病，知道如何对待和就医，一旦涉及诊断和治疗的决策，在目前无法避免出错的情况下，唯一可行的是听听不同意见，就是通常说的会诊，以尽可能避免"只是一位医生作出的判断带来的失误"，多一分警惕和提醒，以避开让悲剧在自己身上发生。

还有一点要提及的，在医院就诊，平均每位患者与医生交流仅有 7 分钟时间，这对一名初诊患者来说远远不够。如果患者事先未作充分准备，表达病情不清楚，对医生的启示性提问又漫无边际地答非所问，加之其他干扰因素，就会影响接诊医生初步诊断的正确性，继而影响后来的治疗策略。所以，患者必须珍惜这"7分钟"，事先作好充分准备，做好功课，言简意赅，句句中靶，使医生的诊治思路更贴近实际。提供精确而翔实的病史是给予接诊医生最好的"礼物"。